［実践］
発達障害児のための
音楽療法

Music Therapy for the Developmentally Disabled

E・H・ボクシル
著

林 庸二・稲田雅美
訳

人間と歴史社

MUSIC THERAPY FOR THE DEVELOPMENTALLY DISABLED
by Edith Hillman Boxhill
Copyright © 1985 by PRO-ED, Inc.

Japanese translation rights arranged with
PRO-ED, Inc., Austin, Texas, U.S.A.
through Tuttle-Mori Agency, Inc., Tokyo

実践・発達障害児のための音楽療法

Contents

日本語版によせて　vii
緒言　ix
序文　xi
謝辞　xvii

第1章　音楽療法：全体的展望　　1

はじめに……1
音楽療法の実践……5
結論……14

第2章　発達障害児のための一次的処遇様式としての音楽療法　　17

はじめに……17
基礎的原理……18
心理・生物学的基盤……20
結論……23

第3章　アセスメントと治療計画　　25

はじめに……25
アセスメントの実施……45
治療計画……46
結論……51
　付録3-A　音楽療法アセスメント……53
　付録3-B　アセスメント実施のためのガイドライン……64
　付録3-C　音楽療法治療プラン……73
　付録3-D　クライエント個人記録カード……78

第4章　処遇の理念：覚識の連続体　　　　　　　　　　　　81

はじめに……81
三つの主な方策……87
結論……94

第5章　プロセスとしての処遇　　　　　　　　　　　　99

はじめに……99
クライエント−セラピスト関係……101
集団と個人のプロセス……103
処遇の方策と技法……106
方法論……109
結論……137

第6章　臨床実践：プロセス指向型音楽療法の実際　　　　　　　139

はじめに……139
事例の紹介……141
結論……209

第7章　音楽療法の資源となる素材　　　　　　　　　　　211

はじめに……211
療法的音楽活動のデザイン……211
　付録7-A　楽曲集……241
　付録7-B　ディスコグラフィー……244

第8章　音楽療法プログラムの組織化　　251

はじめに …… 251
組織上の計画 …… 252
治療のためのトランスディシプリナリーアプローチ …… 270
結論 …… 274

エピローグとむすびの言葉　　275
参考文献　　277
推薦図書　　287
訳者あとがき　　303
事項索引　　307
人名索引　　313

音楽は何らかの目的のために役立つものでなければならない。
つまり、音楽はそれ自体よりも何か大きなものの一部、
人間性の一部でなければならない…

Pablo Casals

本書を

私の娘Emilyと彼女の夫のRobert、
そして二人の子供たちStephenとJasonに

私の息子Paulと彼の妻Adrienne、
そして二人の子供たちJesseとBenに

そして叔母のGeneに

愛と敬意の念とともに奉げる

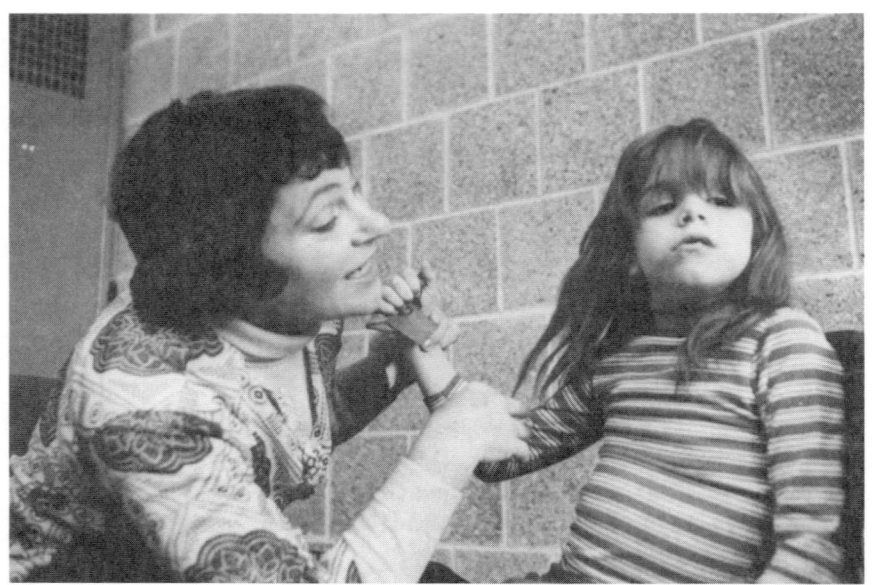
Photo courtesy of Robert Beckhard. All rights reserved.

日本語版によせて

　これまで本書は、日本では原文でしか読むことができないため、音楽療法の指導者、研究者、実践者、学生たちのうち、ごく限られた人たちのみにしか手にされることはありませんでした。しかし、日本大学芸術学部の林庸二教授の働きかけにより、この音楽療法の基本図書というべきものがここに日本語訳され、音楽療法専門家や音楽療法を学ぶ人々、そして海外で音楽療法を実践している日本人の方々にも広く読んでもらうことができるようになりました。日本語版が著されたことは、発達障害の人々への治療だけでなく、音楽療法の職種そのものにも大きな意義をもちます。なぜなら、本書の主題は発達障害の人々に対する治療についてではありますが、もっとも理解していただきたいことは次の点にあるからです。すなわち、私が発達障害の分野で寄与してきた音楽療法実践へのアプローチのコンテクストである、覚識の連続体（第4章で詳述）は、クライエントの年齢や状況にかかわりなく、あらゆるクライエントに適用可能な人間学的モデルであるということです。

　本書の内容は、私がニューヨークのマンハッタン発達センターにおける臨床家およびディレクターとして、そしてニューヨーク大学の教授として、芸術と科学の両側面にわたる音楽療法実践の、広範かつ密度の高い経験から引き出されてきたものです。また私は、ミュージックセラピスト・フォア・ピース協会（Music Therapists for Peace, Inc.）の創設者および会長として、覚識の連続体の適用を次のように広げました。(1)「すべての暴力に立ち向かう生徒たち：音楽療法を通して（Students Against Violence Everywhere - S.A.V.E. - Through Music Therapy）」と称するプログラムによって、伝統的な治療室を越えて公立学校の生徒たちに適用すること (2) 国連の先駆的プロジェクト「戦争による外傷を受けた子どもたちへの音楽療法実践（Music Therapy Treatment for War-Traumatized Children）」に適用すること。

　いうまでもなく、本書のような性格をもつ書物の真髄を翻訳し伝えることは、ときとして大変な困難をともないます。共訳者の稲田氏と出会い、個人的に話し

合う機会をもったことは私にとって非常に喜ばしいことでした。彼女の求めに応じ、私たちは、日本語に置き換えにくい発想や言葉や表現について、あるいは対応する日本語が存在しないとさえ思われた私の英語表現について、たくさん議論し、了解し合いました。本書の翻訳作業に関して、そして音楽療法の分野についての彼女の熱意ある関心と尽力に特別な感謝をおくります。

　私は、この日本語版が私の手元にも届くことをぜひ楽しみにしています。そして、莫大な洞察力と知識と献身を要求する翻訳の労をとってくださった林氏と稲田氏に心からの感謝の意を表します。また、出版や編集に携わってくださった方々と、この企画に惜しみなく協力してくださったすべての方々に敬意を表します。そして最後になりましたが、私のアプローチによる音楽療法の実践から恩恵を受けてくださるであろうクライエントの方々のことをずっと心に留めておきます。

エディス・ヒルマン・ボクシル
2002年8月　ニューヨークにて

緒言

　明るい色合いの広々とした部屋が音楽を奏でる音で息づいている。楽器の演奏に熱中する人、歌っている人、そしてピアノの即興リズムに合わせて足どり軽く踊っている人もいる。音楽療法士は、豊かな感受性と創造的力で、次々と起こるクライエントの反応に巧みに音楽を合わせている。

　ここはマンハッタン発達センター。E.H.ボクシル教授が何百人もの発達障害の人々と交流しながら、音楽療法の理論とアプローチを発展させたところである。私は幸運にも最近10年ほど、このセンターのセッションをたびたび見学したり参加したりする機会に恵まれ、ボクシルの働きかけが多くのクライエントの人生に大きな影響を与えているのを見てきた。私にとってこれほど有効な音楽療法のアプローチの基準となるものはない。本書が生まれたのは、このボクシルの実践的経験の豊かな土壌からである。発達障害の人々との音楽療法における長期の経験こそが、ボクシルの著書をこの領域で比するもののない雄大なものにしたのである。

　ボクシルは、長年蓄積してきた豊かな知識を分かち合う寛容さをいつも持ち続けており、それゆえに、音楽療法の職域は発展し、精神保健にかかわる職業の中に、また音楽療法士同士の間にも、発達障害の人々を対象とする音楽療法の価値についての理解が広まってきた。その上、彼女はニューヨーク大学大学院で、音楽療法の学生をスーパーバイズしたり教育するのにも多くの時間を捧げている。『発達障害児のための音楽療法』は、ボクシルの仕事の自然の産物であり、そこには、彼女の経験が反映され、かつ音楽療法についての理念や主張が明確にあらわれている。いまやこの価値ある仕事は、他の疾病や障害にも適用できるよう探求されている。

　『発達障害児のための音楽療法』は、音楽療法士や音楽療法を学ぶ学生のための広範で有用な資源であり、プログラム計画、アセスメント、治療プロセスについて、きわめて実用的で特定的な情報をふんだんに提供している。これはいわゆるハウツウ本ではない。この本の真の強みは、治療のための実践的な提案が、プロセス指向の方策や技法の適用例とともに示されているのみならず、それが強力な理論的論証に裏打ちされていることにある。本書のような音楽療法実践の包括

的なアプローチを提供する書物の必要性はきわめて高い。

　本書全体を通じて、ボクシルが人間個々の独創性に対して深く賞賛し、また音楽療法は常に変化し開かれていく創造的なプロセス、すなわち活力と発見のプロセスであると理解していることを、私たちは終始見失うことはないだろう。『発達障害児のための音楽療法』は、貴重な参考書または資源であるだけでなく、ひとつのインスピレーションである。

バーバラ・ヘッサー、C.M.T.
ニューヨーク大学教授（音楽療法）

序文

　ここ10年にわたって発達障害の人々への治療を専門とする音楽療法士として、また音楽療法を教える大学教授として、私は単に教科書的であるだけなく、発達障害の人々との音楽療法の実践のために参考となり、資源として使えるようなテキストの必要性を強く感じてきた。また、同僚、学生、発達障害協会の関係者からの要請もあって、私は多くの資料を集めて本を書く準備にとりかかった。しかしこの計画を何より推進したのは、Rehabilitation of Aspen System Corporation編集長のR. Curtis Whitesel氏である。本書を著すにあたっての彼の誘いは、次のような洞察力のある言葉で表現されている。「精神遅滞への関心の高まり、そしてとりわけ音楽療法への関心の高まりの中で、我々は実践者のための堅実な参考書あるいは指南書を世に送ることがあなたの領域においてきわめて重要な貢献となるでしょう。」

　『発達障害児のための音楽療法』は、五つの領域に分類された発達障害を対象とする音楽療法への革新的なアプローチを呈示している。それらは、精神遅滞、自閉症、脳性マヒ、てんかん、その他の神経学的障害、であるが、本書では精神遅滞の諸側面についてとくに注目している。『発達障害』という用語は、重度の慢性的障害のことを指し、その発症は通常出産時である。精神または身体、あるいはそのどちらにも障害を受け、その結果、自己管理能力、受容言語および表現言語能力、学習、動作、自己決定能力、自立生活能力に深刻な制限を受ける。したがって彼らは、総合的なケア、学際的治療、あるいは生涯にわたるその他の多様なサービスを必要とする。

　本書の主な読者は、音楽療法士と音楽療法を学ぶ学生であろうが、その他の人々にも広く受け入れられるだろう。たとえば、特殊教育に携わる教育者、音楽療法部門の管理者、音楽教育家、精神保健部局の人々、連携職種の人々、そしてもちろん対象者の両親にも役に立つはずである。

　私の治療アプローチの理念は、覚識の連続体[訳注]（A Continuum of Awareness）、すなわち、自己、他者、周囲への気づきを目覚めさせ、高め、広げていく意識の道具として音楽を機能的に用いる創造的プロセスである。そのプロセスは、個別的な学習から積極的な社会参加に至る道筋となる。この理念は、発達障害の人々

がより高いレベルで機能するためには、彼ら自身が自己肯定の感覚を向上させる基本的な欲求をもつことが必要であるという、私の経験を通した見解から有機的に生まれたものである。私のアプローチはヒューマニスティック心理学（humanistic psychology）を基本としており、人間の尊厳と価値を肯定し、また個人の潜在可能性はその個人のための特有の人格を形成するという根本的仮定を有している。したがって本書の総合的な目的は、音楽療法士に音楽療法実践のための基礎的概念を呈示し、かつ現存の障害にかかわらずクライエントができうる限り自己を発達させ、自己の人間性（humanness）を実現するよう方向づけられる資源や方法を提供することである。

本書の中心は、発達障害の人々に対する治療であるが、覚識の連続体という理念は、音楽療法が対象とするあらゆるクライエントに適用できる。この事実は、私の経験と私がこのアプローチによって訓練したセラピストたちの経験によって支えられている。またこの理念は、セラピストに、治療の確固とした基盤と見据えるべき広い視野を与える。私はこの理念によって、セラピストの中に**生命の連続体における共経験者としての共感的人間性**を鼓吹する自己発見的な実践方法を提供できると考える。本書の準備中、私の原稿に目を通したり、あるいは私が行なった訓練、講義、発表などを通してこの理念に出会った同僚たちは、すでにこの理念を治療の枠組みとして認識している。

第1章は、音楽療法の概観であり、職業としての歴史的変遷や、職業資格のために二つの主要全国組織（AAMTとNAMT）が要求する教育および実践訓練について述べている。また、音楽療法を定義し、音楽療法を実践するさまざまな状況や、対象となるクライエントの種類を紹介している。音楽療法を受けるクライエントの多様さについては、四つの臨床事例でとりあげられる。

第2章は、音楽療法を発達障害の人々への第一義的な治療手段として使うという根本理由について述べている。音楽が療法的に用いられるときの音楽の特性と力、そして、音楽がとくに発達障害の人々に重要である理由を展望する。

第3章の主題は、クライエントを全人格的にとらえる音楽療法のアセスメントと治療プランである。セラピストは次のような情報により、発達障害の人々のための包括的なアセスメント書式を工夫することができる。問題となる状況や兆候の存在と範囲を決定するための一般的検査、発達障害の領域において現在採用されているアセスメントへのアプローチ、正常発達と発達異常、発達障害の人々の音楽的特性。章末には付録として、実施ガイドラインを付した音楽療法アセスメント書式のひな型と、個別的な治療プランを添えている。

第4章では、音楽療法に対する私のアプローチの理念、すなわち覚識の連続体

と、その理論的根拠について説明する。気づきを刺激し発達させるよう工夫した音楽療法の主な三つの方策の説明のそれぞれに、その適用についての実践的例証を付している。

　第5章の主題は、覚識の連続体の理念におけるプロセスとしての治療の特性である。クライエントとセラピストの関係、グループと個人のプロセス、治療方策と技法、音楽療法方法論、そして音楽の要素の治療的活用について説明される。

　第6章は、プロセス指向の治療について述べ、特定の音楽療法の方策や技法を適用することを通して、成長や発達がどのようにあらわれるかを例証する。これは、発達上の障害をもつ人々の横断面を示すとともに、それらの人々に対する音楽療法の方法、目的、理由について有益な示唆を与える。それぞれの説明は、全般的な治療プログラムの指針を概要としてまとめており、また説明の中に音楽を多くとり入れている。

　第7章では、実践にあたってセラピストを助ける資源を提供する。発達障害の人々にとくにふさわしい音楽に基づいた療法的音楽活動のアイディアとともに、役に立つ楽譜やレコードも合わせて紹介する。

　音楽療法士は、しばしば機関の総合的治療プログラムの不可欠な要素として音楽療法を確立する責任を負うことがある。第8章はこの側面について考える。昨今、学際治療アプローチの重要性が高まっている。そこで、とくに重度および最重度の精神遅滞、そして重複障害の人々を対象とした学際的アプローチを概観し、音楽療法が、言語療法、特殊教育、理学療法、作業療法、その他の創造芸術療法（ダンス、絵画、演劇）とともに直接的で協同的なセラピーを実施することで、他の治療領域をいかに強化するかについての見解を述べる。

　音楽療法は、あらゆる年齢層と機能レベルの発達障害の人々に適用できる。それでもなお、その特性と実践について多くの一般的な誤解がある。音楽療法士としての我々の重要な責任のひとつは、さまざまな専門職や一般の人々に音楽療法についての情報を伝えることである。そこで、私は一般的な誤解のいくつかを取り払いたい。

　我々はしばしば次のような質問を受ける。音楽療法をしようとする上で音楽的素質は必要ですか。音楽的に才能のある人は、そうでない人よりも音楽療法から得る利益は大きいですか。音楽療法を受けるために何か楽器ができなければなりませんか。これらについてはこう答えるしかない。音楽療法に参加するためは音楽が好きでなければなりません。しかしこのような質問はどれも的を射ていない。音楽性も音楽に対する興味も、この治療を受ける**必要条件**ではない。なぜなら、本書が示しているように、音楽療法の特性は、ほとんどすべての人々が、それぞ

れの精神的、心理的、身体的状況にかかわらず、利益を得るものだからである。こうした質問やその他の誤解の中にあるまちがった考えを明確化しない限り、音楽療法の治療目的や恩恵についての深刻な誤解が続き、音楽療法をもっとも必要とする多くの人々が音楽療法を受ける機会を逸するだろう。さらに、（音楽療法士を含む）学際治療チームによって設定されたひとりひとりの目的は、音楽療法の設定の中で音楽の諸様式を通して達成されていくことが完全に理解されていなければ、音楽療法への照会はありえないだろう。

　誤解の広がりは、**療法的**という用語の不用意な使われ方に端を発している。

　「私は音楽を聞いてとても気分がよくなったの。音楽はとっても療法的だったわ」というような発言は、音楽を用いたケアがどういうものであるかについての誤解を引き起こす。たしかに音楽の「治癒的な」特性は、我々の仕事の基礎にあり、音楽は人間の精神性を高めうる。しかし**偶然**の音楽が持つ療法的効果と、さまざまな状況に対応するよう訓練された有資格の音楽療法士による、治療道具としての音楽の**意識的**使用とは明確に区別する必要がある。

　次の問題は音楽療法と音楽教育の混乱である。両者は互いに重なり合う面はあるが、（たとえば、楽器の弾き方を教えることは、クライエントの欲求や関心を充足する）目標の性質にそのちがいがある。音楽教育の目標は音楽技能の習得であり、音楽療法の目標は音楽の諸様式を通して生活技能を獲得することである。またこれら二つの専門領域には訓練のちがいもある。第1章に見るように、音楽療法を実践するための資格／登録には、音楽的技能、心理学、行動科学、音楽療法方法論の習得、精神保健機関や特殊教育の現場におけるインターンとしての臨床経験、そして心理療法の諸学派の理論的基盤の理解など、多角的な領域における厳しい訓練を必要とする。

　音楽療法とレクリエーションセラピーのちがいについても多くの誤解を招いている。この二つの領域は、ほとんど同一のものあるいは相互互換的なものと見なされる。この誤った考えの主な原因は、全米の多くの州当局が音楽療法の自治的な職域を確立してこなかった事実にある。こうした状況の中で音楽療法はいまだにレクリエーションセラピーの傘下にあり、管理者や他の職種の人々からの誤解はなかなか消えない。

　音楽療法を「楽しいお遊び」と誤解することは、この専門領域の基本的前提を見失うことである。療法的**道具**として使われる音楽は、人間の機能形態を変化させる力をもつ。たとえば、注意持続力がきわめて短い（せいぜい2、3秒の）クライエントが、音楽療法の中でなら5分もしくはそれ以上の間、リズム楽器の活動を続けるかもしれない。このような報告がケース会議でなされると、音楽が人

間のエネルギーレベルや注意力やエネルギーの合目的な使用に与える効果について、懐疑心をあおったり、また理解されないまま簡単に退けられることもある。そこで音楽療法士はその責任において、次のような事実を強調することになる。この治療形態の特性は、本質的に楽しみをともなうものであり、注意力を獲得する特性を有しているので、音楽体験の喜びそのものが参加しようとする動機を刺激し育成する、と。

本書全体を通じて明らかになろうが、この療法的道具、すなわち音楽は、人と人との交流を開始し、関係を維持し、学習への動機づけを刺激する有力な手段である。

発達障害の人々の地位の向上についての関心やこれらの人々に対する理解が広がってきたことと並行して、発達障害の人々を対象とする音楽療法もますます盛んになっている。発達障害領域についてのコースワークやインターン制度を提供する音楽療法プログラムが大学にあるのもそのあらわれである。音楽療法が1950年にひとつの専門領域として確立されて以来、音楽療法は発達障害に対する主たる治療形態として認識されている。

精神遅滞やその他の発達障害の人々の達成可能性については未知のことが限りなくある。したがって、知力の限界や過小な期待といった発達障害についての通念が、この領域の卓越した研究者たちによって払拭されていくことは望ましいことである。微小なことからもっとも広大なものに至るまで、人間の潜在可能性の具現化に向かっての追求は続く。それゆえ、音楽療法が、自己の発達、すなわち、より高いレベルに向かって機能することを学び、かつそれを熱望する自己の発達、に基礎を置いているとき、我々は、より包括的に人間を理解し、人間についてより広い地平線をもつことができるという確信をもちながら、特定の技能を獲得するということを超えなければならない。

エディス・ヒルマン・ボクシル、C.M.T.
1984年　ニューヨークにて

訳注："awareness"は「気づき」と訳されることが多いが、まだ学術用語としては定着していない。"awareness"とは、本文中（第4章）にもあるように、個人の欲求やニーズや関心などに対応して、それらの充足や興味の対象となる環境の事物、出来事などが、他のものとは区別され、図（figure）として前景に浮かび上がってくることであり、この地（ground）と図の明瞭な区別ができることを意味している。それは焦点づけられた明瞭な意識のことであり、「目覚めた意識」を意味している。したがって、本書においては「覚識」と訳すことにした。（林庸二）

謝辞

特記

　Manhattan Borough Developmental Serviceの前理事、Theo Merkieへ。彼女の貴重この上ない貢献によって本書は作られた。全体を通して、彼女の発達障害の分野についての幅広い知識、熟練した編集、関連事項に関する質問、そして見通しのある示唆が、本書の原稿を調整することにつながり、資料の分類に計りしれないほど役に立った。実際、文書を通してコミュニケートする創造的なプロセスについての彼女の理解と、この種のテキストを構成する彼女の経験が一緒になって、そのおかげによって、本書の原稿を多くの段階を経て可能にすることができた。私は、このプロジェクトへの彼女の長期間におよぶ関わりに対して心より感謝し、この謝辞が彼女の献身的なサポートと協力に対する、私の感謝の程と深さを伝えるものであることを望むものである。

追悼の辞

　Rehabilitation and Special Education of Aspen Systems Corporationの編集長であった、故R. Curtis Whiteselへ。彼は本書の執筆を私に薦めてくれ、最初の編集スポンサーになってくれた。私は、彼の真面目なビジネスと、当を得たユーモアが混じり合った、インスピレーションに溢れる提言を期待するようになり、それは我々のプロジェクトへの私の関与が深まった際に、私が非常に必要としていたバランスと見通しを与えてくれた。彼との接触は、ほんの短い間にしか過ぎなかったが、彼が私の人生に与えてくれた影響は、いつも私とともにある。彼がもはやここにいない今、私は言葉では言い表せないほどの痛手を感じる。本書をしっかりした、また安定した足場に立って、世に送り出してくれたことに対し、彼に永遠の感謝を捧げる。

多くの感謝をこめて

　Aspen Systems Corporationの編集助手、Anne Goushaへ。彼女は、本書の着手から出版に至るまで、本書が作られていくのに助けとなってくれた。彼女の温かなガイダンスやアドバイスは、このプロジェクトの試み、変遷、開花を通して、非常に役立った。私のために彼女が「そこにいてくれた」ことに対し、彼女に深く感謝する。

　現編集長Margaret M. Quinlinへ。彼女は本書のスポンサーシップを請け負ってくれ、本書の完成を可能にしてくれた。彼女が、発達障害の人々に対する音楽療法の重要性と、本書がそういう人たちの更なる地位の向上のために果すことができる貢献について理解してくれたことに感謝する。

　Special Projects EditorのScott H. Ballotinへ。彼は本書の編集において、複雑で芸術的な仕事をしてくれた。彼の忍耐と不屈の精神、特に最後の土壇場での依頼に関して、永く変わらない感謝の念を表したい。彼は、そうした重大な最後の交渉に関する私の要求に応えて、調和のある心地よいやり取りをしてくれた。

　ニューヨーク大学Music Therapy Programのコーディネーター、Barbara Hesserへ。彼女は原稿が書き進められている間、よき相談相手として惜しげなく姿を見せてくれたり、時間を割いたりしてくれた。彼女のこの専門的な領域における経験とともに、音楽療法の領域についての彼女の深い洞察と幅広い知識に対する私の尊敬の念は、言葉ではとても言い表せない。専門的な立場からだけではなく個人的な立場から彼女に感謝する。

　南フロリダ大学のThe Behavior Disorder Programのコーディネーター、Dr. Eleanor Guetzloeへ。彼女は最初の草稿の付記事項を拡大することを手伝ってくれ、また関連領域の学生や専門家にとっても、コースワークの教科書として本書が非常に役立ち得ると力強く推薦してくれた。

　多くの音楽療法の同僚達へ。これらの人たちは、私とアイディアを分かち合ってくれ、我々の領域における文献の体系に本書を加える必要性を言い表してくれた。

　ニューヨーク大学の、私が教えた大学院生たちへ。この院生たちは、このクライエント集団を対象にした活動のために、自分たちが一番身につけなければならない実践的な情報と理論的基盤について、さまざまな意見を出してくれた。

　私が訓練した音楽療法の実習生たちへ。この人たちは、遠く世界の隅々において実践家となる責任を帯びており、多様なクライエントの治療への私のアプロー

チの理念をそれぞれに適用してくれた。

Manhattan Borough Developmental Service Officeの現理事、Maurice D. Halifiへ。彼は第一義的な治療様式としての音楽療法の提案者となってくれた。また同様に、学際チームの中心的運営者とそのメンバー、さらには音楽療法の実際のセッションで撮影した写真の使用を許可してくれた、私のクライエントのご両親と擁護者に感謝する。

Program Operations of the New York City County Service Groupの理事、Ellen Ashtonへ。彼女はManhattan Developmental Centerで音楽療法を行なうことを擁護してくれ、また1974年に音楽療法のプログラムを立てるのに必要なサポートと手助けを私に与えてくれた。

クライエント－セラピスト関係のエッセンスと治療プロセスの特質を捉えた、繊細で表現豊かな写真に対し、Bob Becorini、Robert Beckhard、M.Walter Neumannへ。同様に、写真の製作を手助けしてくれた、スタッフ音楽療法士のPeggy Armstrongに感謝する。

私のアセスメント・フォームの最新版をレビューしてくれたManhattan Developmental Centerの前理事、Elaine Magidsonへ。

適切で貴重なアドバイスをしてくれたEllen Gradenwitzへ。

関連専門職と親友の立場から、多くの貴重なヒントを与えてくれたEducational CounselorのVivian Davidsonへ。

私がこのすばらしい、また骨の折れる知的彷徨の旅をする道を照らし（light）、明るくし（lighten）、啓発（enlighten）してくれた、私の美しい家族へ。私どもは、いつでも完全な和音を鳴らし、お互いに同調しているという魔法のような感覚を創ることができてきた。そして何よりも、私は家族の実際的な助け、的を射たディスカッション、そして歌と笑いに感謝する。

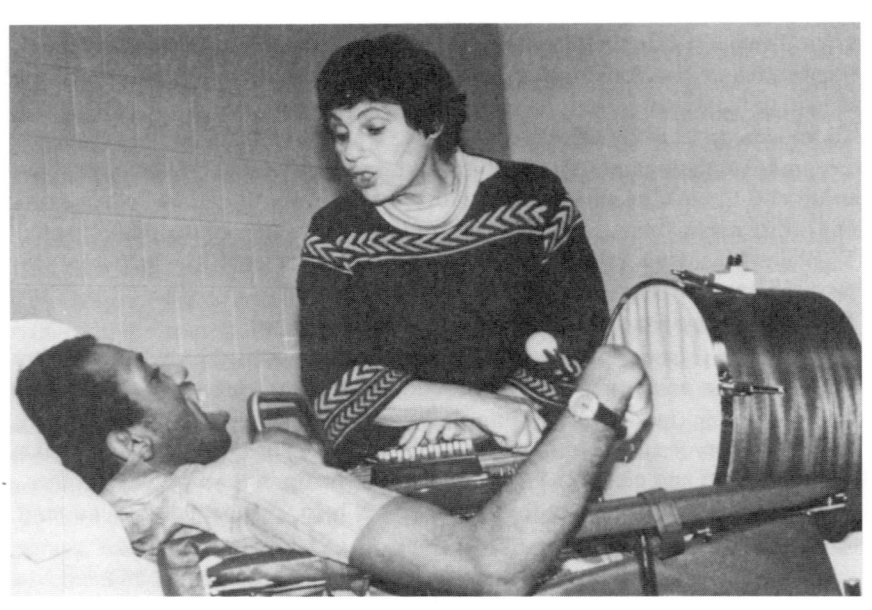

第1章
音楽療法：全体的展望

音楽療法はさまざまな専門的職業の中でも最も美しいものの一つである。音楽を創造的に、また治療的に使うことによって、人間の健康な本質を養育し、高めることは、きわめて奥深い、豊かさに満ちたライフ・ワークである。このセラピーの恩恵を受けることは、きわめて奥深い、豊かさに満ちた経験である。

はじめに

歴史的展望

　歴史的に見てみると、治療としての音楽は古くかつ新しい。その根は深く、枝は今でも伸びつつある。専門的職業の一つとしての音楽療法の発展は、表現様式としての音楽の力が最初に経験されて以来、いまだにその過程のうちにある。この力は、音楽に固有の性質そのものにあり、また人間の感情、情動、そして存在の状態と音楽とが一致しているという点にある。
　音楽の力についての考えは、エジプトやギリシャの時代から今日に至る文献に見出される。音楽療法が一つの専門的職業として出現する以前の何千年もの昔、多くの文化のシャーマンや治療師（medicine man）は音楽の治癒力に気がついていて、それを直接癒しに用いた。この力は、ギリシャで半神半人として崇められ、後にローマで医術の神、アイスクラピオス（Aesculapius）として崇められた、実在の、ないし神話上の司祭医師、アスクレピオス（Asklepios）の癒しの儀式においても気づかれていた。古代ギリシャでは、ピタゴラスが健康を促進するのに特殊な音程と旋法を処方し、プラトンは、人間を健康と調和へと回復させる手段としての音楽と動きについて詩的に記述した作品「法律」において、国家

の道徳的福祉に音楽を結びつけた（Meinecke, 1948）。音楽の回復力に関する聖書の物語の中に、ダビデがハープの演奏でサウルの苦悩を軽くしたという話が見られる。

何世紀にもわたって、精神障害に音楽を用いる方法が探究されてきた。環境療法が精神病院に導入された際に（Jones, 1953）、ある新しいセラピーの種が植えられていた。入院クライエントの生活に喜びをもたらそうと、プロの音楽家たちが演奏したり、バンドや合唱団の指揮をしたり、クライエントたちに楽器の練習を始めさせたり、前にやっていた楽器の練習をもう一度やり直させたりしはじめた。

しかしこの音楽家たちが、戦争の犠牲者たちを傷めつけた多くの身体的状態だけでなく、精神病理学的な状態についての知識と理解の必要性に気がつくようになったのは、第二次世界大戦の復員兵たちが病院を溢れるほど一杯にしはじめた頃になってであった。もはや彼らを単に楽しませたり、音楽活動をさせたりするだけでは不充分であり、音楽によって治療的な性質のサービスを行なうことが避けられなくなった。そうしたサービスを行なうということは、新しい別の種類のものを用意することなのだということを、病院の職員や精神科医や音楽教育家たちはみな同様に認めた。1944年、音楽療法士を養成するためのアカデミックなプログラムがミシガン州立大学で開発され、そこに設定された。

この分野が枝分かれするにつれて、音楽療法士の教育と訓練のための基準を開発する必要が出てきた。その結果、1950年——音楽療法の専門性の始まりを記す年——に、カンザス州トペカのメニンガー・クリニックを拠点とする、精神医学者、プロの音楽家、音楽教育家たちからなるグループが、NAMT＊（National Association for Music Therapy）と名づけられた、全国的な組織を創設するために、ニューヨーク市で顔を合わせた。1953年までには、音楽療法士としての学位と公認につながる教育と臨床訓練の最低必要条件が、いくつかの単科大学や総合大学の音楽療法プログラムに定められた。

1971年、もう一つの全国的な組織、AAMT＊（American Association for Music Therapy）が誕生した。この組織は、分野の拡大の必要性と、特に大都市

＊　NAMTとAAMTは、音楽療法士を公認音楽療法士（Registered Music Therapist: R.M.T.）および認定音楽療法士（Certified Music Therapist: C.M.T.）として公認および認定する法的な権限を与えられている。

訳注：NAMTとAAMTはその後1998年に統合され、現在はAmerican Music Therapy Association: AMTAという名称になった。

のセンターでのクライエント・ポピュレーションの多様化に応じるために、音楽療法の実践家、音楽教育家、精神科医たちによって設立された（このことは、その最初の名称、the Urban Federation for Music Therapistsに示されている）。音楽療法という専門領域が生じたのは、こうした神話的・歴史的な根源からである。

音楽療法士の学問的・臨床的訓練

　音楽療法士の教育は、音楽家としての資質、行動科学、精神医学と心理学の理論のコースなど、多様な専門領域の勉強と、音楽療法インターンとしての臨床経験を必要とする。NAMTとAAMTのカリキュラム立案へのアプローチは、この二つの全国的な組織の、以下のようなカリキュラムとトレーニング・プログラムの説明に示されている。

　NAMTの認可済みのカリキュラムを修得すると、音楽療法の学位が与えられる。*A Career in Music Therapy*（National Association for Music Therapy, Inc., 1975）には、次のように述べられている。

　　　全学位プログラムの20パーセントから30パーセントが、音楽療法、心理学、社会学、および人類学の科目から成っていること。音楽の勉強は46パーセントから50パーセント、一般教養科目は20〜25パーセント、選択科目は約5パーセント。選択科目は学生の自由選択に任されていること。……専門課程は音楽療法の理論と実践を扱い、自分の専門領域で十分な適格性があり、心理学においても適切なバックグラウンドを有する指導者によって教えられる。

　　　公認音楽療法士（RMT）の指導の下での、NAMTが認可した音楽療法プログラムにおける6ヶ月間の臨床トレーニングが、大学での128単位の課程研究に加えて必要とされる。この臨床トレーニングは、学業の後、通常学位の授与の前に行なわれる。学位に必要な条件としてのこの臨床トレーニングは、1979年秋以後に認可されるプログラムに必須のものである。

　認定された単科、ないし総合大学の認可された学位課程、あるいはそれと同等の課程を修了し、6ヶ月間の臨床のインターンを経たNAMTの会員には、公認音楽療法士としての認定を申請する資格が与えられる。さらに上の教育を望むものには、音楽療法の修士号が幾つかの大学から与えられる。AAMTは、各単科ないし総合大学に、学士レベルであれ、修士レベルであれ、能力本位のカリキュ

ラムを組むように要求しており、このカリキュラムは同組織の認可を受ける。各大学の教育構造を反映し、またそこのユニークな資力を活用したカリキュラムは、音楽療法の実践に不可欠と考えられる、次のような領域における諸能力にその基礎を置いている。

- 音楽的基礎
    - 音楽理論と音楽史
    - 作曲と編曲
    - 演奏（鍵盤楽器、ギター、声楽）
    - ノンシンフォニー楽器の演奏能力
    - 即興演奏（楽器と声楽）
    - コーラスと小編成アンサンブルの指揮
    - 音楽刺激にあわせての動き
- 臨床的基礎
    - 障害や専門用語の理解
    - 治療のダイナミクス
    - 治療関係
- 音楽療法
    - 基礎と原理
    - クライエントのアセスメント
    - 治療計画
    - 治療の実施
    - 治療の評価
    - 学際的共同
    - スーパーヴィジョンと運営管理
    - 治療の終結
    - 治療についてのコミュニケーション

　これらの諸能力については、さらに "Essential Competencies for the Practice of Music Therapy"（Bruscia, Hesser, & Boxill, 1981）に述べられている。

　インターンに先立って、多様な現場経験をするために、プレ・インターンの現場トレーニングが要求される。この訓練の段階は、学生に多様なクライエント・ポピュレーション、諸施設の状況、治療のアプローチ、音楽療法の方法などをはじめて経験させ、オリエンテーションを与え、多様な臨床的環境における音楽療

法士の役割を明確にするためのものである。このインターン（最低限900授業時数）は、プログラムにおける学生の最後の経験で、トレーニング・プロセスで最も大事な時期である。AAMTは以下のような点を要求している。

1. 学生は在学中、学位の授与に先立ってインターンを終了すること。
2. 学生は、実習先の資格のある臨床医からだけでなく、大学の教授団からも継続したスーパーヴィジョンを受けること。
3. 大学は、インターンの場所として、AAMTが認める基準に合致した臨床機関を選択し、実習生を個々の要求にしたがって配置すること。
(American Association for Music Therapy, 1982, p. 4)

AAMTは、インターンのプログラムに関しては大学が主たる責任を負うものとみなし、能力本位の必要条件を満たした者に、認定音楽療法士（Certified Music Therapist）としての資格・認可を与える。

音楽療法の実践

音楽療法の定義

音楽——普遍的な人間現象——は、時空間を動く、構造化された音響（tonal sound）である。音楽は、自然の音——鳥のさえずり、動物の声、大洋の波など——の原始的な模倣という起源から発して、時代から時代へ、文化から文化へと、スタイルやイディオムの異なる、組織化された形態へと発展してきた。「音響は通常の自然現象である。一方音楽は、人間が音響を芸術と科学へ意識的に発展させた結果である」(Rowley, 1978, p. 9)。音楽の基本的要素——本書では構成要素と呼ぶ——は、リズム、メロディ、ハーモニー、ピッチ、テンポ、ダイナミクス、音色、および関連して歌の歌詞（音楽療法にはこれが基本的に重要なので、構成要素に含める）である。これらの構成要素は、その一つ一つが単独で、さまざまに組み合わされて、また一つのゲシュタルトとして、あるインパクトをもつ、特性や属性を具体化する (Clendenin, 1965)。

ギリシア語の*therapeia*からきたtherapy（療法）とは、基本的には健康を促進するサービスということを表している。この「療法」という用語が、精神的、心

理的、行動的障害の処遇に適用された場合には、心理療法（psychotherapy）という言葉と入れ替えられ、さまざまな種類の、現代的な治療的、心理療法的アプローチをカバーする（Binder, Binder, & Rimland, 1976）。音楽療法は、それが「訓練された者が、現に今ある症状の除去・修正・遅滞化、行動パターンの障害の調停、および積極的なパーソナリティの成長・発達の促進を目的として、専門的な関係の樹立を意図的に確立する……処遇の一形態」（Wolberg, 1954, p. 8）である限り、一つの心理療法的なプロセスであるとみなすことができる。本書での音楽療法へのアプローチが示しているように、音楽療法の実践には、現代的な療法と心理療法の方法、理論、技法が適合され、組入れられている。

音楽療法は音楽と療法の融合である。変化をもたらす作因（agent）としての音楽が、治療関係の樹立、個人の成長・発達の促進、自己実現の援助のために用いられた場合、このプロセスが音楽療法である。このプロセスでは、音楽は、生活（living）、生存（being）、および生成（becoming）の高揚（enhancement）のために使われる。大まかに定義すると、音楽療法とは、心理的・精神的・生理的健康の回復・維持・増進と、行動的・発達的・身体的・社会的スキルの獲得・回復・維持のために――すべてクライエント－セラピスト関係内で――音楽を治療的な手段として使うことである。音楽療法は、言葉のある者とない者の両者に適用可能な、非言語的処遇様式として、幅広い年齢範囲の、多様な障害を持つさまざまな人たちに役立つ。それは診断上の助けにもなり（Nordoff & Robbins, 1971, 1977）、他の処遇様式を強化し得る。

音楽を治療的作因として用いることが有効であることの根本的な理由は、以下の通りである。

- 音楽は文化の違いを超えた表現様式である。
- 音楽は、その非言語的な性質のゆえに、コミュニケーションの普遍的な手段となる。
- 音楽は、個人の知的水準や状態がいかなるものであれ、音響刺激として精神と身体とに直接浸透するその力という点で、ユニークである。そうしたものとして、音楽は感覚を刺激し、感情や情動を喚起し、生理的・精神的反応を引き起こし、さらには精神と身体とを活性化する。
- 音楽の本来的な構造と特性には、個人の自己組織化（self-organization）と、集団の組織化に役立つ潜在力がある。
- 音楽は音楽行動と非音楽行動に影響を及ぼす。
- 音楽は、さまざまなスキルの学習と獲得を促進する。

- 音楽は、すべてのクライエント・ポピュレーションに適用可能な、きわめて機能的で、融通性のある美的様式である。

　音楽を治療的に使用することによる処遇の総合的な目標は、(a) 個人的な変化に影響を及ぼすこと、(b) 対人関係を促進すること、(c) 成長・発達を助長すること、(d) 自己実現の達成に寄与すること、(e) 個人の社会への参入を援助すること、である。
　音楽療法は芸術であるとともに科学でもある。芸術と科学は、一方はシンボリックで美的な表現の、他方は実証可能で研究的な表現のもとになる、発見、イマジネーション、インスピレーションの行為である。「この両者は……世界についての新鮮な見方をもたらし、異なった方法で宇宙を再切片化（reslice）し、また、ともに人間の創造である」(Gerard, 1958, p. 1)。
　芸術としての音楽療法には、二つの側面がある。その第一は、この治療メディア、すなわち音楽は芸術の一形式であるということであり、第二には、このメディアが音楽療法士によって具体化される場合、この治療の過程は芸術になるということである。クライエントに十分に深く関わり、全的人間（whole person）の処遇に臨床的なスキルを創造的に適用する有能な音楽療法士は、音楽療法という芸術を実践しているのである。
　科学としての音楽療法にも、考慮されるべき二つの側面がある。その第一は、音楽療法士がある確立された方法を科学的に適用することを考えてみる場合、その音楽療法士は何が効果的で、何が効果的でないか、ある特定の技法にはどのような効力があるのか、それには幅広い適用性があるのかどうかなどについて、実験や、研究や、調査や、発見を行なう。さらに、なぜこの方策（strategy）が有効、あるいは無効なのか、どのような変数がそれを効果的に、あるいは無効にしているのか、治療関係の媒介者としての実践者は、結果にどのような影響力を持っているのか、この音楽は適切であろうか、意味のあるやり方で使われているであろうか、などの問いが問われる。治療結果の検討や評価においては、データが理論や、実践や、研究のための指針となる。逆に、研究は音楽療法士が実践に適用するガイドラインを提供する。
　音楽療法の創設者の一人であるGastonは、音楽の治療的な使用は人間行動に影響を及ぼす手段の一つであると述べ (Gaston: 1968)、音楽療法を行動科学に密接に関連づけた。音楽療法は人間行動に及ぼす音楽の機能的な使用の効果ということに関わりがあるので、この関連づけは非常に妥当なものである (Disereus, 1926)。

音楽療法は参加するということに根ざしており、ドラムで一つのリズムパターンをくり返すことであろうと、バッハのフーガを演奏することであろうと、ある歌の切り離された歌詞や、ベルディのアリアを歌うことであろうと、フルートフォンで一つの音を吹いたり、グリュックの旋律をフルートで編み上げたりすることであろうと、いずれにしても積極的に音楽を創り出すということにその根本がある。有機体に及ぼす音楽の多感覚的な効果の直接性を理解することは、この処遇様式の意味と美しさを理解することである（Alvin, 1966）。音楽を創り出したり、音楽的な刺激に反応したりするという行為そのものにおいて、人は多くのレベルで即時的な心理的・生理的諸感覚を経験する。聴覚的、視覚的、触覚的、運動的、さらには情緒的な感覚経験という具体的な現実性は、人を現在にもたらし、そこに直接的な結果が生じる（Anderson, 1977）。しかしながら、精神的、身体的、あるいは心理的な機能不全のせいで、この経験が潜在意識、もしくは無意識のレベルのものである場合が時々ある。音楽療法士は音楽療法の方策や技法によって、この経験を意識へともたらし、覚識（awareness）を覚醒し、高め、拡大することによって、最も幅広い意味でのコミュニケーションの回路を開こうとする（Boxill, 1981）。

　このダイナミックなプロセスは、長期目標と短期目的を達成するために、柔軟に、また創造的に生み出された、治療的な方向性をもった音楽経験の連続体（continuum）である。これらの目標や目的は、他の専門領域のスタッフや、学際的な治療チームとの相談の上で音楽療法士によって立てられる、音楽療法の治療計画の一部である。この治療計画は、自己や他者や環境についての覚識、一般的な諸特性、運動・コミュニケーション・認知・感情および社会的領域、創造性と自己表現、特殊な音楽行動などの分野における、音楽療法アセスメントによって明らかにされたことに基づいて立てられる。方法論は、音楽の三つのカテゴリー、すなわち作曲された音楽、臨床的に即興される音楽、編曲された音楽と、三つの治療的な音楽活動の様式、すなわち歌唱／詠唱（chanting）、楽器の演奏、「音楽－動き（music-movement）」にその基礎を置いている。

　音楽療法士の本領は、特殊な種類の知識、すなわち人間の全存在（total being）に及ぼす音楽の影響力についての深い理解である。この理解は、この専門領域の理論的な研究とともに、音楽についての美学的・心理学的研究を通して深められる。また、音楽の力についての理解があくまでも基本ではあるが、この力を伝えることができるということが決定的に重要である。専門的なトレーニングは別として、創造的な音楽療法の実践と、おざなりの音楽療法の実践とを区別するのは、まさにこの能力である。

治療の場とクライエント・ポピュレーション

　この治療様式の実践は、復員兵のための精神科や、成人のみのための総合病院に限定されていた初期のプログラムから、今では幅広いクライエント・ポピュレーションを抱える、多様な治療場面を包括するところまでに発展した。以下に示すリストは、この多様性を示している。

- 情緒障害から重度の精神病に至る障害をもつ、児童、青年、成人のための精神科センターや精神病院、精神病患者のための外来病院センター、退院後の精神病患者用のコミュニティ・リハビリテーション・センターや中間施設での治療プログラム
- ケアを必要とする急性患者（acute care patient）のための総合病院
- 身体障害を含む、ケアを必要とする急性患者のための専門病院
- 老人病患者のための養護、デイ・ケア・センター
- 発達障害児・者のための、ディベロップメンタル・センター、療養所、中間養護施設
- 重度の情緒障害児を含む、障害児のための公立・私立特殊学校、アフター・スクール・プログラム
- 非行少年を含む、心理社会的な問題性をもつ者のためのクリニカル・トリートメント・センターや中間施設

　さまざまな治療場面における精神科や内科や看護などの領域の専門家たちは、音楽の治療的な使用は、他の治療法が多くの場合できないようなやり方で人を動機づけることができる、という音楽療法士の知見を確証している。また、音楽療法は今や、上のリストからもわかるように、あらゆる年齢の、ほとんどすべての心理的・生理的・発達的、心理社会的機能不全にとって、適切で有効な処遇様式へと発展したということが幅広く認められている。音楽というこの治療的作因は、異なった文化、異なった年齢、そして異なった精神的・心理的状態の人間間のギャップに橋を架けるので、音楽療法のプロセスは、違いをなくするもの（leveler）、オーガナイズするもの（organizer）、一つに統合する働きをするもの（unifier）である。以下の四つの挿話がこうしたポイントを明らかにしている。これらは、さまざまな数多くの種類の治療場面における治療を万華鏡のように見せてくれる。最初の挿話は、ディベロップメンタル・センターに入所している、発達障害の若

者を扱っており、二番目は情緒障害児のためのディ・トリートメント・センターの特殊教育学級から抜き出された前青年期の少年の集団を、三番目は私立特殊学校の子どもを、四番目は精神病院の若い女性を扱っている。

■ 挿話1

　トビィは、我々の治療セッション時25歳で、あるディベロップメンタル・センターに入所している若者であった。彼は重複障害で、「身障者用カート」に仰向けになっていた。診断は、中度精神遅滞、四肢麻痺（quadriplegia）であった。私が彼に最初に会ったとき、彼は動かず、四肢を動かすこともできないようであった。彼が動かすことができる身体の部分は頭部だけで、それも限られており、横方向にだけであった。彼はじっとわたしを見つめ、唇で聞こえない言葉を形作っていた。トビィはわたしが彼のところに音楽をしにきたということを感じ取っており、興奮して震えていた。わたしが彼の上にかがみこむと、彼の口がわなないているのが見えた。私が"Hello, Toby, yes indeed, yes indeed, yes indeed. Hello, Toby, yes indeed, yes indeed, my darling"と歌うと、彼のわなないているような微笑が急にO（オー）の形の声にならない笑いに変わった。彼は私と一緒に歌おうとし、"Yes, indeed, yes indeed, yes indeed"の発音（phonation）をたどり始めた。私は非常に慎重に、明瞭に発音しながら"Hello Toby"をゆっくりと繰り返し、"Y-e-s i-n-d-e-e-d, y-e-s i-n-d-e-e-d, y-e-s i-n-d-e-e-d, my d-a-r-l-i-n-g"と歌った。トビィは私と一緒に歌おうとして、私の唇の動きを一生懸命にたどった。

　そのセッションの後の方で、私が"Sing"（Raposo, 1971）を歌うと、トビィはすぐその歌詞の一部と音を合わせた。おそらく、それは彼にとってなじみのある曲であったのであろう。彼はとても興奮して、私が歌い終わると、自分からその歌を歌おうとした。それはまるで自分と一緒に繰り返して歌ってほしいと私に頼んでいるようであった。その歌は「私たちのコンタクト・ソング（Our Contact Song：第4章を参照）」になった。

　一度このコンタクトが形成されると、私はトビィが何か身体的なやり方で参加できる方法がないかと考えながら、この歌を繰り返し歌った。多分、彼が好きな歌の音楽的な刺激が、身体的な制限を乗り越えるよう、彼を動機づけることができるであろうと考えたからである。私は「手と手を重ね合わせる（hand-over-hand）」技法を使って、彼の利き手である右手にドラムのマレットを滑り込ませた。彼の目は、私がしようとしていることをとても喜んでいるというサインを私に送っており、彼の手はマレットをつかもうとして、これまでになくはっきりと

動いていた。それから私は、ティンパニドラム（脚はあらかじめ取り除いてあった）を彼が届くところに置こうと試みながら、カートの上に置いた。トビィはますます興奮した。私は自分でオートハープによる伴奏をつけながら歌い、音楽療法のインターン生がトビィの右手をドラムの面に導いた。ドラムから、か細い不安定な打音が漂った。私はそれをとらえて、私の歌と演奏をそれに合わせた。彼の指はぎゅっとマレットを握り、腕が痙攣したように、しかしよりしっかりと動き始めた。彼がその歌の言葉を聞こえるように、また音楽的な抑揚で歌い始めたとき、彼を孤独から連れ出し、彼にコンタクトの方法を与えることができたという私の喜びは頂点に達した。私は彼の上にかがみこんで、彼と一緒に歌った。トビィの顔はこの上ない喜びで輝いた。私たちの関係は、この歌で始まり、セラピストの夢である、喜ばしい、健康をもたらす要素を含んでいた。

■ 挿話2

　音楽療法の部屋は、情緒障害児のディ・トリートメント・センターの特殊教育学級に在籍中の、6人の前青年期にある少年たちのために整えられていた。椅子はピアノの近くに半円形に配置されていた。コンガドラム、ティンパニドラム、ボンゴ、スタンド付シンバル、メタロホーン、クラベス、一組のマラカス、タンバリン、マリンバが、すべて手の届くところにあった。

　この若者たちの中の3人には、暴力的な逸脱行動の来歴があった。一人は学校恐怖症で、もう一人は分裂病質人格、もう一人は幼児期の非社会的攻撃反応を持っていると診断されていた。彼らの破壊的な行動、敵意、あるいは引っ込み思案を向け直す、構造とポジティブなはけ口へのニーズを理解している音楽療法士は、すぐさま、彼らになじみのあるロック音楽に合わせて力強く手を叩かせることによって、この集団に蔓延している、表に出ていたり、出されないままになっていたりする強烈な感情に音楽をマッチさせた。彼らが部屋に入ってきたときにはびこっていた騒ぎ声は、彼らの多くのレベルに達した刺激的な音楽活動に彼らのエネルギーを集中させることによって、すばやく、また非言語的に処理された。攻撃的、ないし引っ込みがちなこのグループ全体は、音楽と「彼らの言葉をしゃべり」、そうすることで彼らの信頼を勝ち得たセラピストとの、共通の結びつきを経験した。

　ばらばらだった個人のグループがまとまると、セラピストは、いろいろな楽器を交換したり、順番に使うチャンスがあるということを保証した上で、彼らに楽器を配った。楽器を丁寧に扱い、適切に鳴らすようにという、確固とした、しかし優しい注意も与えられた。

音楽的刺激と楽器によって、ネガティブな感情が社会的に受け入れられるチャンネルと引っ込み思案からの解放とが与えられた。セラピストは、彼らの年齢、状態、そして個人と集団の興味にふさわしい、治療的な目的を持った音楽活動を創ることによって、彼らの行動と感情を、ポジティブで創造的な表現へと向けることができた。

　今挙げたセッションが起こったのは、セラピーに入ってから数ヶ月——模索と発見、山あり谷ありの数ヶ月——も経ってからのことであった。

■ 挿話3

　マダリンは、私が彼女とかかわりを持ったとき、7歳であった。彼女は、幼児期引きこもり反応（withdrawing reaction of childhood）、および幼児期過度不安反応（overanxious reaction of childhood）をもっていると診断されていた。彼女は、特殊学校に入学を認められた際には、彼女を子ども扱いした母親と共生的関係にあると記述された。この記述には、彼女が単音節語でしゃべり、運動共応が貧弱で、自発的な遊びをせず、極端に抑制されていて、機能が顕著に変わりやすい、ということが示されていた。

　最初のセッションで、マダリンは、音楽のダイナミック・レベルが変わったり、私の声が強くなると、手で耳をふさいだ。私が弱く演奏したり、歌ったりすると、彼女は微笑んで、恥ずかしげに「その方が好き。その方がきれい。すてきに歌うわね」とささやいた。彼女のセッションは、ある種の霧に包まれていた。彼女はその環境と溶け合っているようだった。彼女が音楽に合わせて動くと、部屋のすみに消えていってしまいそうだった。私は、彼女が中位の強さ以上の音に耐えられないのはどうしてなのだろうと思った。彼女の早期幼児期のレポートには、彼女が場面緘黙であったことが述べられていた。それと関係があるのだろうか？

　彼女は私を信頼するようになってきたので、私は彼女を仲間や大人から孤立させていた、この極端な感受性への鍵を見つけたいと考えて、いろいろなダイナミック・レベルで試してみた。あるセッションで、私は彼女が私の歌や楽器の伴奏の音量を増しても、それを受け入れるようになったと考えた。即座に彼女は手を耳に押し付けた。彼女の顔は苦悶の表情で包み込まれた。「叫ばないで！　叫ばないで！　お母さんはいつでも私に向かって叫ぶの！」それから彼女は力任せにドラムを叩いた。この激発の後、彼女はまるで空気が抜けたように崩れ落ちた。彼女は完全に消耗していた。

　しばらくの間、ダイナミクスと音楽の種類を用心深く、しかも意図的に変えてみたところ、セッションが新しい様相を帯びてきた。音の世界がマダリンの前に

開き始めた。ドラムをドンドンと叩いて、大きな音を出すことが楽しみになった。彼女はシロホンで、自分がしたいままに、小さな音や大きな音を出すことができた。彼女は「あの大きな音の歌」とリクエストすることさえあった。受身的で攻撃的な行動を捨てて、彼女は自己主張的で率直になり始めた。言葉や全身の表現から彼女が元気のよい少女であることが分かり、彼女は隠れ場所から抜け出して、前は「うるさすぎる」と思っていた他の子どもたちと遊び始めた。子どもたちのにぎやかさは、もはや彼女が音楽療法を経験する前のようには彼女を悩ませなかった。

■ 挿話4

非常に知的で、ボーイッシュなヘレンは、治療開始時18歳であった。診断は神経性食欲不振症（anorexia nervosa）および境界性人格障害であった。神経性食欲不振症の症状は、ここ2年間の間に進み、その結果、二度精神科に入院した。状態が悪化すると、彼女は典型的な食欲の減退と過食のエピソードをともなう、自己破壊的な行動の兆候をますます示すようになった。高校卒業後、彼女は仕事を転々と変えた。症状が耐えがたくなると、彼女は仕事を続けることができず、入院した。この症候群に典型的なように、彼女は多動から無気力へ、敵意から愛想のよさへ、攻撃から受動性へと、極端な揺れ動きを経験した。

彼女は言語的な心理療法には全く抵抗するようになり、病院から逃げるおそれがあったため、精神科医は、彼女の心に達し、不幸をはらんだ事態を避けるために考えられる手段として、一対一の音楽療法を薦めた。この精神病院での音楽療法の利点をスタッフたちはすでに目にしていたので、彼女は音楽療法に回されてきた。

最初、彼女の敵対的な行動は、音楽療法士にも持ち越された。彼女は、自分の慣れ親しんだ、希望のない、狂乱じみた世界に誰かが入りこんでくることから自分の身を守るために、壁を作り上げた。彼女は「わたしに何かさせたり、何か感じさせたりなんて、誰にもさせないわ」と反抗的に、吐き出すようによく言った。

何回かの短い探索的な音楽療法での顔合わせの後、あることが分かった。ヘレンは歌いながらいくつかのコードを鳴らして、ギターで伴奏することができた。このことはラポールの樹立と関係の形成にとって、一つの道になると考えられ、実際にそうなった。彼女は片意地な構えを和らげ、彼女に情緒的な滋養を与え、彼女の疎外感と恐怖感を打ち破った音楽経験を、セラピストと分かち合うことを許し始めた。

セラピストとクライエントが一緒に歩んだ道のりは、決してスムースではなか

った。ヘレンは絶えずとっぴな行動を示した。彼女はいつでも正しくなければならなかった。彼女は間違えずに弾くことができなければならなかった。彼女はパーフェクトでなければならなかった。彼女は「どうして私はいつも間違えるの？　どうしていつもみんなだめにしちゃうの？　私は間抜けよ！」とぶちまけるようによく言った。そして、ここにチャレンジすべきことがあった。すなわち、彼女が罠にかかっていた強迫観念から彼女を救うこと、彼女を身体的、精神的、情緒的に消耗させていた、かたくなな期待と強い失望感という悪循環から、彼女を自由にすることであった。

　ヘレンはセラピストによる受容によって、次第にこの優しいガイダンスと、没価値的な態度からサポートを受けることができるようになった。自由気ままで、失敗ということから解放された。ギターと打楽器、それに声による即興を促すために、音楽療法の特殊な方策と技法が用いられた。ヘレンはセラピストが創り出した、温かで安全な環境に応えた。音楽療法士は、彼女の強さや、音楽的形式の構造内での自由へのニーズや、「悪い」、「間違い」、「取るに足らない」（彼女自身についての、彼女のゆがんだ見方）の代わりに、「良く」、「正しく」、「完全で」なければならないという緊張から開放されることへの彼女の叫びに目を向けた。そうすることによって、セラピストは、ヘレンがある程度の情緒的安定と自己価値感を得るのを助けた。自分の飢えを楽しい、社会的に容認される方法で満たすことができるという彼女の感覚がより信頼できるものになるにつれて、気分の揺れの大きさは小さくなった。

　そして、彼女が病棟で他のクライエントのために演奏したり、歌ったりするとき、もしギターで間違ったコードを弾いたとしても、彼女は大丈夫であった。何ということだろう！　彼女はすばらしい時間を過ごしており、他の人もそれを愛しているのだ！

結論

　音楽療法は，精神病院や復員兵病院での補助的な療法として開始されて以来（Ludwig, 1977）、今や自立した処遇様式として立派に成長した。音楽療法は、施設やコミュニティやプライベートな治療プログラムの不可欠な構成要素であると、ますます考えられるようになってきている。実際、この専門的職業は、世界中に枝分かれして広がっている。音楽療法が一つの専門領域として確立されてからお

よそ30年の間に、単科大学や総合大学でのトレーニング・プログラムはかなり増え、音楽療法のプログラムは、フィリピンやインドなど、世界のさまざまな地域におけるヘルス・ケア施設に導入されている。その結果、国家的な音楽療法の協会が多くの国で組織された。国際会議にも、この専門職の成長をはっきりと見て取ることができる。1979年には、多くの国からの音楽療法士がヨーロッパに集まり、この専門職についての知識と関心を分かち合った。1981年には、国際障害者年を支援して国連で開催された国際会議に、音楽療法の代表者が出席した。また、1982年には、ニューヨークでの国際シンポジウムが、この専門職の発展における新たな局面の到来を告げた。この領域に二つの重要な潮流が出現している。すなわち、メンタル・ヘルス協会や健康に関する専門職の協会の連盟に、音楽療法を不可欠な一部として含めようという動きと、音楽療法国際連盟の組織化に関する、各国の正式な音楽療法協会（現時点では23）による国家間の協力、の二つである。

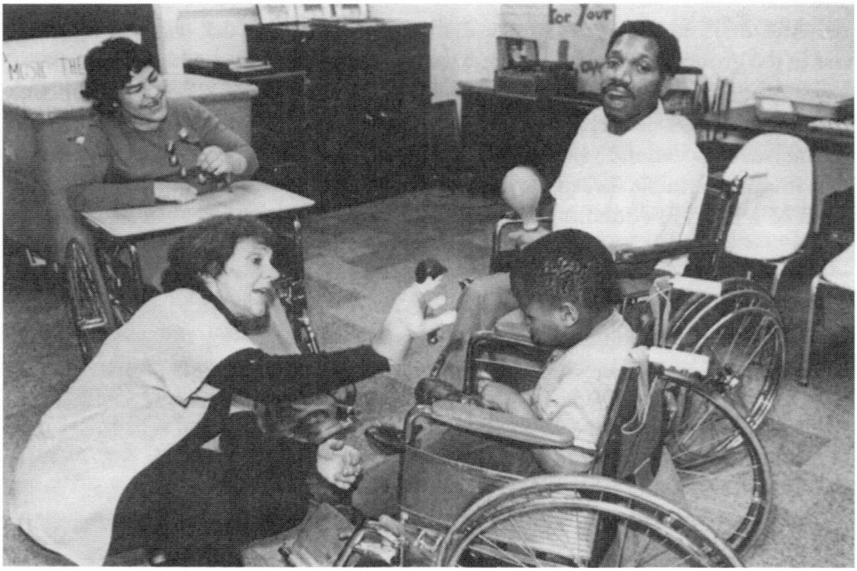

第2章
発達障害児のための一次的処遇様式としての音楽療法

> 音楽は、……聞き手の側に解釈をするという努力を求めない、ほとんど直接的な啓示であり得るし、また実際にそうである。
> 音波は、他のいかなる印象よりも、深く我々の潜在意識に浸透し、我々の情動に強く影響し得る。人間の究極的な跳躍は……音楽を通してなされるのである。
>
> Yehudi Menuhin (1972, p. 10)

はじめに

　音楽療法は、一次的処遇様式（primary treatment modality; Boxill, 1981, 1982）として、発達障害者が示すすべての範囲の機能障害をその対象とする。それは通常、誕生時に源を発する精神的・身体的障害のために、自分自身や他者や環境とかかわりを持つ能力が制限されている人々に、個的な発達と人間性の最高の到達点への新たな回路を開き、最も広い意味での表現と学習への道を開く手段である。この治療的手段――音楽――がコンタクトをもたらす非言語的な手段となるという点からいえば、この処遇様式は、平均以下の知的な機能や、コミュニケーションのスキルの欠損のゆえに、話し言葉ではさまざまな程度において接近が困難な人たちにとって、きわめて重要な意味を持つ。治療的作因としての音楽には、有機体の多次元的なレベルで人々に触れる力があり、生活上のスキルを獲得するための幅広い適用性や、正常化をもたらす効果があるが、こうした点が、この様式を一般に生活の通常の流れから孤立している発達障害者にとって、特に有効なものにしている。本書が採っている音楽療法へのヒューマニスティックなアプローチは、全的人間に十分な注意を向けている。このアプローチは、運動面やコミュニケーション、それに認知的・感情的・社会的な面という、すべての領域の機

能を強化するためにデザインされた音楽経験の、幅広いスペクトルを包含しており、どんな場合でも、人間を一個の実在として、部分の寄せ集めよりも大きな全体として育成するという見解を採っている。

基礎的原理

発達障害者のために音楽療法を一次的処遇様式として用いることの根本的な理由は以下の通りである。治療的手段として用いられる場合、

- 音楽には、しばしばこれ以外の方法では接近が困難な人々とのコンタクトを、心理・生物学的な基盤で可能にする効果がある。
- 音楽は、この手段の独特な力であるとみなすことができるやり方で、クライエント－セラピスト関係を確立し、維持し、強めるのに役立つ。
- 言葉を持たないか、あるいはコミュニケーションのスキルに欠損がある人々の表現を助長する。
- 音楽は、機能のあらゆる領域における学習のための道を開き、またそれを動機づける、さまざまな経験をする機会を提供する。
- 音楽は、これらの人たちが他の方法では得られない、積極的で成功感を持つことができる、快い社会的経験の機会を創り出す。
- 音楽は、機能をすべてのレベルで改善し、安寧な状態を強め、独立した生活を促進する、自己や他者や環境についての覚識を発達させる。

このクライエント・ポピュレーションに対する一次的処遇様式としての音楽療法について、考慮すべき根本的なことは、発達障害者が示す心理社会的・身体的・情動的機能障害に関して、音楽療法がどの範囲にまで及ぶのかということである（Boxill, 1981, 1982）。これらの機能障害には、自己や他者や環境に関する覚識の顕著な欠如、最も幅広い意味でのコミュニケーションのための能力における大部分の欠損、運動機能の重大な神経発達的欠損、認知的スキルの発達不全、それに社会的スキルの極端な制限と欠損が含まれる。これらのすべては、感情面の障害という覆いのために、より重いものになっていることが多い（Menolascino, 1965, 1969）。コミュニケーションと運動面の欠損が、関連しあった大きな機能障害の二群を構成する。この二つの面の欠損は個人の環境への反応と、それとの相

互作用を制限するため、あらゆる領域の機能に重大な影響を及ぼす。

音楽療法のプロセスは、他の方法ではあまりはっきりと捉えることができない、パーソナリティや、興味・関心や、能力などの諸側面を、どのようにして明るみに出すのであろうか？　この臨床的に使われるメディアのどのような独自性が、覚識を持たない人々を動機づけ、積極的な参加と相互作用へと促し、言葉のない人々の発語を試みさせ、神経学的な損傷のある人がエネルギーをある目的に向けて方向づけるのを援助し、重複障害の人を少しでも進んで動いてみようという気持ちにさせるのであろうか？

音楽療法で用いられる際の、音楽の学際的な性質を十分に理解すると、音楽療法の諸次元が明確になってくる。音楽療法での処遇は、運動スキルの改善（理学療法、作業療法、レクリエーション療法）、認知的スキル（特殊教育）、情動状態と適応（心理学）、および社会的スキル（以上全部の専門領域）を取り扱う。音楽のこの学際的な適用が、音楽療法をこうしたクライエントにとって非常に適切なものにしている。というのは、音楽療法はそれ事態のプログラムを履行しつつ、他の療法や専門領域を補ったり、強化したりするからである。

クライエントのハンディキャップの状態や、遅滞のレベルがどのようなものであれ、治療的な音楽活動――歌唱／詠唱、楽器演奏、「音楽－動き」――に包み込まれたり、参加したりすることによって、音楽的スキルと非音楽的スキルが発達する。これらの手段によって自己を表現したり、コミュニケートしたりすることは、成功感と安寧感を生じさせる、育成的で快い体験である。この成功感と安寧感とは、今度は内発的学習への動機づけの力となり、この内発的学習の特質は、変容と変化をもたらすことにある（第4章を参照のこと）。精神発達遅滞者の場合、どんな年齢でも、歌唱が自発的な行動であることはめったにないので、歌を中心とした処遇には特別な価値がある。歌うことができなかったり，自発的に歌わない者にとっては、歌うという行為は内部感覚を刺激して、身体的・情動的・精神的な覚識を呼び起こす。それは、話すことや、理解力や、精神と身体の統合への道となる。この種の感覚運動的経験は、たとえそれが最もエレメンタルな水準のものであっても、即時的なフィードバックを生じさせ、自己についての覚識とともに、多かれ少なかれ、何かを為しているという覚識（awareness of doing）を活性化する。「音楽－動き」においては、身体的・情動的な覚識がクライエントを運動感覚的に刺激する。全感覚器官に軽い刺激を加えたり、あるいは五感を、そのどれか一つであれ、いくつか一緒であれ、刺激すると、精神－身体は、深い筋肉感覚（固有受容：proprioception）によって動きを記憶している一つの表現手段となる。諸感覚の内的・外的興奮を通して人を準備状態におくこのプロセス

は、その個人の注意の集中を助け、したがって、その人の学習に対する受容性と可能性がより高まるのを助ける。よく知られている以上に、何らかの障害によって阻害されている人は、治療的な音楽活動に参加していると、その阻害条件を超越して調和的に機能する一つの総体となることがしばしば見られる。たとえこの現象学的な統合が一時的なものであるにしても、それは永続的な効果を持ちうる。人がひとたび運動感覚的な覚識を経験すると、音楽療法の特殊な方策と技法を適用することによって、この身体的な記憶を取り戻すことができ、またそれを意図的な行為につなげることができるのである（第5章を参照のこと）。

人間へのホリスティックなアプローチでは、音楽療法士は人間経験のさまざまなレベルでの音楽への反応を探究する。今までに次のような顕著な変化が認められた。歌のフレーズや歌詞を歌うことによって、明瞭な言葉がはじめて出てきた。リズミカルな音楽パターンの学習に主眼を置いた「音楽−動き」の活動によって、協応性が改善された。不適応的に使われていたエネルギーが、楽器の演奏によって目的的・生産的な活動へと向け直された。音楽の構造に固有な、繰り返しを用いた特殊な治療的音楽活動のデザインによって、記憶が刺激された。こうした進歩はすべて、音楽刺激にかかわることを通して拡大する自己感（sense of self）の発達によって可能になる。このプロセスへのアプローチのパラダイムは、覚識の連続体（continuum of awareness）（第4章を参照のこと）の文脈内で、自己・他者・環境についての覚識を覚醒し、高め、拡大するということが持つ循環的な性質である。音楽療法は、この発現しつつある自己を啓発するということにおいて、個人を自分自身の成長・発達、および行動変容に積極的に引き込む。総合的な目的は音楽的・非音楽的スキルをクライエントの生活の他の側面に転移させ、孤立から外界へ積極的に参加させ、それによって常態化を促すことにある。

さてここで、なぜ音楽には心理・生物学的基盤で直接的に有機体にコンタクトし、発達障害者の自己表現を促進し、自己・他者・環境についての覚識を発達させる力があるのかということの、いくつかの理由をみてみることにしたい。

心理・生物学的基盤

音楽は生理学的「言語」（Hudson, 1978）であるとともに、心理学的「言語」（Lundin, 1967）でもあり、そのため人間有機体に及ぼす直接的な感覚上の影響力を有している。それは覚醒の作因（agent）であり、自律神経系のレベルで理解

される、振動的で直接的なメッセージ、つまり有益であるという記号化や、解読を必要としないメッセージを送って、知覚力のある有機体に直接的・即時的に作用する。楽音のような、有機体に入ってくるインパルスは、脳皮質への感覚的インパルスを伝えるための中枢である視床に直接影響し、またそれによってフィルターにかけられる。視床は情動や感覚や感情の座である脳の部位である。脳と身体の信号系の多くはこの視床で輻輳しているので、有機体が反応したり反作用をしたりするのを刺激する、さまざまな影響力のプールとなっている（Calder, 1970）。Weigl（1959）は次のように述べている。

> 音響の諸効果は、意識的な知覚に限られていない。視床によって仲介される音響の諸要素——リズム、ピッチ、強さ——は、自律神経系の機能に影響を及ぼす。そのため、皮質が関与することによる意識的な知覚がたとえ生じなくとも、感情が喚起され、知的なレベルでは接近できない場合でも、その人に到達しうる。

非常に重要なのは、音楽は意識的な精神過程が関与しない多くの有機体レベルで経験されうるという事実である。自己感があいまいな覚識にすぎないような人や、環境への関心がほとんどないような人の場合でも、音楽は精神や活動を刺激して、その人を外界へと推し進めることができる。音楽は、生理学的に原始的なものから複雑なものに至るレベル、心理学的に基礎的なものからダイナミックなものに至るレベル、さらには脳の単純なものから複雑なものに至るレベルで、人間にコンタクトする。このように、この様式は、特に機能の連続体の低い帯域で、人間と即時的環境との間のギャップに橋をかける唯一の手段であることが分かっている。すなわちそれは、人を現今の現実へと導く、非常に有効な手段なのである。

音楽には、環境に充満して人を全体的に取り囲む音響的特性がある。セラピストが治療の目的で音楽を使うと、音楽はその環境における主要な刺激となり、覚識のサイクル（第4章を参照）を創り出して、行為に意味と目的を与える身体的・精神的感覚を喚起する。たとえ音楽に対する主観的な反応は予想できなくても、音楽の振動的な特質が非常に個人的な反応を引き起こして、生理学的にも心理学的にも、コンタクトの即時性をもたらすということを我々は確かに知っている。我々は同様に、構造化された楽音には感覚を刺激する美的な手段として強い力があるということと、またそれが人間的な感情や情動と一致している（Langer, 1942）ということから、音楽が個人内と個人間での統合力となっているというこ

とも知っている。

　ひとたび楽音によってコンタクトが成立すると、知覚が展開し始める。脳研究の権威者や精神－身体の諸研究は、精神活動の始まりである知覚とは「感覚プラス、経験や学習や動機づけが、その感覚によって方向づけられた情報を作りかえるそのやり方」（Brown, 1975, p. 43）であり、さらに、もし高められた注意力が学習を促進するならば、覚醒や注意力に影響を及ぼす様々な作因は、学習に**直接**影響する（Rose, 1973）ということを我々に教えている。

　機能的に用いられた音楽は、人を活動的にしたり精力的にしたりするだけではない。音楽はまた、身体と精神とを一つの**行為の単位**（unit of action）に組織化する。セラピストが与える、美的で構造化された音楽刺激によって刺激され、また支えられた、最も初歩的な音楽行動——例えばベルをチリンチリンと鳴らすような——は、その人を現在の体験過程へともたらす即時的なフィードバックを生じさせ、自己についての覚識の土台となる。音楽のリズミックなパターンと拍動は、音楽がない場合には無統制で、でたらめで、協応性に欠ける身体の動きを支える——というより、実際にはまとめる。治療的な音楽活動に積極的に参加することによって生じる団結と統一とは、個人にとって統合的であるばかりでなく、グループを活気づかせ、人々を疎外や孤独から、この障壁を貫く生き生きとした世界に連れていく。音楽の本来的な構造が、内的・外的組織化の源泉となるのである。構造化された楽音は、それがどのようなスタイル、作風、民族的起源、和声構造、あるいは旋法のものであろうと、目的のある行為を生じさせることができ、人を無秩序から秩序へ、分裂から統合へ、無自覚的な経験から自覚的な経験へともたらすことが可能なやり方で、人間有機体の心にとどき、しみ込む。

　音楽を触媒として用いることによって、知覚と表現性（expressivity）が、拡大された新たな形で、また拡大された新たな意味をともなって現れる。環境におけるはっきりとした前景として、セラピストが音楽を声や楽器で投げかけると、音楽は覚識のサイクルの端緒を開き、したがって一つの焦点となる。音楽のテンポを変化させると、行動がでたらめで目的を欠いており、構造化された音楽活動にエネルギーを向けることができない、気持ちが散漫な子どもに影響を与えることができる。音楽のダイナミクスは、活動性の低い重度遅滞者を無気力な状態から自発的な行為へと奮起させうる。音楽の旋律線は、自閉的な者をその音楽の源泉である他の人間とコンタクトさせることができるが、特にこれは、人間の歌声によって可能になる。音楽のリズミックな駆動力は、散りぢりになった個々人を一つの全体性と、一緒に音楽活動をするという共同経験へと向かわせる。

結論

　精神発達遅滞者や、その他の発達障害者についての知識が増すにつれて、音楽療法は、このクライエント・ポピュレーションのための処遇の専門化された領域の一つとして、その枝を広げてきた。それは、現在探求され、また実施されている、新しい、よりよいサービスの趨勢と歩調をそろえてきた。音楽療法は一次的処遇様式として、施設サービスの不可欠な構成要素となった。
　AlvinやNordoff & Robbinsのチームのように、主に発達障害児を対象に活動した音楽療法のパイオニアたちは、このポピュレーションのための処遇の一つとして、音楽が重要であることを立証している。Alvin（1966）は次のように見ている。

　　こうした子どもたちにとって、音楽が良いものであり、また彼らは音楽によく反応するということは、共通して認められている。……もしそうであるなら、我々は統合的で自分を豊かにする経験を彼らのレベルで必要としている障害児たちの、精神的・情緒的・社会的な成熟に向けた発達を援助するために、音楽をより深い、またより効果的なレベルで使うことができないであろうか。さらに我々は、ある音楽経験に対する彼らの反応と、彼らの精神的・身体的・情緒的状態との間に、何らかの関係を見出すことができないであろうか。……我々は同様に、障害のあらゆる種類と程度にあわせて、どのように音楽経験を変えることができるだろうかと問うてもよいであろう。(p. 2)

　Nordoff & Robbins（1971）は、障害児に対する音楽療法の効用を次のように述べている。

　　音楽にその根拠があるセラピーは、精神遅滞や、情緒障害や、身体障害などの障害を抱えている子どもたちの発達のために、すばらしい効果を発揮することができる。……音楽という文化遺産が、すべての人間のために、無限の贈り物を備えているということはよく知られているが、こうした子どもたちにとって、音楽の持つ「贈り物」はきわめて重要であり、我々は

そのことについて、特別な考慮を払う必要がある。(p. 15)

　音楽には、あらゆる程度の遅滞と障害条件を持つ人々にインパクトがある、ということは否定できない。音楽は、コンタクトの非言語的な手段として、また自己表現とコミュニケーションのための、人類の最も古くかつ自然な資源として、有力な治療道具となった。したがって、この一次的処遇様式は、発達障害者の自分自身に対する態度に影響を与え、そして次には、彼らと彼らができる社会への貢献に対する一般大衆や専門家の態度に影響を与える、力強い媒質であり得る。
　音楽療法は正常化であり、社会化であり、人間化である。一言でいえば、生きるためにあるのが音楽療法なのである。

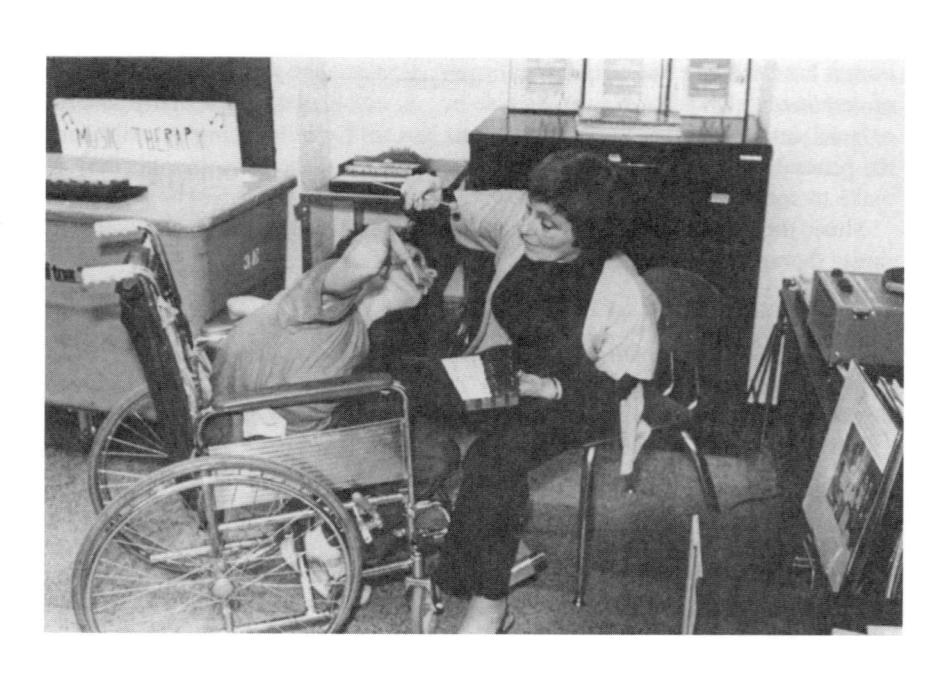

第3章
アセスメントと治療計画

> 人間自身とその運命に目を向けることが、常に我々のテクニカルな努力の主たる関心事とならなければならない。……ダイヤグラムと方程式のただ中で、このことを決して忘れてはならない。
>
> Albert Einstein

はじめに

音楽療法アセスメント書式のデザイン

　音楽療法アセスメントは、特殊な種類の道具である。音楽療法のような治療様式では、身体的、精神的、心理的、社会的な、人間機能の全体が扱われる。したがって、そこでは、発達障害と特定された複雑なポピュレーションの、音楽的、非音楽的行動についての広範囲な、高度に専門化された知識が必要となる。アセスメントの手続きは音楽療法関係の文献で取り扱われてはいるが、これについての領域では、さらに継続的な探究が求められている。この章では、発達障害の人たちのために特別にデザインされた音楽療法アセスメントを取り扱う。

　このポピュレーションに合わせて音楽療法アセスメントの書式をデザインする場合、セラピストがある個人をホリスティックに知り、一般標準からの逸脱を理解できるようになるためには、その一つとして、以下のことについての研究が不可欠である。すなわち、（a）問題となる状態と全症候の存在と程度を見極めるために、最も一般的に実施されるテスト、（b）この領域で現在用いられているアセスメントの種々のアプローチ、（c）適応的、運動的、疎通的、認知的、感情的、および社会的機能の発達の正常と異常、（d）発達と成熟の段階ごとの音楽的特性、である。Bruscia, Hesser, and Boxill（1981）は、アセスメントが音楽療法の

実践の核になると見て、有能なセラピストは以下のことができなければならないとした。すなわち、

- 音楽療法におけるクライエントのアセスメント上の主たるニーズを特定すること。
- 音楽を通してのクライエントの長所と問題点を査定するために、効果的な方法を選択し、デザインし、実施すること。
- クライエントの音楽嗜好と音楽的機能や発達のレベルを査定するために、効果的な方法を選択し、デザインし、実施すること。
- アセスメントへのクライエントの反応を正確に観察し、記録すること。
- 集められたアセスメントのデータの信頼性と妥当性を見極めること。
- 他の専門領域におけるアセスメント結果を解釈し、活用すること。
- アセスメントのデータを分析、解釈してクライエントの治療上のニーズを特定すること。(p.46〜47)

このポピュレーションが共通した問題と、それぞれ異なった状態の両方を呈する以上、音楽的行動とともに、非音楽的行動のアセスメントをも含んでいる音楽療法アセスメントは、その範囲がきわめて広い。それは、音楽療法の方法論という手段によって実施され、音楽的反応と音楽に関係した活動に結びついている機能の重要な側面を検査し、ある人に及ぼす音楽の影響ということに関わっており、ある個人の他の状況では表面化しない側面を明らかにする。それは、音楽療法の治療計画のための前提条件として、クライエントの全体的なサービスにとってユニークな貢献となる。治療的な介入が成功するかどうかは、ホリスティックなアセスメントの質に直接関係している。このようなアセスメントは、(a) 発達的スキル、(b) 機能の損傷と不一致（discrepancy）、(c) 発達的な道標からの遅れ、(d) 適応行動、(e) 問題行動、(f) 情動状態とその障害、(g) 病理（精神的、身体的、心理的）、および (h) 長所、興味、能力（音楽的、非音楽的）などを特定することを必要とする。

同時に、調査は音楽と音楽活動を通して実施されるので、情報は (a) その個人の直接観察、(b) その個人の生育歴、(c) 代表的な検査を含む（**表3-1**を参照）、治療チームのメンバーからの文書による、あるいは口頭での報告、および (d) 家族との話し合いの、四つの主なソースから集められる。音楽療法アセスメントの書式とアプローチはさまざまではあるが、最初のプロセスは数週間かけて行なわれるのがベストである。その理由は、音楽療法アセスメントは、ほとんどの場

表3-1　発達障害児・者の特定において用いられる代表的な検査

テスト名	年齢範囲	検査項目
Bayley's Scale of Development, 1969	2〜30ヶ月	全体的知能
Bender-Gestalt Test, 1970（ベンダー・ゲシュタルト検査）	4歳以上	視覚運動
Cattell Infant Intelligences	3〜30ヶ月	全体的知能
Frostig Developmental Test of Visual Perception, 1966（フロスティッヒ視覚発達検査）	4〜10歳	視覚
Gesell Developmental Schedules（GDS）, 1949	4週〜6歳	全体的知能
Goodenough-Harris Drawing Test, 1963	3〜15歳	非言語的知能、身体像、性格
Illinois Test of Psycholinguisti（ITPA）, 1968	2〜10歳	精神的処理過程
Merrill-Palmer Scale of Mental Tests, 1931	24〜36ヶ月	全体的知能
Motor-Free Visual Perception Test（MVPT）,1972	4〜8歳	視覚
Peabody Picture Vocabulary Test（PPVT）, 1970	2歳半〜18歳	言語的知能（受容言語）
Purdue Perceptual Motor Survey, 1966	4〜10歳	運動発達
Stanford-Binet Intelligence Scale, 1973（スタンフォード・ビネ知能検査）	2歳以上	全体的知能
Vineland Social Maturity Scale（VSMS）, 1965	幼児〜成人	社会的能力
Wechsler Intelligence Scale for Childlen（WISC）, 1949（児童用ウェックスラー知能検査）	5歳〜15歳	全体的知能
Wechsler Preschool and Primary Scale of Intelligence（WPPSI）, 1967	4歳〜6歳半	全体的知能
Wide Range Achievement Test（WRAT）, 1965	幼稚園〜大学	単語認知、スペリング、計算

Source：Adapted from Nocera, S. *Reaching the special learner through music*. Morristown, N.J.：Silver-Burdett Co., 1979.

合、検査手続き（testing procedure）というより、課題指向的手続き（task-oriented procedure）（Piaget派の意味で）であるということにある。

音楽療法アセスメントのいくつかのアプローチ

　文献には、発達障害児・者の音楽療法アセスメントについてのディスカッションとモデルが載せられている（Bitcon, 1976; Cohen, Averbach, & Katz, 1978; Cohen & Gericke, 1972; Rider, 1981; Wasserman, Plutchil, Deutsch, & Takemoto, 1973）。

　Cohen et al.（1978）は、次のように述べている。

> 　発達障害のクライエントの音楽療法アセスメントには、その人たちの音楽的反応と、音楽に関連した活動に関する機能の、重要な側面が組み入れられる。……そこでは、クライエントが参加者なのか観察者なのか、発達的な成長／ノーマライゼーションのためなのか、ないしはクライエントの特定のスキルや機能レベルに独特な形で適用される治療的な介入としてなのか、などに拘わらず、主要な音楽による影響の諸次元が考慮される。（p. 98）

　これらの著者たちは、アセスメントの性質は機能レベルと障害の幅広い範囲を含むようなものでなければならないということを強調している。

　Cohen & Gericke（1972）によれば、発達障害児・者のための音楽療法アセスメントは以下のことに関わるとされている。

- 音楽と音楽的刺激が、発達障害の人たちの行動にどの程度影響を及ぼすかを確定すること
- アセスメント用具によって明らかにされる、非音楽的行動と欠損を特定すること
- 広い範囲の機能レベルと障害をカバーすること
- 音楽的反応と、音楽に関連した活動に関する人間機能の重要な側面を組み入れること
- 巧みに施行されたアセスメントを通して、文書化され記録されたさまざまな知見

- 適切な治療チームのメンバーに知見を示し、提言をすること
- 知見を、全体的なプログラミングを決定する見通しを持って、他の治療プランのデータと統合すること
- 一対一のベースで、あるいは集団場面での音楽療法プログラムを作り上げること

　Wasserman et al.（1973）は、発達障害の人たちの音楽適性と社会的行動を、リズムグループ、歌唱グループ、ヴォーカル・ダイナミクス・グループにおける彼らの反応を観察することによって査定している。Wassermanらが見ようとしたのは以下の点である。

1. **個人の参加**
   - 参加の意志
   - 参加のレベル
2. **リズム反応**
   - セラピストが演奏するリズム・パターンを模倣する能力
   - リズムの変化を模倣する能力
   - テンポの変化を模倣する能力
   - リズム・パターンを模倣する能力
   - リズムの拍を模倣する能力
3. **楽器の使い方**
   - 楽器の選択
   - 楽器を使う能力
   - 種々の楽器を使う能力：叩く（ドラム）、振る（マラカス）、こする（ギロ）、かき鳴らす（弦）、吹く（ソング・フルート）

　Bitcon（1976）は、以下の点に関心を寄せている。

1. **注意の持続時間の測定**
   - リーダーと視線を合わせる（アイ・コンタクト）
   - 仲間と視線を合わせる
2. **保持の測定**
   - 決まった課題で、円の中に留まる
   - グループの他のメンバーを認識する

3. 自己と他者についての覚識
    - チャントで自分の名前を言う
    - グループの他のメンバーの名前を言う
    - 自分の名前に答える
    - 身体の部位が分かる
4. 態度
    - 活動に参加する
    - 自分から活動を始める
    - 自ら進んで活動をリードする

　Rider（1981）は、音楽的知覚を通して、発達障害児の認知的機能のレベルを十分に査定するために、Piagetの認知的スキーマを用いている。

　Nordoff & Robbins（1971, 1977）[*1]は、音楽即興の方法論を用いた調査的な研究で、ドラム打ちの形での反応が、障害児やハンディキャップを持った子どもたちの、病理的、精神的、情緒的、身体的状態に関する豊かな情報源となることを見出している。彼らが提示している反応のカテゴリーは、アセスメントのガイドとなり、また診断にも役立つ。たとえば、強迫的な叩き方は、自己や環境とのコンタクトの欠如を表し、混乱した叩き方は、統合の欠如を明らかにしている場合がある。彼らは、ドラムの叩き方における不安定なリズムの自由を特徴づけて、「ここにはリズムの自由と、音楽についての知覚があるが、子どもが音楽の刺激に過剰に反応していることによって自己統制を失っているために、その反応が損なわれていたり、制限されたりして」おり、その原因は心理学的ないしは神経学的なものによる、と観察している（1971, p. 64）。

発達の正常と異常

　アセスメントにおいて集められた情報を理解するためには、正常な発達についての知識が必要とされる（Gesell & Ilg, 1946; Mussen, 1965; Stone & Church, 1957）。たとえば、新生児は2週から5週の間に言語的な音や音声的な音に反応して声を出しはじめるということを知っているならば、もし反応が見られなかったり、あるいは当然の範囲内で他の成熟の連続性への進歩が見られなかったりした場合に

[*1] 反応のカテゴリーについての包括的な論議は、Nordoff & Robbins（1971, 1977）を参照のこと。

は、発達の遅れの程度を査定することができる。したがって、この項では人間の査定される多くの側面——平均的な発達と非典型的な発達の適応行動、さまざまな機能の領域および音楽的特性——と、それらが普通発達する年齢について論議する。

　少なくとも、四つのタイプの影響、すなわち（a）遺伝的資質のような生物学的特性、（b）文化集団のメンバーシップと変異（variation）、（c）その個人の個人的な経験と他者との関係、および（d）直接的な環境の状況と刺激、が発達的な成長を決定するのに役割を持っている。生物学的、精神的、および環境的な決定因はそれぞれ結びついており、また混合していて、発達に同時に作用し、相互に働き合い、影響を与えている。

　獲得された特性や能力は、常に相互作用する二つの基本的なプロセス、すなわち成熟と学習の結果である。**成熟**は、McCandless（1961）の定義では、「外的な環境状態や、経験や、練習とは比較的独立して、個人の身体内に生じる構造的な変化の有機的なプロセスである。成熟とは、時間や年齢を関数とした有機体の発達を意味する（p. 118）」。**学習**とは、一般に経験の結果として生じる行動やパフォーマンスの変化のことをいう用語である（Hilgard, 1948）。この二つの現象間の相互作用もまた、発達的な変化に直接関係している。発達の遅れを査定するためには、平均的な成熟と発達の道筋を知ることが必要である。また同様に、ある器官や機能の発達には臨界期があり、そうした臨界期での正常な発達が妨げられると、恒久的な欠損や機能不全が生じる可能性があるということを知る必要がある（Mussen, 1985）。音楽療法士は、このことを念頭において、ある子どもが4歳でその年齢に関係した主旋律を歌う能力を発達させるにしても、環境条件が音楽表現のための能力の、一層の成熟と発達を妨げる場合もあるということを、よく知っていなければならない。運動面の発達の正常な道筋に精通しているセラピストは、発達の逸脱を正確に査定することができるであろうし、音楽を治療的に使うことによって改善し得る、障害と機能不全の領域をよく見極めることができるであろう。

　機能の諸領域は、相互に切り離すことができないほど関連しあっているということをはっきりと理解しておく必要がある。人間の発達は、種々の領域で同時に進み、機能の多くの分野間の相互作用を含んでいる。素質と環境の作用が、正常な発達と異常な発達の双方において、この相互作用に影響を及ぼす。したがって、遅れた、あるいは妨げられた発達や、心理・社会的な機能不全を見る際、コミュニケーションと情動の障害がきわめて重い場合には、行動が不適応なものになるということを知ることが非常に重要である。同様に、認知的、社会的、身体的な

発達が極端に一様でないということもあり、その結果、こうしたいろいろな領域の機能レベル間に顕著な不一致をもたらし得る、という事実にも注意する必要がある。

発達障害の人たちは、もしその人が以下のことを獲得していない場合には、正常な速さで進歩していないといえる。

- 粗大および微細身体運動、協応、バランスなどの運動スキル
- 環境と効果的に相互作用するために必要な、問題解決能力や操作スキルなどの適応スキル
- 自分を言語的、ないし非言語的に表現する能力のような、コミュニケーション・スキル
- 数、色、単語などを理解する能力のような、認知的スキル

表3-2 精神遅滞者の適応行動

度合	1〜5歳	6〜20歳	20歳以上
軽度	コミュニケーション、社会的、自助スキルが可能、感覚運動機能にいくらかの遅れ	限られた学業的スキルが可能、自助スキル、社会的およびコミュニケーション・スキル良好	最低限の自立生活のための適切な社会的・職業的スキルの獲得が可能
中度	コミュニケーション・スキル（話すことを含む）の発達、良好な運動スキル、いくらかの自助スキル、および社会的意識	基本的な学業、コミュニケーション、および社会的スキルが可能、かなりの自助スキル	授産所における技術を要しない作業が可能
重度	コミュニケーション・スキルがほとんどないか、あるいは皆無、運動発達が貧弱	基礎的な非学業的、社会的、コミュニケーション・スキルが可能、限られた自助スキル	授産所、家庭、施設場面での単純作業が可能
最重度	口話ないしコミュニケーション・スキルがなく、心理・運動機能の能力がほとんどないかあるいは皆無	いくつかの運動スキルがないか、あるいは自助スキルなし。コミュニケーションを目的にした発話未発達	いくつかの運動スキルがあり、自助スキルは最低限かあるいは皆無。コミュニケーションを目的にした発話未発達

出典：Adapted from Gardner, W. I. *Learning and behavior characteristics of exceptional children and youth：A humanistic behavioral approach*. Boston：Allyn & Batcon, 1977；Sloan W. & Birch, H. A rationale for degree of retardation. *American Journal of Mental Deficiency* 1955, 60, 258-264.

●他者と相互作用したり、余暇時間を生産的に使ったりするために必要な能力などの、社会的スキル

　成長と発達における個人差の重要性に十分注意することとともに、環境とそれに対する反応を慎重に精査することが、ある人の機能を包括的に評価する上で必要である。表3-2に挙げた、年齢に伴う行動上の期待は、機能レベルの遅れに関するガイダンスの指標となるものである。

適応行動
　適応行動という複雑な領域は、生物学的、心理学的、社会・文化的な、いくつかの要因の組み合わせによって影響される（Garrard & Richmond, 1965）。次に概観する概念スキーマは、ある個人を包括的に展望するのための基礎として役立つ。

1. **生物学的**
   ・知覚
   ・運動障害
   ・感覚障害（視覚、聴覚、触覚、運動感覚）
   ・言葉の通路（language pathways）
   ・身体的ハンディキャップ
2. **心理学的**
   ・感覚奪取（sensory deprivation）
   ・適応上のパターン
   ・葛藤と不安
   ・自己概念
3. **社会・文化的**
   ・家族歴
   ・文化集団

　Grossman（1977）は、適応行動を、ある個人がその人の文化集団のメンバーに期待されている個人的な独立と、社会的責任のスタンダードを満たしている、その程度ないし有効性と定義している。この定義は、成長と発達における個人差の重要性とともに、環境とそれに対する反応間の諸側面の変動を考慮したものである。

適応行動の評価に最も多く用いられる検査法は、American Association on Mental Deficiency（AAMD）のAdaptive Behavior Scale（ABS）である（Nihira, Foster, Shellhaas & Leland, 1974）。これは、現在公刊されている検査法の中では最も幅広い範囲の行動領域を提示しており、二つのパートに分かれている。パートⅠでは、以下のような、セルフ・ケアと社会化の領域が測定される。

- 自立機能
- 身体的発達
- 経済活動
- 数と用語
- 家庭活動
- 職業活動
- 自己決定
- 責任性
- 社会化

パートⅡでは、以下のような、対人および個人内関係の不適応が評価される。

- 暴力的・破壊的行動
- 反社会的行動
- 反抗的行動
- 信用できない行動
- 引きこもり
- 常同行動および奇癖
- 不適切な対人的マナー
- 受け入れられない、あるいは風変りな習慣
- 自虐的行動
- 多動傾向
- 性的異常行動
- 心理的障害
- 薬物の使用

　薬物の使用は、「行動領域ではないが、個人の世界への適応についての情報を提供する」。（Nihira et al., 1974, p. 7）

運動領域

　運動面の発達の遅れは、発達上の問題の、最初の明らかなサインとなることが多い。たとえ器質的なものがなくとも、過酷な環境的・感覚的剥奪は発達にとって重大な妨げとなり得る。ほとんどの音楽療法は、身体を表現的に使うことを必要とする音楽行動を取り扱うので、身体面の障害や機能不全が際立って優勢なクライエントを対象にした活動を専門にしている音楽療法士にとっては、運動発達は大きな関心事となる。発達段階を特定し、運動面の問題と、またその結果生じるスキルの獲得の妨げを理解することができるためには、運動発達と成熟の自然な道筋について詳しく知っていることが不可欠である。この機能領域は、リサーチと経験的研究の観点から、ますます強調されるようになってきており(Barsch, 1967; Cratty & Martin, 1969)、身体的なスキルの向上が情動的な安寧と学習能力を高めることにつながるということが示されている。音楽に合わせてリズミカルにスキップしたり、ジャングル・ジムに登ったりすることは、発達障害児には拒まれる楽しい経験である。

　運動面の発達は、中心から外側に向かって進み、身体の中心部の方がより早く成熟して、外面のものよりも機能的になる。したがって、幼児は手首や手や指を動かす前に腕の動きを示す。移動においては、上腕と上肢の方が、前腕、前肢、手、足以前に、随意的にコントロールされるようになる。もう一つの傾向は、総体的な活動から特殊な活動へという方向である。幼児のより早期の運動行動のほとんどは、全身か、あるいはその大部分の未分化な動きである。拡散的な動きは、次第に分化した、統制された動作に変っていく。

　神経系の頭部から尾部への成熟過程は1歳の終りにかけて出現する。この成熟が生じるにつれて、多くの新しい機能やスキルが現れてくる。神経学的な成熟の正常な道筋では、バランスや微細運動スキルが向上し、**表3-3**に（次頁参照）示したように、十代を通して高まり続ける。

　正常な運動発達からの逸脱は多くの理由で生じる。年齢に伴う運動スキルの獲得を妨げる特殊な欠損のために遅れがあるかもしれないし、あるいは、運動能力のシークエンスを通しての進歩の速度が、ある年齢に期待されるよりも遅いかもしれない。Johnston (1976) は次のように述べている。

　　　発達の異常性を持つ人を適切に理解するためには、その問題が、正常な家族性のパターンと精神遅滞に見られるような、**速度**（*rate*）にあるのか、スキルの進歩を妨げている**欠陥パターン**（*defective pattern*）にあるのか、

表3-3　乳幼児から12歳までの運動行動

年齢	神経運動的成熟	スキルの例
0〜3ヶ月	頭部	頭部を直立させた位置に保つ
3〜6ヶ月	上半身と腕	座る、手を伸ばす、這う
6〜9ヶ月	下半身と下肢	そろそろ歩き、立とうとして引っ張る
9〜12ヶ月	下肢の統合	歩行する
1〜2歳	運動系と他の脳機能間の相互作用が増大する	階段のスキル：這って上り下りし、次に足踏み（各ステップを2本足で）
3歳	動きを意識的にコントロールする能力の増大	両足を同時に離して前方にジャンプする　短距離をよろめかずに前方に走り、後ろ向きに歩く
4歳	身体の平衡の向上	交互の脚で階段を下りる
5歳	神経運動系の発達がよく進む	2・3回片足でホップする
6〜7歳	協応の継続的な変化と増進（粗大および微細運動）および手と目の協応	リズミカルに交互の脚でスキップする　靴紐を結ぶ
7〜12歳以上	運動統制、協応、バランス、体力の向上	スポーツ、難しいゲーム、および創造的・社会的ダンスに加わる

表3-4 言語発達の正常な発達パターン

およその年齢	表現のタイプ	特徴
0〜6週	クーイングと喃語	漠然とした音声；自発的な発声：マ-マ-マ-マ、ダ-ダ-ダ-ダ
2〜9週	不完全な発音と口まね	聞こえていることを示す　「不完全な発音」の時期に、音声だけでなくジェスチュアや表情を模倣しようとする
10ヶ月	でたらめ言葉／発声*	発声の変化：大人の話の調子や抑揚をピックアップして、不完全な発音に取り入れようとしはじめる　発声はリズミカルではない　真の発話のイントネーションと響きがある
8〜12ヶ月	最初の単語	

＊：すべての子どもが「でたらめ言葉」の段階を経るわけではない。

……あるいは脳性麻痺を伴う精神遅滞に見られるように、遅い速度と欠陥パターンの両方にあるのかを査定する必要がある（p. 48～49）。

コミュニケーション領域

　発達障害を持つ人たちにとっての共通分母の一つは、最も幅広い意味でのコミュニケーションスキル——ジェスチュアから表情、発声、接触によるキュー、口頭言語に至る——の欠如である。研究者や臨床家たちは、ある個人から他の人へ意味を伝える、非口話的で非言語的なコミュニケーションの形の使用に現在注意を向けている。Fristoe & Lloyd（1979）は、「話し言葉によるコミュニケーションが……身体的拘束（脳性麻痺、聾、構音障害）や……認知的・知的拘束（重度の精神遅滞、失語症、口頭失行症）のような個人的要因によって適切でない場合には、非言語的なコミュニケーション・システムの必要性が生じる」と見ている（p. 402）。

　その様式が表現とコミュニケーションの無数の手段を与えることにある音楽療法士にとっては、ある人の状態と、言語的・非言語的コミュニケーションのさまざまな手段の可能性を査定することが不可欠である。一例として、検査の結果、重い聴覚上の問題を持っており、話し言葉に反応しないとされていたリッキーが、彼女の第3回目のアセスメント・セッションで"day by day"の一節を歌い、安定した拍を打ったとき、コミュニケーション・スキルを発達させる新しい可能性が開けたのであった。

　発話と言語獲得の正常な発達パターンでは、その最初の現われとなるのは、主として成熟の進行を強く示している明確なシークエンスに従う運動機能である（**表3-4**参照）。音楽療法士は、音楽的な刺激を使うことによって、Hedrick, Prather & Tobin（1975）がコミュニケーションの発達に関して順序立てたインベントリーにおいて提示している、受容言語と表出言語の幅広い分野を指針として用いることができる。彼らは、4ヶ月から4歳までの間に健常児と遅滞児が見せるコミュニケーション能力を査定して、以下のような検査のシリーズを提示している。

1. **受容面のスケール**
    - 気づき：音源の方に振り向く、あるいはそっちを見るなどの観察可能な反応
    - 弁別：提示されたいくつかの音に対して、違った反応をするなどの観察可能な反応
    - 理解：音刺激に関連した観察可能な反応や動作

2. 表出面のスケール
   - 運動反応：物を指すようにいわれたときに、それを指差したり、触ったり、操作したりする
   - 声による反応：その子どものコミュニティの言語コードとして分類されない音声を発して反応する
   - 言語的反応：その子どものコミュニティの言語コードとして分類される音声を発して反応する
3. 受容面と表出面のスケール
   - 模倣行動：運動ないし出来事を反復する
   - 自発行動：先行する言語的出来事なしに生じる、運動と発話行動
   - 応答行動：先行する言語的出来事に続く、模倣を含む発声

音楽療法士が以下のようなコミュニケーション障害の原因をよく知っていることが重要である。

- 発達の遅れ
- 成熟の遅れ
- 器官の欠陥と異常
- 感覚入力の重篤な制限
- 感覚損傷
- 感覚奪取
- 知覚－運動障害
- 不適応行動
- 情緒障害
- 機能的遅滞
- 不適切な発声器官
- 対人関係の障害

認知領域

Tanguay（1980, p. 84）によれば、認知面の発達に関しては「唯一の包括的なモデル、すなわちスイスの心理学者、Piagetのものがある。Piagetのモデルは特に臨床的な仕事に関係がある」とされる[*2]。

Piagetは、認知的発達は、その機能が量的・質的の両方で異なる、二つの主な時期に生じるとしている（Richmond, 1970）。すなわち、(1) 6つの段階に分れる

表3-5 Piagetによる認知発達の構成理論

年齢	期	スキーマ／操作
誕生から2歳まで	感覚運動的知能（6段階）	
0～2ヶ月	第1段階	反射行動
2～4ヶ月	第2段階	反復行動
4～8ヶ月	第3段階	意図的適応
8～12ヶ月	第4段階	意図的活動、より複雑な記憶の貯蔵
12～18ヶ月	第5段階	行動の体系的なバリエーション 探索的・実験的活動
1歳半～2歳	第6段階	内的思考過程の開始、単純な問題解決
2～12歳以上	概念的知能（3段階）	
2～6, 7歳	第1段階―前操作的思考	概念化と表象的思考とイメージの開始
6, 7～12歳	第2段階―具体的操作的思考	事物と出来事の相互関係の理解
12歳以上	第3段階―形式的操作的思考	シンボルの使用能力と具体的・抽象的リアリティの処理

感覚運動的操作の時期、(2) 3つの段階に分れる概念的知能の発達の時期、である。**表3-5**はPiagetによる認知発達の構成理論を示したものである。

遅滞者にPiagetの認知発達理論を適用することの可能性を最初に示唆したのは、Inhelder（1968）であった。彼は、遅滞児は平均的な児童よりも遅い速度ではあっても、同じ段階の順序をたどるものの、重度の遅滞児は、感覚運動ないし初期操作段階にとどまったまま、発達が止まってしまう場合がある、ということを見出した。また、軽度ないし中度遅滞児は初期の具体的操作期に達するだけである場合がある。このことは、彼らの抽象的思考の能力は発達しないことを意味している。

＊2　Piagetのモデルについての詳細な説明に関しては、*The Origins of Intelligence in Children*（Piaget, 1952）と *The Developmental Psychology of Jean Piaget*（Flavell, 1963）を参照のこと。

Woodward（1979）は、Inhelderの研究を拡大して、Piagetの運動感覚期が発達遅滞の人たちのアセスメントとに特に関係があることを指摘している。また、Kahn（1979）は奇癖や一見奇妙に思える行動は「感覚運動期内で機能している重度・最重度の遅滞者には当然期待されるものであり、奇異と見られるべきではない。全く逆に、こうした行動は、ある個人が認知的に機能している段階をおそらく指し示していると考えられるべきである」という、興味深く、また独創的な観察をしている（p.274）。

感情領域

　感情面の正常な発達は、人間関係——両親、仲間、そして家族以外の成人に始まり、より広い社会的地平に広がっていく——に関わっている。情動的な力と自己価値の基礎は、Erik Erikson（1963）がいう「基本的信頼感」と、その後の「自律性」と「社会化」の獲得に根ざしている。どのような理由であれ、発達に障害があると、こうした関係を形成する能力や、チャンスを持つことができなくなることが多い。早期の年齢での不信は、結果的に悲嘆から無感情に至る範囲に限定される情動反応を招く。

　現実に、精神遅滞の人たちは、健常な人たちと同じような種類の、情動的ストレス、フラストレーション、不安、葛藤を免れない。こうした情動や感情を受け入れられるやり方で表現することができないために、この障害がその人の存在性を支配し、心理・社会的な機能不全を倍加することが多い。失敗とともに生きることは、易感性や、無能感や、敵意を引き起こす。発達障害の人たちの臨床報告に、「低い自尊心」、「学習への動機づけの欠如」、「圧倒的な失敗感」、「びくびくしていて、エネルギーが低い」といったような言葉の記載が見られることがしばしばであるが、こうした記述が意味している感情状態は、おろそかにされたり、無視されたりすることが多い。その結果、情動の失調や障害がよく見られるようになる。しかも、Szymanski（1980）が指摘するように、「よく犯される誤りは……遅滞を診断することに過度に焦点が当てられ、精神障害を……おろそかにする（p.76）」ことである。

　現在目を向けられている困難さの一つは、「環境因による全症候ないし器質的疾病と、主要な感情障害の症候とを区別する」（Rivinus, 1980, p.208）ことである。躁病や鬱病、および両極性タイプの感情障害の発病率は、精神遅滞者においても一般的なポピュレーションの場合と同じである、ということが見出されている（Reid, 1972）。

音楽療法のアセスメントの過程で、我々は心理的状態を示しているような音楽行動を探す。アセスメントの第1段階で、情動、感情、気分——時として気分の揺れ——は、さほど慧眼でない者にも明らかである。さまざまな音楽的ムード、イディオム、スタイルの臨床的即興が、「いま・ここで」のその人と同時に、その人のパーソナリティの手がかりとなるような反応を引き起こすのに用いられる。これらの反応は音楽療法士にとっては素材である。それまで隠れていたその人の情緒についての情報の多くが、音楽に合わせて動くか動かないか、音楽や楽器に気持ちを向けるか向けないか、歌うか歌わないか、そして何よりも、セラピストと相互に関わるか関わらないか、という行動の中で明らかになる。

　多動傾向の子どもたちは、以下の点についても典型的な様相を示す。状態が器質的なものであっても、情動的に引き起こされた症状は、不安、情緒不安定、無力感や失敗感、恐怖、貧弱な自己像などに由来する。恐怖に対処したり、不安を和らげようとしたりして、子どもは過度な運動活動を起こす。一つのサイクルが始動し、その子どもはつむじ風に捕らえられる。セラピストは、たとえアセスメントの過程であっても、子どもの行動を反射したり、あるいはそれに変化を引き起こしたりするような音楽即興によって、コンタクトする方法を探し求める。アセスメントと治療の過程はオーバーラップし、一つの連続体の上で絡み合う。

社会的領域

　社会的知能（social intelligence）、すなわち社会的・対人的出来事を理解し、それらを効果的に扱うある人の能力は、音楽療法の集団活動の方向性となる、社会的スキルと適応行動にとって多くの意味がある。ある人の社会的指数（social quotient）の測定において、Doll（1965）とGesell & Ilg（1946）はともに、社会的能力は年齢にともなう発達上の属性であるということを認めている。乳幼児から18歳までの範囲にわたる、社会的行動の発達に関する**表3-6**（次頁参照）のおおまかな一覧は、社会的発達と心理・社会的発達について研究する必要性にセラピストが注意するよう促すためのものである。

　情動的ないし感情的発達の場合と同じように、対人関係は社会的発達においても、基本的な問題である。子どもの対人行動の発達は決定的に重要である。誕生後の1年間、ないし18ヶ月間、アタッチメント（愛着）の基礎的な位相は、(a) 無差別ないし拡散的アタッチメント、(b) 単一ないし特殊なアタッチメント、(c) 多重のアタッチメントという三つの形を取る。これらの位相は親子関係に直接関係している。2歳から4歳までの間に、成人から離れて、アタッチメント

表3-6 乳幼児から青年までの社会的行動

年齢	心理・社会的発達
乳児期	他のパートナーに対する最初の無関心から社会的興味と協同遊びへと相互作用が次第に進む。基本的信頼感の発達
6〜8ヶ月	一般的にパートナーを無視する
9〜13ヶ月	パートナーに幾分注意を向ける
14〜18ヶ月	パートナーへの注意がかなり高まる
幼児期	社会的適応が顕著に加速する；自律性の発達
1〜3歳	社会的相互作用の初歩の形式；並行遊び
4〜6歳	仲間や成人との社会的相互作用；連合ないし協同遊び；自発的活動
学童期および青年期	社会化が進む；アイデンティティが定義される
6〜11歳	仲間関係が増大；性的同一性；勤勉感の発達
12〜18歳	社会的・性的成熟：アイデンティティの形成

ないし依存の対象として、他の子どもに向かう動きが生じる。自己中心性が減るにつれて、仲間との相互作用が増す。学童期に達する頃までには、子どもたちはグループ感情を発達させ、仲間との関係は質的に変化する。

　Waite（1972）は、社会的行動の発達と獲得の正常な発達の道筋では、個人は以下のようなことをするとしている。

- 順番を待つ能力を発達させる
- 分かち合う能力を発達させる
- 協力する能力を発達させる
- 自己についての覚識を発達させる
- 他者についての覚識を発達させる
- 直接的な環境についての覚識を発達させる
- 身体の主な部位を特定する
- 言語的スキルを獲得する

- 自助スキルを獲得する
- 家の手伝いのスキルを獲得する
- 集団活動に参加する
- チームのメンバーとして参加する能力を発達させる
- 家庭内での社会的責任を受け入れる
- 家庭外での社会的責任を受け入れる
- 情報をやり取りしたり、欲求を伝えたりする
- 時間の概念（明日、今日）を理解して使用する
- カレンダーを使用する（日、週、年）
- 余暇時間の活動を選択する

　社会的な成熟と独立した機能の達成には個人差があるので、個人の逸脱した、あるいは非典型的な発達は、規範的－社会的枠組みに関する、素質的（内因的）と環境的（外因的）な諸変数に照らして査定されなければならない。

音楽的特性

　音楽能力（musical ability）は、大部分、素質的であるように思われるので、どんな特定の時期においても、きわめて広い範囲に及ぶ（Bentley, 1975）。この項では、セラピストが非典型的な発達のアセスメントをするのを助けるために、音楽能力と音楽適性は、音楽的特性（musical characteristic）とは区別されるという事実を念頭におきながら、発達的な意味合いを持つ音楽的特性のいくつかについて見てみることにする。

　音楽的表現の発達は、観察によって研究されるのが普通である。それは、子どもが話語の獲得において経ていく、正常な段階と関連づけられることが多い。音楽心理学者のRévész（1954）は、さまざまな段階での子どもの特徴的な発声を示している発達の進み方を提示しながら、年齢に伴う音楽的特性についての幅広い一覧を我々に見せてくれている。Révészは、子どもは1歳の終わりごろにはピッチを模倣し始めると述べている。2歳と3歳――言葉の発達の第1段階――では、子どもは自分自身のメロディの断片を歌いはじめ、それは普通動きに結びついている。実際に、この年齢では動きと言葉の音声とは不可分で、強いリズム感が現われ始める。この時期の間に、単語が次第に、喃語めいた歌に取って代わって、メロディと結びついていく。3歳と4歳児は、音楽に**合わせて**走ったり、ジャンプしたり、ギャロップしたりする能力を発達させる。

　子どもの音楽的特性を取り扱った研究の一つにおいて、Zimmerman（1971）

は、音の強さの弁別は初期の年齢で発達し、音の強さを変える弁別テストで実験的に研究ができるという、音楽的音響の知覚に関する知見があることを我々に示している。4歳の子どもは音楽的音響の相対的な音量のちがいに気づき、5歳ないし6歳児は音量の変化を容易に弁別するという事実など、年齢に関連した指針を知ることは、音楽療法士－査定者にとって助けとなる。予想されるように、聴覚的知覚とメロディの再現能力の発達は、特に感受性と自然な能力を刺激するような環境においては、成熟の過程で当然高まる。

同様に、音色の記憶の発達は、8歳から9歳の間に最大となる。Zimmermanは、児童の音声の発達に関する研究において、最初に学習した歌の声域はC'からF'、ないしD'からG'であることを見出している。それからC'からA'の声域が続き、最後にはC'からE"までのピッチを含む声域が来る＊3。

Petzold (1963) は、6歳から7歳間の調性感の発達はリズムの弁別と一致しており、また、音声の発達は成熟に依存しているものの、音楽的経験が正確に歌う能力を促進するということを見出している。

聴覚的知覚と声域を査定する場合、発達障害者の歌唱の声域に注意することが重要である。精神遅滞者の歌唱の声域は非遅滞者のそれよりも低く（時には4つの半音、ないし2つの全音ほど）、それは適応行動とともに、知的機能のレベルと明確で意味ある相関があるということが見出されている。

Bruscia (1981) は、軽度および中度遅滞児の音楽特性の研究で、このポピュレーションの知覚的な障害の多くを注意上の諸問題によるものであるとしている。図と地を弁別する能力が欠けているか、あるいはきわめて低いために、環境の外的刺激が、用意された音楽刺激に対する子どもの注意を簡単にそらしてしまうのである。何よりも、知覚－運動機能に影響を及ぼしている器質的な損傷があるかどうかを調べることが必要である。Bruscia (1981) は次のように述べている。

> たとえば、ある子どもたちは、特に知覚的な図と地の弁別、聴覚的な順序配列、および運動計画（motor planning）を必要とするような、音楽知覚課題を大きく妨げてしまうような、特殊な学習上の障害（脳損傷や運動失行症による聴覚的知覚の損傷など）を持っていることがある。(p. 103)

＊3　声の中音域は、C'からF'、D'からG'、D'からA'のように示され、E"は高音域のことを指す。

アセスメントの実施

アセスメント書式のモデル

　付録3-A、「音楽療法セスメント書式」（Boxill, 1983）は、あらゆる年齢と多様な状態の人たちに適用が可能である。これは経験のあるセラピストも、さほど経験のないセラピストも、同じようにうまく使うことができる。音楽療法のアセスメントは、数週間にわたって実施するのがベストである。したがって、セラピストはその人の音楽的・非音楽的行動を個人的に、また他者との関係において見てみるために、クライエントを一対一のベースと、集団場面で見ることができるようにアレンジする。アセスメント書式を施行では、セラピストは即興ないし既成の曲（声楽的ないし器楽的）を、歌唱、詠唱楽器演奏、および「音楽－動き」の活動ために使用する。特定の歌が指針に示されているのは（付録3-B）、それらが単に示唆として役立つという意図である。この書式を施行する、訓練を受けた有能なセラピストは、適切な音楽のレパートリーと、臨床的な即興の能力を持っていると想定されている。筆者は、この書式の使用に対して発見的な態度をもってほしいと考えており、また実施のために提示された指針と考えていただきたい。

　音楽療法アセスメントはある一定の期間をかけて実施されるので、治療関係がまさに始まろうとしている人とセラピストが知り合いになることを可能にする。また、アセスメントは、クライエントとの初めての出会いであるので、クライエント－セラピスト関係にとってきわめて重要である。セラピストはクライエントを全体的な人間としてみながらアセスメントの過程に入り、治療計画のベースとするためのポートレートして役立つすべてを、きめ細かく観察し、記録する。しかしながら、実際にアセスメントを始めたり、クライエントの記録を見てみたりする前に、予断（意識的ないし無意識的な）を避けるために、セラピストは、できるだけ多くの場面や状況で、そのクライエントを観察することが大切である。問題性を特定するだけでなく、可能な限り完全な人間となるためのクライエントの機会を拡大するような、その人の長所にも目を向けることによって、セラピストは、これまで休止状態にあったかもしれないその人の側面を発見するために、アセスメントのプロセスを使う。セラピストは、このような態度で、音楽療法の

経験の連続体をその個人のために始動させる。

　潜在的な長所や可能性が出現するかもしれないということを現実化することは、アセスメントのプロセスが持っている、そうせざるをえないという側面（compelling aspect）である。ある人の個性や独創性が、29歳のテディの場合にそうであったように、音楽刺激に反応している間に、にわかに現れることがある。テディは最初のアセスメント・セッションで、セラピストに向かって「しっ！」と言い、つばを吐きかけた。第2回目のセッションで、彼は同じようなやり方で彼の抵抗を表し続けた。彼はセラピストがピアノで弾いているダンス・リズムを聞くや否や、突然ドラムのマレットを取り上げた。彼はニコッとした笑いを顔に浮かべて、セラピストの即興に合った、安定した、元気なビートでティンパニ・ドラムを叩き始めた。この彼を活発にする活動の数分後、彼は立ち上がって、部屋をダンスして回わった。彼の全身（麻痺のため動かすことができない左腕を除いて）は躍動し、彼の足は音楽の独創的な解釈で動いていた。

　ある人が音楽活動に巻き込まれ、音楽刺激に反応していると、その音楽行動と非音楽行動の中で、さまざまな機能の領域が明らかになる。たとえば、セラピストがどんなにテンポやダイナミクスを変えて即興しても、全く変らない同じ叩き方でリズムスティックを使うなど、ある問題性がアセスメントでの出会いで明らかになることがある。この常同的な叩き方は、運動的欠損、聴覚的欠損、知覚－運動的欠損、情緒障害、あるいは直接的な環境についての無覚識の現れであるかもしれない。もう一つの例は、微細運動スキルは最小限であるが、エネルギッシュな音楽に動機づけられて、安定した、リズミカルなパターンでギターの弦を弾こうと試みる――そして最後に成功する――人である。簡単な言語的指示を理解できない人では、認知的機能が曖昧で、一様でないことが特に明らかであるが、しかもなお、ピアノの前に座って、歪曲されてはいるが、それと分かるショパンの「小さなワルツ」を弾く、というようなこともある。

治療計画

　クライエントのホリスティックなアセスメントによって、いったん問題領域と長所とが特定されると、治療計画が立てられる。治療計画には（a）長期目標と短期目的を立てること、（b）個人療法ないし集団療法、あるいはその両方の適切さを決めること、および（c）個人療法と集団療法のセッション記録、月間報

告書、および年次評価を書く手続きを決めること、が含まれる。施設に学際的な治療チームがある場合には、発達上適切なスキル、適応行動、より高度な機能レベルを達成するためにデザインされた音楽療法の目標は、チームと共同して決められ、音楽療法の治療計画だけでなく、そのクライエントの全体的な治療計画（その優先順序はチームによって決められる）に組み入れられなければならない。

　目標の書き方に関しては、そこでの専門用語は、療法ごとに、またオリエンテーションによって異なってくる。本書においては、目標（goal）という用語は、療法が取る方向を大まかに示すために使われ、一方目的（objective）とは、その目標に向けられた特定の手段のことである。目標と目的との区別は、それらの特殊性（specificity）の程度であり、それらの達成に含まれる時間的な要素である。短期目的は、それによって長期目標が達成される手段、ないし方法である。それは、ある人がその人自身の資源を開発し、その個人の健康な部分を増し、成長の領域を引き出し、起こる変化に気がつく、という過程を通して、その人が長期目標に到達するのを助けるためにデザインされる。いくつかの長期目標は、たとえばスキップするスキルを獲得することに働くなど、発達段階の進行によって達成されることもある。このスキルは、（a）片足でホップする、（b）もう一方の足でホップする、（c）各ホップの間に短いステップを加える、（d）両足を交互にリズミカルに交代させる、という、先要条件となる運動スキルの発達的なシークエンスを通して、色々な能力が構築されることを必要とする。しかし、スキップするという最終的な行為は、それを促すような音楽の力によって最もよく引き起こされる。色々な動きがコーディネートされ、運動感覚的に経験されると、音楽のリズミカルなパターンはその人を望ましいアクションへと促すことができる。同様に、音楽のスピリットや質は、その他のものでは困難な、あるいは達成できない身体表現を生じさせることができる。

　音楽療法の目標や目的は、他の専門領域の治療目標と一致する。これらは個別化されたベースで、最初と年1回のアセスメントにしたがって記載され、「覚識の連続体」（第4章参照）の理念内で自己、他者、環境についての覚識を発達させるというプロセスに、さまざまなやり方で組み入れられる。音楽療法の長期目標の例は以下の通りである。

- 注意行動を増す
- 適応行動を増す
- 身体像と身体への覚識を増進する
- コミュニケーション・スキルを増す

- 認知的スキルを増す
- エネルギーを目的的に使う能力を増す
- 粗大運動スキルを増す
- 微細運動スキルを増進する
- 知覚－運動スキルを増進する
- 聴覚的知覚を増進する
- 視覚的知覚を増進する
- 不適応行動（常同的、強迫的、自虐的、攻撃的、破壊的、固執的、衝動的）を減ずる
- 仲間との相互作用、対人的接触、社会化を増す
- 独立と自己決定を増す
- 創造性とイマジネーションを刺激する
- 感情の調整力を高める

　表3-7は、音楽療法治療計画におけるいくつかの長期目標と、それぞれに対して立てられると考えられる短期目的を挙げたものである。

　いったんクライエントが査定され、集団が形成されたならば、集団の目標が立てられるということに着目することが大切である。これらの目標は、たとえば集団の凝集性や社会化などのような、集団療法に固有なニーズや、統一体としての集団の主たるニーズに基づいている。集団が年齢や機能レベルに関して等質であれ、異質であれ、目を向けることができる共通した問題があるのが常である。たとえば、メンバー全員がエネルギーを焦点化できないという問題を持っていたならば、集団の目標は注意行動を増すということになるであろう。もしその集団のメンバーが、特殊教育で扱われている認知的なスキルを欠いていたならば、集団の目標はそのスキルを強化するということになる。クライエントは問題を共通に持っているので、集団の目標と個人の目標とは同時に満たされる。言い換えるならば、個人と集団の目標は、セッションという織物に織り込まれるのである。

　同一人物における機能の食い違いと不釣合いや、このポピュレーションが示す障害の性質からすると、目標や目的を達成できる正確な日付を特定することは不可能である。ある人の可能性に限界を設けたり、その人の進歩にタイムテーブルを作ったりすることは不幸なことであり、何よりも薦められない。同時に、セラピストは、そのクライエントが当然達成できる目標や目的を設定することによって、成功体験と満足感を得ることができるよう保障しなければならない。クライエントが治療的な音楽活動の三つの様式（第5章参照）における音楽刺激により深

表3-7 長期目標と短期目的

長期目標	短期目的
注意行動を増す	●セラピストがモデルを示しながら「手」と歌ったときに手を挙げる ●セラピストがモデルを示しながら「手をたたこう」を歌ったときに模倣して一緒に手をたたく ●歌のフレーズの最後の言葉を歌う(セラピストはクライエントが言葉を埋めるのを待つ) ●順番に演奏する(リズム楽器) ●楽曲や歌の長さにあわせて演奏する(リズム楽器)
移動をともなわない粗大運動スキルの向上	●腕を挙げる/振り向く/屈んだり伸ばしたりする/音楽に合わせて腕を振る
移動スキルを増す	●音楽やドラムのビートに合わせて速く、遅く歩く ●音楽やドラムのビートに合わせて走る、ジャンプする、スキップする
微細運動スキルを増す	●セラピストが差し出したドラム・マレットを握る ●ドラム・マレットを手に取り、音楽に合わせて適切に使う ●ハンドベルをつかみ、握る ●「始め」、「止め」、「待て」のサインを出す ●歌やチャントに示された指遊び(finger play) ●歌に示されたシャツのボタンかけのパントマイム
感覚−運動スキルの向上	●音楽に合わせて一つのリゾネーター・ベルとマレットを操作する ●リズム・スティックをたたく/一緒にクラベスをたたく/一緒にハンド・シンバルを鳴らす
速い常同的な腕の振りを減ずる	●ドラムでメロディのリズムをたたく ●音楽刺激にあわせてゆっくり手をたたく/腕を動かす/ハンドベルを振る/ドラムを叩く ●「ゆっくり手をたたこう/ゆっくりドラムをたたこう」などのリズミカルな言葉をチャントする/歌う(クライエントに言葉がある場合)
衝動の統制を発達させる	●1-2-3と数えたり、「スタート/プレイ」のサインを出す ●セラピストが「止め」のサインを使って「さあ、そろそろ止めましょう」と歌ったときに、リズム楽器の演奏、歌唱、あるいは動きを止める ●「止め/待て」のサインを出す(可能ならば歌う/チャントする)
聴覚的知覚を向上させる	●順番に打楽器を演奏する ●音刺激の方向を探知する ●セラピストが使っているのと同じ楽器(ハンドベルなど)を選び、模倣する ●ドラムで簡単なリズムパターンを模倣する ●テンポの変化に合わせて遅く/速く打楽器をたたく ●ダイナミクスの変化に合わせて大きく/小さく打楽器をたたく

く関わるようになり、ある「もっともな (reasonable)」目標の達成を越えて、その先に進むことができるというサインを示すようになるのにつれて、セラピストはいつでもその人のリードに従い、より高い目標を立てる用意ができていなければならない。

　発達の正常性と異常性を知ることは、アセスメントを行なう場合と全く同じように、進歩を評価するための必要条件である。進歩の評価は、あるスキルを表現する能力、すなわちある課題を遂行する能力の増加、および以下のような行動における増大や低減という点から行なうことができる。

- 獲得された発達的スキル
- 獲得されたその他のスキル
- ある課題を遂行するための言葉やジェスチャーによるプロンプト、ないし助けの必要性の減少
- 課題遂行の質
- 課題の自発的な遂行の増加
- 課題の自立的な遂行の増加
- 望ましい行動の増加
- 不適応行動の減少
- 学習と、より高度なレベルで機能することへの動機づけの増進
- スキルの日常生活への転移
- 安寧さの増進から来る機能における変化と躍進

治療計画のモデル

「音楽療法治療計画」(付録3-C) には、以下のような書式が含まれている。

1. **長期目標と短期目的**：この書式は長期目標と短期目的をリストアップするのに使われる。ここには、他のデータの中でも特に、各目標に関連した機能の現在のレベル、目標と目的を設定した日時、および目標と目的が達成された日時が含まれる。
2. **個人セッション記録**：この書式は、それぞれの個人セッションのプロセス指向的な記述を行ない、使用された音楽と非音楽的素材をリストアップするのに使われる。
3. **グループセッション記録**：この書式は、それぞれの集団セッションの

プロセス指向的な記述を行ない、使用された音楽と非音楽的素材をリストアップするのに使われる
4. **月間報告書**：この書式は、「個人およびグループセッション記録」に基づいて、治療計画に対する反応と短期目的の変化に関して、前の月の間にクライエントが見せた進歩を要約するのに使われる。
5. **年次評価**：この書式は、「月間報告書」と、年毎に行なわれる「音楽療法アセスメント」に基づいて、クライエントが前年に見せた進歩を要約し、治療の継続、ないし変更に関して学際的な治療チームに進言をするために使われる。

以上の書式に加えて、クライエントについての関連情報を含む、個人データカード（サンプルは付録3-Dにある）を用意し、手元に持っていると役立つ。

結論

アセスメントの質は、適切で現実的な治療計画の公式化に直接関係しており、したがって治療的介入の成功に直接関係している。治療は長期間におよぶ——実際、その人の一生にわたって継続することもある——ので、年毎のアセスメントは発達の全領域における進歩を評価するのに欠かせない。

発達障害者の発達における幅広い、多様な不一致は、特に音楽療法の初心者を困惑させるかもしれないが、まさにこうした不一致こそが、なにが可能で、なにが可能でないかということに先入観的な制限を課してしまう、自己充足的予言（しばしば「ピグマリオン効果」といわれることがある）に捕われてしまうことに対する警告となる。

人間は外的な影響と共に、無数の内的な影響を受けやすい。音楽のような治療的道具の力に動機づけられて、あらゆる予言を越えて先に伸びようとすると、人間は我々が今のところ思い描いたり、査定したりすることより、ずっと多くのことができるようになる。

ある人がどのように音楽をするか——これがアセスメントのプロセスにおいて固有なことなのであるが——は、それまでに決して経験されていなかったり、表現されたりしてこなかった、質や、能力や、エネルギーや、スピリットや、喜びを表面に浮かび上がらせる。

第3章　アセスメントと治療計画

それはクライエントの色々な側面を明らかにし、その側面は、全体的な治療チーム計画にどのようにアプローチし、その人にどのように変化をもたらすかということについての新たな見方を与えてくれる。

付録3-A
音楽療法アセスメント

氏名　　　　　　生年月日　　　　　　アセスメント実施日

注意
1. 音楽、音刺激（声・楽器）、音楽活動、音楽的素材を使用して実施すること
2. 数週間連続して実施すること
3. できる限りすべての項目をチェックすること

A ── **病名（DSM-IIIによる）：**

B ── **生育歴：**

C ── **家族歴：**

D ── **発達検査結果**
　　　実施検査名　　　　　　　実施日　クライエント年齢（当時）　評定

出典：E.H. Boxill, *Music therapy assessment from.* New York: Author, ©1976, 1983.

E —— 発達障害の種類

  1. 精神遅滞   4. 神経障害
  2. 脳性マヒ   5. てんかん
  3. 自閉症

F —— 全般的特徴

1. 外見上の様子

a. 協力的	i. 引きこもった
b. 反抗的	j. 行動過多傾向（多動）
c. ステレオタイプ的	k. 行動低下傾向
d. 固執的	l. 虐待的
e. 強迫的	m. 自虐的
f. 衝動的	n. 自己刺激的
g. 儀式的	o. その他
h. 主張的	

2. 身体上の障害および状況

 a. 四肢

右腕	右足
左腕	左足

 b. 聴覚障害

聾	両耳難聴
右耳難聴	補聴器装着
左耳難聴	

 c. 視覚障害

盲	眼振
斜視	眼鏡装着
乱視	

 d. 発作

大発作	精神運動性発作
小発作	その他

3. 利き手

  a. 右   b. 左   c. 不特定

4. 視線合わせ

  a. 良好   b. ふつう   c. 合わせない

5. 注意持続力
    a. 音楽活動の最後まで注意を維持する
    b. 音楽活動の大部分注意を維持する
    c. 音楽活動の短時間のみ注意を維持する
    d. 散発的に注意を向ける
    e. 注意力散漫
    f. 注意力なし
    g. 音楽の開始と終止に注意する
6. マンネリズム
    a. 顔のゆがみ   e. 腕の動き
    b. チック   f. 頭の動き
    c. 手の動き   g. 奇妙な音、声、発話
    d. 指の動き
7. 歩行
    a. 安定している   d. 引きずるような
    b. ぎこちない   e. よたよた歩き
    c. 硬直的
8. 姿勢
    a. 良好   b. ふつう   c. 悪い

G——運動領域
1. 粗大運動
    a. 移動能力
        歩く   ピョンピョンする
        走る   小走りする
        ジャンプする   スキップ
    b. 非移動能力
        上体を曲げ伸ばす   からだをねじる
        腕を上下に動かす   寝返りをうつ
        腕を上に伸ばす   ひと回りする、振り向く
        腕を前後に振る
    c. 動的バランス
        統制あり   統制なし

d. 静的バランス
    安定している　　　　　　　　　　　　　不安定である
e. 身体の適切な活用　　　　　　　　　　　模倣的　　　　　　　自主的
    手たたき
    足踏み
    腕を上げる
    腕を振る
    膝を曲げる

2. 微細運動
   a. 指
       指の曲げ伸ばし
       指で数える
       1本ずつ独立して動かす
   b. 掌握
       手のひらで　　　　　　　　　　　　　指先で
   c. 目と手の協応動作　　　　　　　　　　模倣的　　　　　　　自主的
       1対のリズムスティックをならす
       1対のハンドシンバルをならす
       マレットでひとつのトーンベルをならす
       マレットでシロホンの音盤をたたく
       マレットでドラムをたたく

3. 知覚－運動機能
   a. ドラム打ちの型
       安定している　　　　　　　　　　　強迫的
       律動的　　　　　　　　　　　　　　混沌
       ステレオタイプ的　　　　　　　　　無統制
       固執的　　　　　　　　　　　　　　回避的
       混乱的
   b. オートハープ奏の型
       音刺激に関連している　　　　　　　弦の部分に執着する
       安定している　　　　　　　　　　　一貫性のない
       速さが変化する　　　　　　　　　　手当たり次第の
       音量が変化する　　　　　　　　　　過剰なとりくみ

4. 精神運動能力
  a. アクションソングに適切な動きをする
  b. 音楽刺激に関連した動きをする
  c. 音楽の基本拍に合わせたリズムのある動きをする

H ── コミュニケーション領域
1. 発話と発声の特徴
  a. 表現言語

単語	固執的
文節	特異な表現
文	非言語的
反響言語	

  b. 受容言語
    歌詞を理解する
    歌詞に応じた行動をする
    歌詞や音楽ストーリーをドラマ化する
    言語指示にしたがう

  c. アーティキュレーション

明瞭	不明瞭	ほぼ明瞭

  d. 音声
    発声に十分な呼吸をする
    声の高さの域

高い	中ぐらい	低い

    声の大きさの域

聞こえる	ほぼ聞こえる
聞こえない	失声（ヒステリー性／機能的）

  e. 声の質

明瞭な	気息まじりの
弱々しい	きしむような
しわがれた	共鳴をおこす
鼻声まじり	か細い
過度の鼻声	

f. 韻律
　　　　抑揚的
　　　　終止抑揚がある
　　　　単調
　　g. 話す速度
　　　　速い　　　　　　　　　　　ゆっくり
　　　　中ぐらい　　　　　　　　　長々と続く
　　h. 器質的状況
　　　　構語障害
　　　　末梢性構音障害
　　　　失語
2. その他のコミュニケーション能力
　　　　a 合目的な身振り／ボディ・ランゲージ
　　　　b 発声をともなう合目的ジェスチャー
　　　　c 手話
　　　　d 手まね
　　　　e 母音発声

I——認知的領域
1. 理解力
　　a 歌詞の理解を態度で表現する
　　b 次の項目に対する理解を示し、歌う
　　　　衣服類　　　　　　　　　　曜日
　　　　色　　　　　　　　　　　　月
　　　　数　　　　　　　　　　　　身の回りのもの
2. 身体意識
　　　　歌に合った部位を認識して歌ったり指さしたりする
　　　　a. 目　　　　　　　　　　l. 腕
　　　　b. 耳　　　　　　　　　　m. 足
　　　　c. 頭　　　　　　　　　　n. 足先
　　　　d. 顔　　　　　　　　　　o. 膝
　　　　e. 首　　　　　　　　　　p. 尻
　　　　f. 鼻　　　　　　　　　　q. 肩
　　　　g. 口　　　　　　　　　　r. 胸

h. 舌	s. 腹
i. 手	t. 背中
j. 指	u. 肘
k. 親指	v. 手首

3. 左右と方向性
歌詞に合わせて動く

a. 左	d. 後
b. 右	e. 上
c. 前	f. 下

4. 視覚認知
a. 音楽構造の中で用いる視覚教材の理解を示す

　身の回りのものを描いた絵カード

　数字カード

　動物の絵

　乗り物の絵

　色

　人形

b. リズム楽器を認識し、楽器の名前を言う

ドラム	マラカス
ベル	シロフォン
リズムスティック	

5. 聴覚認知
a. 音の大きさの大まかな変化

大きい	小さい

b. テンポの大まかな変化

速い	遅い

c. 音高（声）の大まかな変化

高い	低い

d. 楽器の音色のちがいを区別する

ドラムとベル	ベルとシンバル

e. ドラム打ちを模倣する

1	1-2-3
1-2	1-2-3-4

f. チャント／歌の音節を模倣する

la-la-la	Ma-ma-ma
Ba-ba-ba	Ha-ha-ha
Da-da-da	

   g. 音程を模倣する

下行3度、5度、8度	上行3度、5度、8度

J──情緒的領域
1. 表情
   a. 覚醒的   e. 敵意のある
   b. 穏やかな   f. 不安げな
   c. 硬直した   g. 抑うつ的
   d. 緊張した

2. 情緒の幅
   a. 広い   d. 無愛想な
   b. 限定的   e. 平板な
   c. 不安定

3. 適切な情緒反応
   a. たいてい   b. ときどき   c. めったにない

4. 音楽刺激や歌の内容に対する情緒反応
   a. 音楽に関連している
   b. 音楽に関連していない
   c. 目に見える反応なし

K──社会的領域
1. 自己、他者、周囲への気づき
   a. 歌われた／チャントされるときにわかる

自分の名前	人の名前

   b. 歌う／チャントする

自分の名前	人の名前

2. 相互作用
   a. おとなと

良好	悪い
ふつう	相互作用なし

b. 仲間と

　　良好　　　　　　　　　　　　　悪い
　　ふつう　　　　　　　　　　　　相互作用なし

3. グループ音楽活動への参加
　　a. グループ内で一緒に歌う
　　b. リズム楽器奏に参加する
　　c. アクションソングに参加する
　　d. 音楽を歌いながらの輪ゲームに参加する
　　e. みんなと同様の動作をする
　　f. グループで音楽のドラマ化をする
　　g. 創造的動き／踊りをする
　　h. 社交的なダンスをする
　　i. 活動を主導する
　　j. リーダーシップを自主的にとる
　　k. 活動を主導することを申し出る
　　l. 音楽活動を最後まで持続する

L──特定の音楽活動

1. **声**　a. 正確な音程で歌う
　　　　b. 旋律を維持する
　　　　c. 歌う曲を自分で決める
　　　　d. 歌の調性の中でいくつかの言葉を歌う
　　　　e. 歌のフレーズを歌う
　　　　f. 歌の調性の中でフレーズを歌う
　　　　g. 歌の調性の中で旋律線を歌う
　　　　h. 言葉と旋律を正しく最後まで歌う
　　　　i. 歌詞の言葉をチャントする
　　　　j. 歌詞のフレーズをチャントする
　　　　k. 歌詞全体をチャントする

2. **打楽器（ドラム、クラベス、テンプルブロック）**
　　　　a. 器楽曲のリズムパターンを打つ
　　　　b. 歌のリズムパターンを打つ
　　　　c. 音楽に合わせてリズムパターンを変化させる
　　　　d. 感情をこめて楽器を使う

3. 旋律打楽器（ピアノ、シロホン、リゾネーター／トーンベル）
   a. メロディフレーズを演奏する
   b. メロディを演奏する
   c 感情をこめて楽器を使う

M── 適応行動における主たる障害領域
   1. 運動機能
   2. コミュニケーション能力
   3. 認知能力
   4. 情緒状態
   5. 社会適応

N── 全般的所見
   1. 特定の障害に特徴と思われる音楽行動：

   2. 特記すべき音楽行動：

   3. 他の情報や状況設定とは異なるものとしての、音楽刺激に対する特別な行動

O── 現在の投薬状況

薬名	投与量	服薬状況

P── 現在の処遇情報

1. 特殊教育
2. 言語療法
3. 医学的治療
4. 作業療法
5. 理学療法
6. 心理的援助
7. レクリエーションセラピー
8. 福祉サービス
9. 絵画療法
10. ダンスセラピー

Q── 推薦するセッション形態

1. 個人
2. グループ
3. 両方

査定音楽療法士

付録3-B
アセスメント実施のためのガイドライン

A——病名（DSM-III）

B——生育歴

C——家族歴

D——発達検査結果

E——発達障害の種類
　　　カルテおよび心理検査報告書による情報

F——**全般的特徴**
1. 外見上の様子（a～o）
　　　直接観察と、音楽を聞いた反応や音楽活動を通してあらわれる行動。

2. 身体上の障害および状況（a～d）
　　　直接観察とカルテ。

3. 利き手（a～c）
　　　クライエントの真正面でマレットを持ってすわる。チャントするか歌いながら手を伸ばしてマレットをクライエントのほうに差し出す。マレットを受け取ろうとするようなら何回かくり返して、クライエントの動く手がどちらであるかを見る。

次にティンパニドラムをクライエントのそばに置き、(既成曲でも即興のいずれでも) 次のようにチャントするか歌いながらテンポのよい音楽を奏する。

(Name of client)　is beating the drum.

これを数回くり返し、いつもどちらか同じ片手が使われるか、ときどき変わるか、あるいはそのときどきで決まっていないかを見る。

4. 視線合わせ (a～c)
直接観察。歌を歌うか楽器 (オートハープまたはギター) を演奏しながら、クライエントの正面にすわったときのクライエントの行動に注意する。

5. 注意持続力 (a～g)
数週間にわたってクライエントの音楽行動、たとえば、音楽に合わせてリズム楽器をたたく、アクションソングに参加する、音楽に合わせて動きを始めたり止めたりする、などの持続力を観察する。

6. マンネリズム (a～g)
直接観察と、音刺激に対する反応。音楽がマンネリズム行動を活性化、鎮静化、もしくは中断すれば記す。

7. 歩行 (a～e)
直接観察。加えて、音楽の影響により変化が生じれば記す。

8. 姿勢 (a～c)
直接観察。「音楽－動き」活動の間に姿勢の変化が生じれば記す。

G── 運動領域
1. 粗大運動
a. 移動能力
器楽曲や歌を即興でつくって、あるいは替え歌をつくって、以下のような即興の言葉 (歌うまたはチャントする) が示す特定の運動反応を喚起するように工夫する。

(Name of client)　is walking, walking,
(Name of client)　is walking, walking,
(Name of client)　is walking, walking,
Walking around the room.

他の身体移動機能についても同様のやり方でくり返し、音楽刺激の特性や即興の言葉をとおしてクライエントにさまざまな活動をうながす。また、動作を指示する言葉を即興するときに、ドラムを使って適当なリズムパターンを打ってみる。推奨する曲は"Going to Boston"*1

b. 非移動能力
列挙した種々の非移動的動作を指示する器楽曲、あるいは歌を即興でつくる。

c. 動的バランス
空間を意識するさまざまな活動を引き出す器楽曲または歌を即興でつくる。

d. 静的バランス
列挙した非移動動作をする間、姿勢とバランスを維持する能力を観察する。

e. 身体の適切な活用
列挙した種々の活動を引き出す器楽の曲または歌を即興でつくる。模倣能力についてはセラピストが歌うまたはチャントしながら動作の手本となる。自立的能力については、器楽伴奏（ピアノ、ギター、オートハープ、カシオトーン、オムニコードなどによる）をしながら動作を指示する言葉を歌う。

2. 微細運動

a. 指
指の運動をうながす歌を即興でつくる。

b. 掌握
リズム合奏用の楽器を握ることをうながす音楽を即興でつくる。

c. 目と手の協応動作
この動作機能が認められれば、扱いの易しいものから難しいものの順に次の楽器を提供する。ハンドベル、リズムスティック、トーンベル、マレット使用によるシロフォン。

クライエントは、自分がやっていることを映し返す（鏡返しされる）または調和する即興的な音楽に応答するように、それぞれの楽器を奏するよう励まされる。模倣的または自主的にこれらの楽器を使う能力を記録する。

3. 知覚―運動能力（a, b）

　　ドラム打ちの型は、さまざまなテンポ、音量、リズムパターン、音楽イディオムによる即興演奏をとおしてあらわれる反応によって決定される。オートハープについても同様の働きかけをする。

4. 精神運動能力（a～c）

　　この領域は、アセスメントプロセス全体を通じて観察され記録される。アクションソングにおいて適切な動作をうながすために、Little Betty Martin[2]などの歌を、クライエントの名前に置き換えて使う。

Verse A:
(Name of client), tiptoe, tiptoe,
(Name of client), tiptoe fine,
(Name of client), tiptoe, tiptoe,
(Name of client), tiptoe fine.

Verse B:
Swing and swing and swing your arms,
Swing and swing and swing your arms,
Swing and swing and swing your arms,
Swing and swing and swing your arms.

Verse A (repeat).

Verses C, D, E, etc.

その他の精神運動能力／動き、たとえばくるっとひと回りする、跳ぶ、はねる、なども探索される。

---

* 1　Langstaff, N., & Langstaff, J. (Compilers). "Going to Boston." *Jim along, Josie*. New York: Harcourt Brace Jovanovich, 1970.
* 2　Langstaff, N., & Langstaff, J. (Compilers). "Little Betty Martin." *Jim along, Josie*. New York: Harcourt Brace Jovanovich, 1970.

H──コミュニケーション領域
1. 発話と発声の特徴（a～g）
発声の特徴、および表現言語と受容言語はアセスメントプロセス全体を通じて探索される。抑揚、音声、声質、話す速度は、認知領域のアセスメント項目（音節、音程、歌詞）において探索されて明らかになる。

h. 器質的状況：カルテの情報と直接観察。

2. その他のコミュニケーション能力（a, e）
この領域はアセスメントプロセス全体をとおして探索される。

I──認知的領域
1. 理解力（a, b）
色、数、服装、曜日、身の回りのものなどに対するクライエントの反応を引き出すために、即興でつくった歌や、既成の歌あるいは民謡の言葉を歌うまたはチャントする。単語や文節、フレーズを変えて何度もくり返し、クライエントが言葉を埋められるようにする。クライエントの機能レベルに応じて、テンポや言葉の内容を調整する。重度の精神遅滞または重複障害の人々のためには、ゆっくりと歌うまたはチャントして、単語をていねいに発音し強調する。そしてクライエントが単語を埋めて答えるのを待つ。

推奨する曲は"Mary Wore a Red Dress"[*3]（視覚認知の項目参照）

2. 身体意識（a～v）
クライエントが身体の部位を示せる歌またはチャントの言葉を即興でつくる。

3. 左右と方向性（a～f）
左右前後上下の指示にふさわしい動作反応が引き出せるように工夫した歌またはチャントを即興でつくるか、動作言葉のある既成の歌を使う。

4. 視覚認知（a, b）
もの、数、色の認知にふさわしい言葉を含む歌を即興でつくる。また"Mary Wore a Red Dress"などの、この活動に合った歌を使う。この歌は、次のよう

[*3] Langstaff, N., & Langstaff, J. (Compilers). "Mary Wore a Red Dress." *Jim along, Josie*. New York: Harcourt Brace Jovanovich, 1970.

に即興的に変更される。

(Name of client) is wearing a (color) shirt, oh, yes!
(Name of client) is wearing a (color) shirt, oh, yes!
(Name of client) is wearing a (color) shirt, oh, yes!
All day long.

5. 聴覚認知（a～g）

a. ダイナミクスにおける大まかな変化
強弱の明確な音楽をピアノで即興して、クライエントのドラム反応を喚起する。

b. テンポにおける大まかな変化
テンポの速い、また遅い音楽をピアノで即興して、クライエントのドラム反応を喚起する。

c. ピッチ（声の）における大まかな変化
手本を示された声をまねるよう、クライエントに指示する。

d. 楽器の音色のちがいを区別する
楽器を一対で使う。ひとつは（クライエントに見せないで）セラピストが演奏する。もうひとつをクライエントの前にテーブルの上に置く。聞こえた楽器をならすように求める。

e. 連続的なドラム打ちを模倣する
クライエントに向かい合ってすわる。クライエントとセラピストのどちらもがマレットを持ち、次のように歌うまたはチャントする。

Beat the drum one time (beat).
Beat the drum two times (beat, beat).
Beat the drum three times (beat, beat, beat).
Beat the drum four times (beat, beat, beat, beat).

1回たたき　（ドン）
2回たたき　（ドン　ドン）
3回たたき　（ドン　ドン　ドン）
4回たたき　（ドン　ドン　ドン　ドン）

これを何回もくり返して理解力と知覚力を決定する。

f. チャントされたまたは歌われた音節を模倣する

セラピストは中央ドからソの音域内で音節をチャントしたり歌ったりする。(セラピストの裁量で) 舌の動きを誇張して、クライエントの知覚レベルや発話音を生み出す能力を決定する。

g. 音程を模倣する

セラピストは、下行3度、5度、8度と、上行3度、5度、8度を、中央ドからオクターブ上のドまでの範囲で歌い、音刺激との関連で楽音を知覚し再生するクライエントの能力を決定する。

J──情緒的領域

クライエントの全般的な態度（様子）、音楽的反応、情緒的反応について、アセスメントプロセス全体をとおしての直接観察。また、さまざまな気分、イディオム、音楽形式、音楽的要素をもつ、楽器や声による即興音楽に対する反応。歌詞の意味とそれらのクライエントへの影響度については、比較的高い機能レベルをもつ人々のためには探索すべき重要な領域である。ふさわしい歌を選ぶこと。

K──社会的領域

この領域はアセスメントプロセス全体をとおして探索される。

1. 自己、他者、周囲への気づき（a, b）

「あなた」とクライエントについての歌、あるいはグループ設定であればグループ全員についての歌を歌い、演奏する。また、部屋の中にあるものや場所についても歌う。たとえば顔の表情、身振りによって、あるいはあなたの名前とともに自分や他者の名前を歌うことによって、認識の徴候を示したクライエントの気づきを記録する。

推奨曲は "The People in The Room Today"（adapted from "The People in Your Neighborhood"）*4

2. 相互作用（a, b）

セラピストとの1対1の交互奏で、一対のハンドシンバルを使う。動きの手本を

見せながらチャントまたは歌う。

When (client) and (Therapist) clash cymbals together,
When (client) and (Therapist) clash cymbals together,
I want to be in that number,
When we clash our cymbals together.

推奨曲 "When the Saints Goes Marching In." [*5]

3. グループ音楽活動への参加（a〜l）

グループ参加は、リズム合奏、音楽－動きの活動、アクションソング／ゲーム、寸劇、社交ダンスをとおしてアセスメントされる。これら多様な活動にふさわしい音楽を選ぶ。

L──特定の音楽活動

これらの行動はこの項目だけでなく、アセスメントプロセス全体をとおして探索され記録される。「歌いたい歌がありますか」など直接的な質問をする。あるいは、なじみがありそうな、また音楽的にも内容的にも簡単な歌を演奏したり歌ったりする。クライエントの反応は、音楽的感受性、経験、表現能力の程度を示唆するものである。

M──適応行動における主たる障害領域

N──全般的所見

[*4] Moss, J. The people in your neighborhood. In J. Raposo & J. Moss, *The sesame street song book*. New York: Simon & Schuster.

[*5] Cromwel Music. When the saints go marching in. *50 fabulous favorites*. New York: Author, 1962.

O──現在の投薬状況

P──現在の処遇情報

Q──推薦するセッション形態(説明不要)

付録3-C
音楽療法治療プラン

―― 長期目標と短期目的

作成日 _____
氏名 _____
生年月日 _____ 受付日 _____
病名 _____
投薬状況 _____

セラピー状況
セッション開始日 _____ 実施頻度 _____ 1回の時間 _____
形態：グループ _____ 個人 _____ 両方 _____

長期目標1
設定日 _____ 達成日 _____

目標に関連する、現在の機能レベル	
短期目的	
設定日	
達成日	

第3章　付録C　音楽療法治療プラン

長期目標2

設定日　　　　　　　　　達成日

目標に関連する、現在の機能レベル	
短期目的	
設定日	
達成日	

長期目標3

設定日　　　　　　　　　達成日

目標に関連する、現在の機能レベル	
短期目的	
設定日	
達成日	

長期目標4

設定日 _____ 達成日 _____

目標に関連する、現在の機能レベル	
短期目的	
設定日	
達成日	

音楽療法士 _____
音楽療法責任者 _____

── 個人セッション記録

作成日 _____
第　　　回セッション

クライエント名 _____
アシスタント名 _____

セッションの記録（療法的音楽活動の種類とその目的、長期目標および短期目的、方法と技法、クライエントの反応、参加の様子、セラピストとの相互作用、特記事項など）

使用した音楽素材：_____
使用した非音楽素材：_____

音楽療法士 _____

—— グループセッション記録

作成日 _____
第　　　回セッション _____

クライエント名 _____
アシスタント名 _____

セッションの記録（療法的音楽活動の種類とその目的、長期目標および短期目的、方法と技法、クライエントの反応、参加の様子、グループ仲間との相互作用、セラピストとの相互作用、特記事項、グループ目標など）

使用した音楽素材： _____
使用した非音楽素材： _____
　　　　　　　　　音楽療法士 _____

—— 月間報告書

作成日 _____
第　　　回セッション _____

治療プランに対する反応（クライエントの行動、機能、長期および短期目的達成に向かう、発達的進歩あるいは重要な変化の特記）

長期目標の変更： _____
短期目的の更新： _____
　　　　　　　　　音楽療法士 _____

―― **年次評価**

評価期間：　　　　　　　　　　　　　　　年　　月～　　年　　月
クライエント名
生年月日　　　　　　　　　受付日
病名

治療の結果としてのクライエントの特記すべき変化の概要（月間報告書および年次アセスメントに基づく）

治療の継続または変更に関するチームへの提言

　　　　　　　　　　　　　　　　　　　音楽療法士
　　　　　　　　　　　　　　　　　　　音楽療法責任者
　　　　　　　　　　　　　　　　　　　記入日

付録3-D
クライエント個人記録カード

クライエント名 _____
生年月日 _____
受付日 _____ 写真撮影の合意：可　　　不可
コーディネーター _____ ソーシャルワーカー _____
病名：
投薬状況：

家族歴：

生育歴：

心理検査結果（もっとも最近に受けたもの）、実施日、評定：

保護者
氏名
住所
電話番号
現在受けている他のサービス：

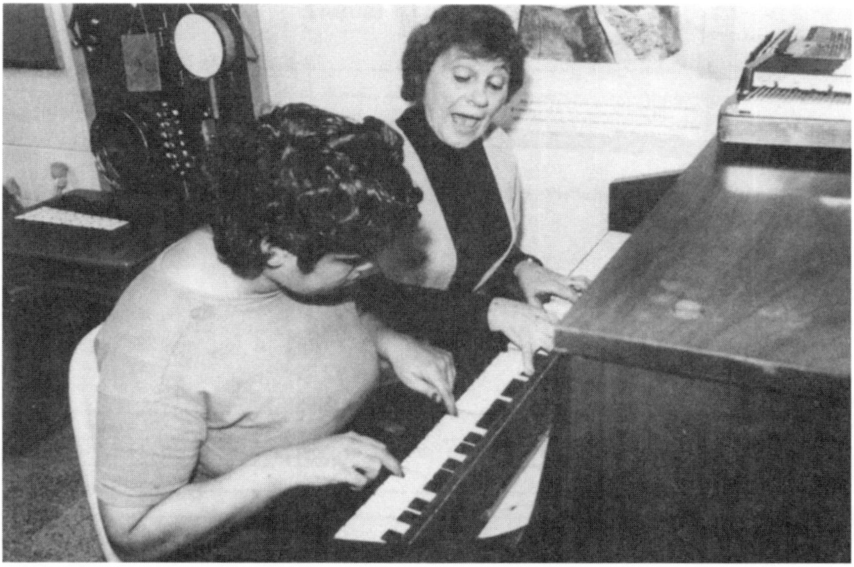

第4章
処遇の理念：覚識の連続体*1

> 経験主義者たちは、生命の中心には、コミュニケーションの手段……すなわち、覚識が存在すると見ている。
>
> Frederick S. Perls（1974, p. 64）

はじめに

処遇の理念

　発達障害者のための音楽療法の、筆者のアプローチの理念は、「覚識の連続体（A Continuum of Awareness）」、すなわち自己・他者・環境についての覚識を喚起し、高め、拡大する意識手段（a tool of consciousness）として音楽を機能的に用いる、という創造的過程である。Frederick S. Perlsに始まり、治療に応用されたこの**覚識の連続体**という言葉は、彼の定義によると、今何が起こっているのかに気がついていること——瞬間から瞬間へ、いま・ここで（here and now）に接触していること（1974）である。信頼感に満ちたクライエント－セラピスト関係の確立がこのアプローチにとって根本的で、クライエントを積極的に参加させるということが鍵である。行為へとつながる内発的学習（intrinsic learning）の一つであるこのプロセスは、自己動機づけ（self-motivation）、個人内と個人間の統合、および自律性ということを強調する。この理念は、自己についての基本的な覚識を発達させるという発達障害者の重要なニーズに関連した、筆者の直接的な経験から、有機的に発展したものである。

---

*1　本章は、*Music Therapy*, Vol. 1, No.1, Summer, 1981.に掲載された、"A Continuum of Awareness" と題する論文を改訂したものである。（転載許可済み）

現代のヒューマニスティック（「第三勢力」）心理学*2に根ざすこのアプローチは、人間の尊厳と価値を肯定して、個人の可能性が各自のユニークなパターンを形成するという、根本的な仮説を奉じる。このアプローチの根底にあるのは、治療の最終目的は自己の発達であるとするPerls（1966, 1974, 1977a, 1977b, 1978）や、Rogers（1951, 1959, 1961, 1964, 1965）や、Maslow（1954, 1962, 1972, 1976, 1977）の心理療法理論である。これらの理論は（a）人を体験過程の覚識に導き、もっとも幅広い意味でのコミュニケーションの手段を育てる、健康な欲求や欠乏の自己調節、（b）人を外界への参加に導き、個人的な実現（personal fulfillment）と全体性（wholeness）をもたらすことを可能にする、内発的学習、（c）発達した自己になるための道に人を導く人間関係、などの概念を取り扱う。ヒューマニスティックなオリエンテーションをもつ療法は、人間を全体論的（holistically）にとらえる。

　「自己理論（self-theory）」とよばれている理論は、William James（1981）にその起源があり、現代の理論家（Allport, 1955；Erikson, 1963；Maslow, 1976；Moustakas, 1974；Perls, 1974；Rogers, 1961；Zinker, 1978）に復活した。Jamesは、自己（「経験的私；empirical me」）を最も一般的な意味で定義して、人を構成するあらゆるもの——身体、態度、特性、能力、欲求、欠乏——の総体とした。自己は現代のヒューマニスティック心理学によってさまざまに定義されているが、自己とは自分についての態度や感情、あるいは行動と適応を支配する心理的諸過程の集まり、成長の深い源泉となる各個人内の中核、であると考えることができる。自己の発達にとって非常に重要なのは、他者との関係である。実際、もし他者との関係が省かれていたり、あるいは経験されたりしていなければ、一人の人間を関与する自己（a participating self）として理解することはできない（Sullivan, 1953）。

覚識のサイクル

　音楽を意識や覚識の道具として使うということの理論的根拠は、以後覚識のサイクルと呼ぶことにする、覚識 – 興奮 – コンタクトのサイクルである（Zinker,

---

　*2　現代のヒューマニスティック心理学は、愛、創造性、自己、成長、有機体、基本的欲求の満足、自己実現、高次の価値、存在、生成、自発性、遊び、ユーモア、情愛、自然性、暖かさ、自律性、責任、意味、超越的経験、至高体験、勇気といったトピックス、およびこれらに関連した概念に関心を寄せる（Severin, 1965）。

1978)。一つの図的な欲求や欠乏（figural need or want）から、もう一つの別のものへと移行する、種々の欲求や欠乏の満足に基づくこの自己調節の心理・生理的なサイクル——有機体が生理的にも、心理的にもその環境と相互作用する、ホメオスタティックなサイクル——は、まず感覚から始まる。感覚が経験されると、それは覚識のサイクル、すなわち図ないし前景（「地（ground）」と「図（figure）」の関係における）を展開させるプロセスを発動させる。覚識はエネルギーに可動性を与え、そのエネルギーは心理的ないし生理的意味でのコンタクトを生み、次いで何らかの行為や行動の形で欲求や欠乏を十分に満足させる。欲求や欠乏がいったん充足されると、前景が移行して、そこに新たなサイクルが生まれる。このサイクルは、健康な生存状態ではリズミカルに流れる（Zinker, 1978）。すなわち、

> 健康な個人は、彼の関心を引き、また彼を魅了する、彼の前景にあるものをはっきりと経験でき、区別することができる。……彼は、この図の鮮明さと明快さを経験する。……障害者では図と地の間に混乱があり、……目的とフォーカシングが欠けている。覚識の発達は、明確な図の現出に結びつけることができる。(p. 93)。

この地に対する明確な関係から、意味が現れる。健康な人における一つのサイクルからもう一つのサイクルへの移行は、そのアクセントがその特定の個人にとって正しい時空間の場所に置かれ、統合と自己覚識を生じさせる自然なリズムで動く。こうした瞬間瞬間では、自己や直接的な環境についての知覚は調和的で、その人を活気づけ、充足させる経験となる。個人が内的な事象と外的な事象を区別するようになり、周りの状況から心理的に分化するようになるにつれて、自己や他者についての覚識が高まる。この拡大する覚識は解放力となって、人はそれによって、自分自身の行為に対する責任を取ったり、自分自身で選択したりすることができるようになる。もしこの覚識のサイクルに中断があったり、知覚が経験されなかったり、あるいは歪曲されて経験されたり、感覚系と運動系との間に顕著な食い違いがあったりすると、結果的に感じることと行為することとの間に不均衡が生じる。発達が突発的・器質的・先天的・心理的な理由で損なわれていたり、妨げられたりしていると、覚識はきわめて不十分で、未開発か、あるいは制限され、エネルギーは不適応的で、方向づけられないか、あるいは阻止される。体験過程についての覚識がないことが明らかに見られるのは、目的の欠如と、その結果生じるエネルギーの誤用、方向違い、未使用、オリエンテーション欠如などにおいてである。

内発的学習

　現代のヒューマニスティック心理学に発する内発的学習＊3という概念は、自己の発達を理解するのに特に重要である。内発的学習はマズロー（1976）が述べているように、「個々の人間が到達できる……最高の高さの発達」をもたらし、「それは、あまりテクニカルでないやり方で、彼が成ることができる最善のものに人が成るのを助けている（pp.162-163）」のである。覚識の連続体を通して発達する場合の内発的学習のプロセスは、常に高まる自己・他者・環境についての覚識のレベルと、他者や環境との関係における自己という点から考えられる。この種の学習は、個人の基本的欲求から生じて、有機的な成長と、人間の本質に固有な諸能力の発達を必然的に伴う。それは自己感（sense of self）を刺激し、この自己感は適応行動と目的的な機能性への希求を生じさせる。要するに、それは内的な存在（inner being）と自己表現への動因を発達させ育てる（Ellis, 1974）。ゲシュタルトの伝統で考えられているように、このような学習は、経験の場の再組織化（Köhler, 1921）を含む覚識という形をとる。存在と生成の健康な過程では、自己や他者についての覚識は、感覚経験から身体的な自己を経て表象の象徴的な形態へと発達的に進行する、内発的学習を生じさせる。

　覚識の概念に暗示的に含まれているのは、自己についての意識という、他に例を見ないほど人間的な現象である。明示的なのは、自分のホリスティックな場と接触しているということに気がついており、心理・生理的な存在の感覚的・情動的・認知的なサポートや、またエネルギー的なサポートを有しているということに気がついている状態である。感情・思考・視覚・聴覚・嗅覚・触覚についてのこの覚識は、人間有機体が成長・発達するために依存する心的な食物となる。それは、自己同一感（sense of self-identity）——自己と他者間の分化の基底にあり、経験に意味を与える意識の条件——をもたらす。自己同一性

＊3　これは行動主義者が採る外発的学習（extrinsic learning）とはっきり区別される。歴史的に見ると、ヒューマニズムと行動主義とは、二つの対立する心理学的な考え方の観点に立っている（Watson, 1930）。本質的な哲学的相違は人間の本質についての見方にあり、その一つの側面は学習がどのようにして生じるかということにおける違いである。行動主義者は、外的な刺激によって条件づけられ、誘発される行動を強調して、内的人間（自己動機づけ、自己知覚など）についての研究を意図的に排除する（Bandura, 1969）。内発的学習は、外的刺激に対する条件反応ではなく、覚識における内面化された変化を包含する。

がないと、その人は目的を持った方向性や外界との関係性を欠いた、無覚識のレベルにとどまる（Stevens, 1980）。

　個人が意識的な覚識の状態——注意を方向づけ、注意を払い、エネルギーを集中させる能力——に入っていくと、それは常にその度合いが高まる感覚的知覚や反応性や表現性へとつながり、最終的には、より高度な形の機能と、その個人の可能性の十分な実現につながる。この過程では、行為者としての自己（self-as-doer；感覚し、知覚し、経験し、行為する自己）が、その人自身の成長と発達、および行動変化に積極的に参与する。したがって、この処遇過程は、体験過程について気がつく能力にその基礎をおいている。内発的学習が発展するのは、まさにこの基礎の上でである。

　歌うこと／チャントすること（chanting）、楽器演奏、および「音楽－動き」による具体的な音楽経験や表現は、精神－身体的な覚識の多くのレベルで、機能と学習を促進する。きわめて多くの音楽活動や音楽素材や非音楽素材が、クライエントがあるスキルを獲得したり、日常生活の妨げとなる行動を少なくしたりするのに必要な覚識と自己統制を得るのを援助し、またそれまで出口を見つけることができないでいたり、あるいは浪費されてしまったりするかもしれないエネルギーを意識的に、また目的を持って使うクライエントの能力を発達させるために使われる。この理念内では、色々なスキルを直線的なやり方で扱うことはしない。処遇の焦点は、機能を全体論的に促進することにある。というのは、何らかの領域におけるある特殊なスキルが達成されると、それにつれて内発的学習や、変化が存在を全体として育成するからである。したがって、目標の到達に向けられた活動は、連続体の水平的・垂直的・循環的な次元内におかれる。たとえば、ある人の運動と言語の発達が違った発達段階にあるような場合でも、それらへの働きかけは同時に行なわれる。変化はクライエントの自己覚識と環境全体についての覚識が発達することによって生じるのである。この変化の結果、行動が変わり、領域が次々にカバーされていくにつれて、機能の流れと連続性が増していく。

　知覚したり、記号化（encode）したり、同化したりする能力や、知覚されたものに基づいて行動する能力の進歩は、その個人の機能性のレベル、身体的状態、生じた動機づけの程度に相関し、さらにその個人が変化を遂げるのを援助するために用いられた創造的な方法と相関している。音楽の感覚的経験を受けると、人は内的に活発化して、外的な行動へとつながる覚識のサイクルが発動する。音楽的な刺激に反応する力が高まり、単純なものからより複雑な音楽経験や活動へと進んでいくと、そこにより高度な形態の機能性への移行が起こり

表4-1　音楽刺激に対する反応における覚識と音楽行動のレベル

声による反応と行動	楽器による反応と行動
音に反応して、でたらめに体(腕、手、足)を動かす	音に反応して、でたらめに体(腕、手、足)を動かす
音に反応して、動いたり、まばたきしたりする	音に反応して、動いたり、まばたきしたりする
目で音の位置を確かめる	目で音の位置を確かめる
音の方に顔を向ける	音の方に顔を向ける
セラピストを見る	セラピストを見る
音源(楽器による伴奏をしながら、あるいは伴奏なしで歌っているセラピスト)に向かって手を伸ばす	音源(セラピストがクライエントに音を出して見せ、差し出している楽器)に向かって手を伸ばす
でたらめに声を出す	楽器をつかもうとして、手を伸ばす
音楽刺激の調性で声を出す	楽器をつかむ
メロディ・フレーズのピッチに合わせて歌う	リズム楽器を手に持つ
セラピストをまねて、そのピッチに合わせて音節で歌う	セラピストの楽器範奏をまねる
セラピストをまねて、そのピッチに合わせて歌詞の一部を歌う	一人で楽器を正しく操作する(ベルやタンバリンをふる、マレットでリゾネーター・ベルを叩くなど)
セラピストをまねて、メロディ・フレーズと歌詞をそのピッチで歌う	音楽刺激に関連したやり方で、楽器を演奏したり、使ったりする(ドラムを一定の拍で打ったり、音楽刺激に関連して演奏を始めたり、止めたりするなど)
セラピストをまねて、歌を最初から最後まで歌う	
自発的に音節(ラ・ラ・ラなど)を歌う	打楽器、旋律楽器、吹奏楽器でリズム・パターンを演奏する
自発的に歌詞の一部をそのピッチで歌う	打楽器、旋律楽器、吹奏楽器でメロディのリズムを演奏する
自発的にメロディ・フレーズと歌詞をそのピッチで歌う	旋律線を旋律楽器で演奏する
歌を最初から最後まで、正しいピッチで一人で歌う	和声進行に従って、オートハープのコード・バーを押し、弦を弾く
	ソング・フルート、フルートフォン、リコーダーなどで単純なメロディを演奏する

得る。**表4-1**は音楽刺激への反応における覚識と音楽行動のレベルを順に並べたものである。このレベルは、あるクライエント用に定められたいくつかの短期目的と同じである限りにおいては、ある一人の個人における覚識の成長を評価するための指針として用いることもできる。

三つの主な方策

　発達が十分でない人たちの覚識を目覚めさせ、高め、拡大することを目的に、その人たちの年齢や機能レベルに関係なく、すべての精神遅滞者に適用することができる、三つの主な方策が考案された。すなわち、(a) 反射（reflection）——いま・ここでのクライエントを音楽的・非音楽的な形でミラーリング（mirroring）したり、クライエントにマッチング（matching）したりすること、(b) 確認（identification）——いま・ここでのクライエントとセラピストを音楽的な形（歌と楽器の両方）で象徴的に表現すること、および (c) クライエント－セラピスト関係の確認として役立ち、クライエントの方からはじまる最初の相互的な関係や二者間のコミュニケーションの触媒となる「コンタクト・ソング」、である。いずれ明らかになるように、反射と確認は「コンタクト・ソング」を見出すのに重要な役割を果す方策である。

　反射、確認および「コンタクト・ソング」を論ずるにあたって、主としてその治療プロセスから見た、マルガリータの処遇に関する記述を、以下の論議の間に差し挟んで行くことにする。

　　　マルガリータは処遇時、13歳半であった。彼女は自己や他者についての覚識が拡散し、心身のエネルギーが常同行動や固執行動の儀式的行為に捕えられており、自我境界が不明確、という者の最もよい例であった。彼女の機能は精神発達遅滞の重度の範囲にあり、他者とのコンタクトの欠如、コミュニケーションを目的にした言葉がないこと、無生物へのこだわり、同一性保持への欲求、奇声、自己刺激的・自虐的行動（自己愛と突発的な引っ掻き行動）といった、自閉傾向の特徴をもっていた。私がマルガリータを最初に見つけたとき、彼女は硬直した姿勢で壁の近くに立っていて、ぼんやりと宙を見つめ、革のベルトを左手と腕にすばやく、的を外さない巧みさで、巻き付けたり解いたりしていた。鳥のようなやり方で出される

高い音の声が入り混じった、意味の分からない音声の流れが時々ほとばしりでた。彼女は首を伸ばして頭を上のほうに突き出すようにしていた。私は彼女の近くに立って彼女を見守り、聞き耳を立て、じっと待った。私は彼女の名前を小声で歌った。マルガリータにとって、私は存在していなかった。

　私は注意深く、そして優しく、彼女を音楽療法室に連れていった。彼女の身体には反抗的な構えがあるように思われたが、彼女からは私の存在に対する覚識のサインはおろか、抵抗のサインも出ていなかった。ひとたび音楽療法室に入ると、私は私が腰掛けさせた椅子にじっと座っている、驚くほどきれいな女の子がそこにいるのを見た。彼女は顔を胸に埋めるようにして、手でしきりに革のベルトを巻き付けたり解いたりしていた。その手には明らかに自虐の跡があったが、それは後になって、豊かな表現力があることが分かった手であった。

反射

　「反射」はロジャースの心理療法的技法を音楽療法のプロセスに適合させたもので、「いま・ここで」の人間を、音楽療法士によって音楽的な形に構造化された音声（言語的および非言語的）や、楽器や、身体的な動きによって、即時的にプレイバックすることである。それは本質的に、セラピストがクライエントを認めることであり、またクライエントに対するセラピストの無条件の積極的な関心である。コミュニケーションのスキルに欠損がある人たちの心に到達する上で特に適切で、重要なのは、この音楽的な形への変形である。

　自己や他者についての覚識がない人との最初の出会いにおいては、その人がしていることや、して**いない**ことを、歌やリズミカルなチャントや、楽器による即興や、動きでミラーリングしたり、マッチングしたりすることは、その人の受容を意味する。一見でたらめで、目的のない音や行動が、他者によって価値判断なしに受け入れられる。その人の「現実」への唯一の糸であるかもしれないところのものを反射したり、共体験したりすることは、その人の中心への鍵となりうる。セラピストは波長を合わせて、その同じ波長で振動し、覚識と結果的なコンタクトへとつながりうる感覚を刺激する。

　治療関係を樹立するための出発点としての「反射」の方策とともに、他の二つの主な方策、すなわち「確認」と「コンタクト・ソング」が、この関係を維持し、確認し、また深めるために用いられる。これらの方策は、今起こりつつある

ところのものをクライエントの覚識へともたらし、有機体の（身体的、精神的、情動的な）エネルギーを行為に向けて結集させる。セラピストは主観的な投影や、今起こりつつあることについての読み違えになりかねない解釈を避けて、クライエントと共存し、共に経験しながら、絶対的に現在にとどまる。いずれ明らかになるように、「反射」と「確認」とは共に、クライエントとのコンタクトを形成し、「コンタクト・ソング」を見出すことへとつなげるために、治療の初期段階で用いられる。このコンタクト・ソングを見出すためには、いろいろな形の音楽的・情動的経験や探求を必要とする。そこにはフラストレーションや、プラトーや、行き詰まりや、至高体験がある。この相互通行的なコミュニケーションがひとたび確立すると、これらの方策をさらに適用することによって治療が進行し、そのプロセスが深まる。「コンタクト・ソング」は、治療関係に役立たせ、治療目的と目標を達成するために、処遇の全体を通して、色々なやり方で使うことができる。

　マルガリータの治療の初期段階は、次のようにして始まった。

　　マルガリータは1週間に30分のセッションを2回受けていた。最初の一ヶ月間、私たちは一緒にはいたが、彼女の無覚識に妨げられて、それぞれ孤立していた。私は彼女が出す音を歌や楽器で繰り返し反射した。彼女は私の声にこれといった反応をいつまでも示そうとせず、部屋の隅に身をおいて鳥のような声を出し、眼は自分の内部を見ていた。私は"Theree's a Little Wheel Turnin' in My Heart"（Landeck, 1950）という黒人霊歌に彼女の名前を織り込み、彼女がしていることをアイデンティファイするように歌詞を変えて歌いながら、彼女と一緒に、相変わらずそこにある革のベルトを彼女の左の腕にぐるぐると巻き付けたり、解いたりした。要するに私はメッセージを送っていた――私はあなたと一緒。私はあなたを見ています。私はあなたの声を聞いています。私はあなたの世界で、あなたの仲間になります。多分あなたは私を見、私の声を聞いて、私と一緒にいるようになるでしょう。でも、まずあなた、マルガリータ、私たちは互いにコンタクトを持たなければなりません。

　　彼女は頭を忙しい手の上にしきりにかがめて、自分がしていることに夢中になり、時折内密な自分の冗談を楽しんでいるかのように微笑んだ。何週間かが過ぎて、識閾下のレベルで私の存在感が育ちつつあるようであった。私の彼女への歌いかけに反応して、時折視線が私の方に向けられた。私たちを分け隔てていた、この目に見えない、しかし入り込むことができ

ない壁を、ほんの束の間ではあるが、微妙に突き抜けることは、私がそれを受信しようとして、アンテナを張って待ち受けていたものであった。多分、それが信頼関係の始まりであったのだろうか？

確認

「反射」としばしば同時に用いられる「確認」は、自分自身の体験過程についての覚識がないか、あるいは自分自身が経験していることをコミュニケートできない個人の覚識を覚醒することにとって、まず重要な次元であり、次いでその覚識を継続的に高めることにとって不可欠な次元である。それは、いま・ここでの人間と、その環境で生じていることの、歌やリズミカルなチャントによる即時的なフィードバックである。その人が誰なのか、その人が何をしているのか、私たちは誰なのか、私たちは一緒に何をしているのか、などについての確認は、自己や他者や環境についての覚識を高めることを目的にしている。もしその人に言葉がない場合には、その人の覚識のレベルを高めるために、セラピストが代理自我（alter ego）となって、経験についての意味と焦点を提示する。もしクライエントに言葉があるか、あるいはほんのわずかでも話すことができる場合には、セラピストと一緒に、ないしはセラピストのプロンプトに応じて、歌ったり、チャントしたりすることによって、このプロセスに加わるよう促される。

　　私たちがお互いにより近づくに連れて、マルガリータの要求や願望が表面に現れ始めた。3週間後のあるセッションで、私がオートハープを弾きながら、彼女の耳に穏やかな子守唄をハミングしてあげていると、彼女は突然私から奪って（まだベルトを左の手でしっかりと握っていた）、指を弦の上に走らせた。それから彼女は振動している弦に顔を近づけた。私も同じようにした。彼女は顔に喜びの色を浮かべて微笑みながら、何度もこの動作を繰り返し、私たちは治療の新しい局面に入った。私はマルガリータの名前が感じさせるリズム・パターンで曲を即興的に作り、彼女がしていることを確認する言葉で歌を歌った。

　　　　マルガリータ、マルガリータ
　　　　マルガリータはハープを弾いている
　　　　マルガリータ、マルガリータ
　　　　マルガリータはハープを弾いている

また、私たちが一緒にしていることを歌にした。

　　　　マルガリータとエディは
　　　　ハープを弾いている
　　　　マルガリータとエディは
　　　　ハープを弾いている

　実存的に、私たちはマルガリータに満足をもたらすような経験を共にしていた。彼女は体をリラックスさせ、指をひねる常同的な癖をやめて、ぎゅっと結んだ唇を開いて、愛らしい屈託のない微笑を浮かべていた。
　その後の何回かのセッションで、私はマルガリータに他の楽器——ドラム、シロホン、リゾネーターベル——を示してみたにもかかわらず、彼女はオートハープを指でかき鳴らして出す音や、その振動の海に飲み込まれることを好んだ。私は彼女が選んだことを反射したり、確認したりし、自分なりのやり方で音響を経験したいという、彼女の育ちつつある自己主張をサポートした。
　マルガリータが衝動的にオートハープを脇に押しやって、頭を後ろにそらし、奇声が入り混じった高いピッチのメロディ・フレーズの流れを発したのは、その後のセッションでであった。私はピアノで和声構造をつけ、彼女の発声を反射して、そのピッチやメロディ・ラインやリズム・パターンの変化に合わせ、彼女がするとおりに始めたり、終えたりした。彼女はびっくりしたようにチラッと私の方を見たかと思うと、やがてどっと笑い出した。彼女は私の方にシグナルを送り始めていた。私も大喜びして笑い、自然に歌いだした。

　　　　マルガリータ、マルガリータ
　　　　マルガリータは歌を歌ってる
　　　　マルガリータ、マルガリータ
　　　　マルガリータは歌を歌ってる

　それはとてもリズミカルで、懐かしいスペイン風の味わいがあった。私は「ラ・クカラチャ」のメロディに合わせて歌っていた。ああ！　多分私には、この曲に何かの思いがあったのかもしれない。私はもう一度この歌

を演奏し、マルガリータに歌ってあげた。彼女は自分自身の世界に退却してしまったようであった。おそらく吸収するため、同化するために？

　その後の何回かのセッションで、私たちはこの曲に合わせてダンスをしたり、その旋律のリズムに合わせて手拍子をしたり、拍をドラムで打ったりした。私は誰がダンスをしているのか、誰が手拍子を打っているのか、という感覚を覚醒しようとして、絶えずマルガリータの名前を歌いながら、私たちの活動を確認する歌を詠唱した。私は二人の個別のアイデンティティを確立し、しかもそれらを一つの相互的な経験に織り込むために、私の名前を歌にして歌った。彼女の反応は大部分機械的でそっけなかった。エネルギーはほとんど外部へと向けられていなかった。それからしばらくして、私は、私がピアノを弾いていると、彼女がしばしば私に注目するようになったのに気がついた。私は色々な手がかりを一つにたぐり寄せていた。私はピアノのところに行って、精一杯生き生きとしたリズムとダイナミクスでその歌を弾き、歌った。この瞬間まで、マルガリータの私との相互作用はつかず離れずで、反応しては退却し、外部の光のひらめきと内部の「暗闇」への後退、といったところだったのだ。それは暗闇なのだろうか？　あなたはどのくらい知っているの？　あなたは何を隠しているの？　どこに隠れているの？　私は、あなたが自分で自分に知ることを許すよりも、ずっと沢山知っているということを知っています。

コンタクト・ソング

　「コンタクト・ソング」は、最初の相互的な音楽表現、最初の双方向的なコミュニケーションであり、他者の存在についての覚識が最初にクライエントの側から明白な音楽の形で示されることである。たとえクライエントが、それまでにセラピストに対して反応し、音楽が関係樹立のために形を与えられ、作られてきた、そのいろいろなやり方に反応していたとしても、クライエントがこのギブ・アンド・テイクを意識的に自分の側から始めるまでは、この二人の間のつながりはまだ生じていないのである（Ruesch, 1972）。

　この歌は、クライエントの興味、強さ、行動、および問題性に基づいて、セラピストに直観的にやってくるかもしれないし、セラピストによって意識的に選択されたり、あるいはクライエントによって「暗示され（clued in)」たりする場合もある。それはしばしば即興的な変化や、編曲へと向かいやすい既成の歌であったり、即興的な歌であったりする。それは無数の活動や経験のための源泉となり、

治療目標に役立つように常に変わったり、変えられたりする。それは私たちの「こんにちは」、私たちの「さようなら」であって、世界がぐらついているときの安全への回帰、私たちの関係における安全性を思い出させるところのものであり、信頼の、生存と生成の、そして目的への努力の確認である。このように、「コンタクト・ソング」は、その人にとっていわば安全基地となるので、我々はそれを何度も何度も、さまざまなやり方で使うことができるのである。それの繰り返しや主題のバリエーションは、固執性や同一性保持の欲求といった望ましくない行動を強化するというより、新しい行動や新しい知覚の仕方を学習するための道を開く（Boxill, 1976）。

　　その後のあるセッションで、私がピアノの前に座り、「コンタクト・ソング」になった歌——"マルガリータ"（Boxill, 1976, side 2, band 6）——をピアノで弾きながら歌っていると、マルガリータは彼女のベルトを投げやって、ピアノに駆け寄り、私のひざの上に座って、私が以前にピアノとオートハープで引いた和声進行で、トニックからドミナントへ、ドミナントからトニックへと移しながら、左手で鍵の群を真剣な顔つきで押した。私は自分の耳を疑った。私はそのメロディを弾き、歌い続けた。再び、彼女はメロディ・ラインに従いながら同じ鍵の群を弾いた。彼女の右手は膝にきつく押しつけられていた。
　　私は彼女を抱きしめた。私たちはお互いに微笑を交わした。それから私は彼女の名前を歌い、次のように歌うたびに彼女に触れながらそのメロディを弾いた。

　　　　マルガリータ、マルガリータ
　　　　マルガリータはあなたの名前
　　　　マルガリータ、マルガリータ
　　　　マルガリータはあなたの名前

　　彼女はリズムの伴奏をつけてピアノの鍵の群を演奏した。私はピアノ（私にはそれが彼女にとって自然な表現手段であることがわかった）を通して、「コンタクト・ソング」を見出していた。図と地が彼女に明確になり、それは私たちがともに分かち合っていて、いっしょの経験をしているという意味を持っていた。
　　ピアノ・デュエットという形であらわされた「コンタクト・ソング」は、

信頼関係と、ともに高めあう多くの経験となった。マルガリータの覚識を高め、拡大するプロセスで、彼女の奇声は次第に言語化されていき（最初は反響言語的であったが）、彼女の自虐的な行動は、エネルギッシュで休みなく動いている手を、目的をもって使うことに取って代わられた。とても穏やかな養育経験によって、自分の要求や欠乏感をジェスチュアで表すことから、言葉と行為とを結びつけることへと移っていった。

   セラピスト：マルガリータはピアノが欲しい？
   マルガリータ：マルガリータはピアノが欲しい？

こうしながら私たちは、それまで彼女がそれほどまでに多くのやり方で示していた、要求がましい自暴自棄ではなく、熱のこもった期待をもって、よく腕を組んでピアノの方に向かって歩いた。そしてもっとやさしい養育的な経験によって

   セラピスト：マルガリータ、あなたはなにが欲しい？
   マルガリータ：ピ・ア・ノが欲しい、ピ・ア・ノが欲しい

へと進み、さらに重ねて

   セラピスト：マルガリータ、あなたはピアノが欲しい？
   マルガリータ：私はピ・ア・ノが欲しい！　私はピ・ア・ノが欲しい！

へと進んだ。

結論

セラピストの役割は、人をあらゆるレベル（身体的、精神的、情動的）での覚識状態へと導きいれること、エネルギーと内部的な資源が可動化するのを助けること、喚起された注意力と、高まりつつある覚識を同化するための時間的余裕を与えること、そしてその人を内部的な行為から外的な行為へと導くことである。我々が求めるのは、もっとも単純な行為がその人の自己感に及ぼしうる情動的イ

ンパクトである。もしその人が新しいやり方で手を動かしたり、それまで出したことがない音を出したり、初めてトーン・バーを鳴らしたりしたならば、その人はある創造的な行為を行なったのである。この創造的な行為が音楽的な形で認められ、拡大されると、それはその人を外へと押しやったり、伸ばしたり、成長させたりする内部衝動を生じさせ得る。

先に述べたことからも明らかなように、些細な成功のパターンを形成したり、直接的な強化を行なったり、受け入れられ、理解され、また同化されるようなやり方でクライエントの成果を確認したりすると、目的や目標に到達するための惰性力が生まれる。

セラピストが十分に参画し、関与することが、信頼関係の構築と、クライエントのより高い水準の発達や表現への歩みにとって肝要である。実に、クライエント-セラピスト関係がこのアプローチの中心となる。連続体での覚識の喚起・高揚・拡大というこのプロセスを作り出すために、セラピストはホリスティックな人間——その音楽的・非音楽的なあらゆる状態、行動、反応——に対して開かれていることによって、絶えず覚識を拡大する努力をしつつ、他者の存在に実存的に参加する。というのは、この現象学的な作業では、学習のレディネスとともに、変化の循環的な性質を知っているセラピストならば、クライエントのために役立つ方法を創造したり、実験したりしながら、その個人と一緒に成長のリズミックなパターン——前進と後退——を旅することができるはずだからである。このセラピストとクライエントは、クライエントの自己支持と自己実現を最大限可能な程度にまで高めるための方策を一緒に探求する。彼らは共に存在し、共に経験し、また相互に経験する。

臨床的な即興と編曲の手段によって、セラピストはクライエントの「良いあるいは悪い要素、色づいたあるいは黒ずんだ要素、激しいあるいは穏やかな要素（Ashton-Warner, 1964）——常習的な癖、症状、行動、音声、奇声、言語化、感情、情動、気分——を作業材料として用いたり、向けなおしたりする。人をこのように認めることは、諸感覚を刺激して、クライエントの環境との関係における自己知覚を移行させ、合流（confluence）の状態から一人の別個な存在として生存し、コンタクトする状態へと移行させることを目的としている。このことがまだ起こらないうちは、Perls（1978）が指摘しているように、「その人の（他者との）合流が病理的な状態にあるような人は、自分が何者であるかを言うことができず、また他の人が何者であるかを言うことができない。彼はどこで自分が終わり、どこから他者が始まるかを知らない」のである（p. 38）。

覚識を高めるということには、クライエントの経験の仕方における変化、ある

いは変容ということが含まれる。内発的な変化は、セラピストがその人を助けて、覚識のない体験過程の状態から、覚識のある体験過程へと進ませたときに起こり得る。最初のうちはその人は遠く離れていて、自己表出ができず、音楽的刺激に対する受容性や耐忍性がないかもしれない。治療関係や音楽の力や、セラピストのスタイルや技巧など、こうしたものが一緒になったインパクトがクライエントを動かして、その遠隔性から体験過程に気づくことに向けて、すなわち、覚識と自己決定的（self-directed）であり得るより大きな力へと向けて歩ませる。ロジャース（1961）は「クライエントはより自己を認識するようになるにつれて……ついには自由に変化することができるようになり、人間有機体にとって自然な方向に向けて成長できるようになる。……我々はクライエントが数多くの連続体の、それぞれの上で動きを示すのを知っている。彼がそれぞれの連続体の上で、そのどこの場所から出発するにせよ、……彼はその上限に向けて進む。」と述べている（p.64）。

　したがって、自己や他者や環境についての覚識が十分に実現されていない人にとって、高度な形態の機能と、より高い自己感とをもたらす、覚識のレベルの発達に努めるプロセスに基礎を置く療法よりも、どのようなものがもっと適切であり得るであろうか？　もし自己や他者についての覚識が幾分なりとも存在していなかったり、自己表現に向けて活性化されていなかったりするならば、人はどのようにして内的に発達し得るであろうか？

第4章　処遇の理念：覚識の連続体

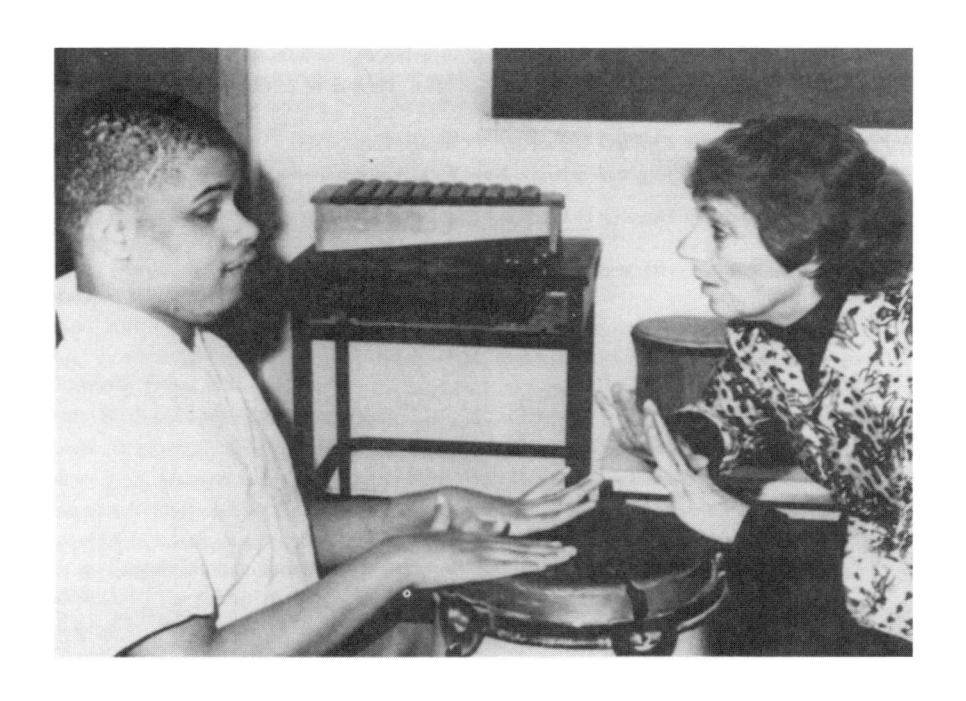

第5章
プロセスとしての処遇

> 音楽は混沌から秩序を創り出す。なぜなら、リズムは放散しているものに合意を、メロディはばらばらなものに連続性を、ハーモニーは不調和なものに融和性をもたらすからである。
>
> Yehudi Menuhin（1972, p. 9）

> 何にも増して必要とされているのは、生命の最も高度な明示——人間の人間性——に関する知識を得るための、新たな方法論である。
>
> René Dubos（1989, p. xx）

はじめに

　プロセスとしての処遇とは、適応的な音楽行動と非音楽行動のための育ちつつある能力を通して、覚識を開発し、また結果的にそれを深めることであり、内発的学習の基礎となる心身のまとまりを発達させるための通り道を切り開くことである。他の現代的な活動療法（action therapy）の場合と同じように、焦点はセラピストがクライエントと共に——クライエントに対してではなく——何をなすのか、ということに当てられる。治療は本来経験的なものであるから、治療においてはクライエントが自分自身の行動変化をもたらすプロセスに積極的に参加することが必要となる。
　この種の創造的なプロセスにおいては、内発的学習や「躍進（breakthrough）」といわれる現象は、人が段階的にではなく、飛躍的にある発達段階に到達したり、あるスキルを獲得したりするのを可能にする。したがって、その成功にとって不可欠なのは、前もって定められた手続き*1に固執することなく、参加と関係性の経験的な性質を促進し、維持することである。Bugental（1978）は治療過程を論じる中で、「経験の連続性……。展開が許されなければならないのは何らかの

経験である。」と指摘している。

　プロセスという言葉は、その語基的な意味からいうと、動き（movement）ないし先に進むこと（moving forth）を指している。それは固定された手続きに基づく、いかなる治療の概念にも相反する。それは形式を捨て去るのではなく、むしろそれを包含する。ヒューマニスティックな意味では、プロセスは、個人、治療のセッション、あるいは処遇の全過程のいずれについて言う場合でも、循環的な進展と有機的な成長を意味している。この循環的な進展と有機的な成長は、セラピストがクライエントとのダイナミックなギブ・アンド・テイクに携わり、治療のセッションが瞬間から瞬間への生きた経験であるような創造的な構造の中で生じる。Yalom（1970）は心理療法のプロセスを論ずる中で「"いま・ここで"のプロセスに焦点を当てることは……効果的な治療技法にとって重要である。"いま・ここで"という言葉は、複雑な治療プロセスを、人をあざむくほど単純な語句に変える」と主張している（p. 109）。微妙なニュアンスを多分に含んでいる瞬間から瞬間へ（moment-to-moment）の過程と、瞬間に次ぐ瞬間（moment-by-moment）の過程は、内的な有機的流れの多くの形態、すなわちインパルス、拍動、つながり、ムードの変化、感情状態——これらは音楽的、非音楽的な表現と行動を生じせしめるエネルギーなのであるが——を共感的に理解することを必要とする。その瞬間の特定の力動性がどのようなものであれ、セラピストはクライエントと共存し、相互的な経験をする。したがって、クライエントと同じ過程の内にあることは、その人と同調し、リズムが合っていることを意味する。

　発見と新しく獲得された成果は、それまで未知の、あるいは刺激されていなかった、ないしは使用されていなかった機能性と経験の領域に、セラピストがクライエントと一緒に入っていくにつれて生じる。Zinker（1978）はこのアプローチの核心に触れて、「創造的な過程の必要条件（sine qua non）は変化、すなわち一つの形態から他の形態への変容である」と述べている（p. 5）。経験の仕方におけるこの変化、ないし変容は、クライエントとセラピストの共同経験を通して発展する。Rogers（1961, 1962）のクライエント・センタード・セラピーでは、経験

---

*1　行動論的なオリエンテーションの音楽療法の特徴は段階的・階層的活動、ないし手続きである。行動論的なオリエンテーションの音楽療法士は、行動療法士がそうするように、行動を変容させるために測定可能な用語でデザインされた強化の手段によって、行動を増進させたり低減させたりすることに目を向ける。Madsen, Madsen and Cotter（1968）によれば、音楽療法がこの方向からアプローチされた場合、それは行動操作の方法の一つになり、したがって行動修正運動（behavior modification movement）の領域内に入ることになる。

の仕方に変容をもたらすこの過程は、セラピストがクライエントとセラピスト間に一致状態（a state of congruence）をもたらすにつれて生じる。

クライエント－セラピスト関係

しっかりとしたクライエント－セラピスト関係が、処遇の成功にとって不可欠であるということは明らかである。この関係の基礎は基本的な信頼感（Erikson, 1963）である。クライエントと出会ったまさにその瞬間から、セラピストは肯定的で、信頼に満ちた治療関係を樹立することに取りかかる。こうした関係の樹立や構築に欠かすことができないのは、クライエントの尊厳と価値に対するセラピストの尊敬、そしてセラピストの属性と態度によって醸し出される、クライエントの安心感である。集団場面であれ、一対一の場面であれ、この二人の間の相互性は注意深く、また穏やかに育成される。

音楽療法では、自分自身を音楽的に生き生きと伝えるセラピストの能力が人間性の一層の広がりを開拓するクライエント－セラピスト関係にとってきわめて重要である（Maslow, 1976）。セラピストの属性や、治療道具に固有な力とともに、まさにこの能力こそ、音楽療法を通して確立される治療関係に特殊な質を与えるのである。音楽によってなされるコンタクトは、クライエントとセラピストの間に、独特な、脅かしとならない類の絆を形成することができ、また同調性をもたらすことができる。セラピストは治療の生きた道具として、その個人の安寧にとって新しい小道を探索すると同時に、彼によって受け入れられた小道をたどる。有能なセラピストの属性の中には天賦のものもあるが、獲得されるものもある。個人の成長を育むクライエントとの関係性に入っていくためには、セラピストは次のようでなければならない。

- 人間に及ぼす音楽の影響力についての理解と知識を持っている。
- 自分自身を音楽的に生き生きと伝えることができる。
- 適切な音楽的素材を選択し、それをクライエントの機能レベルに適合させることができる。
- 自己認識を持っている。
- 他者についての理解力を持っている。
- 他者を受容し、承認する。

- 鋭敏に人と状況を観察する。
- 価値判断を避けた形で（nonjudgementally）人と状況をとらえる。
- 共感的で、柔軟で、自発的である。
- 他者に及ぼす自分自身の影響力を十分に知り、そのことによく注意している。
- 直観的、創造的で、想像力が豊である。
- ユーモアのセンスを持っている。
- 個人的・職業的に成長する器量を持っている。

　注目してほしいのは、しばしば望ましい属性の一つと考えられる「忍耐」が意図的にこのリストから省かれていることである。セラピストが個人と積極的に、また十分に関わっている場合には、忍耐は必要ではない。必要なのは今・現在の内にいることができる能力、個人の問題性とその人の目的を覚識できる能力、その人のエネルギーを次々に起こる一つ一つの状況に対処する方向に向けることができる能力である。個人の興味、強さ、問題性を認識し、その人のニーズを満たすことが、効果的なセラピーの実施にとって根本的に重要であるということは、自明のことである。

　さまざまな経験を成功的なものにすることができるセラピストは、忍耐のような原則は問題ではないことが分かるはずである。積極的な承認や、純粋な励ましや、音楽療法の特殊な技法の使用からくる動機づけは、自己統制や内発的学習、創造的な行為を産み出す。Ashton-Warner（1964）はこのことをよく理解して、「私は精神を……二つの火道を持つ火山と見る。すなわち破壊性と創造性である。また私が思うには、創造的なチャンネルの幅を広げれば、その分だけ破壊的なチャンネルは萎縮する」と述べている（p. 27）。

　覚識を刺激し、発達を促進し、自己決定と自立的な生活のために人のエネルギーを解放するような治療関係の状況は、セラピストが見かけでなく心から誠実で、クライエントを無条件の積極的な関心と共感性をもって受容し、クライエントが経験している感情を感知して了解する場合に存するということができる。

　音と音楽に対する反応は非常に主観的で、多数の要因からくるさまざまな側面を持っているので、クライエントが発するあらゆる可能な手掛り――言語的、非言語的、音楽的、ないし非音楽的な――を共感的に、価値判断を避けた形で受け止める能力が治療関係を樹立するのに基本的な必要条件である。目に見える反応は、音楽刺激に関連している場合も、していない場合もある。それらは明確な場合も、未分化な場合もあるし、変化に富んでいる場合も、紋切り型の場合もあり、

自発的な場合も、あるいは意識的に引き起こされる場合もある。したがってセラピストは人間全体をよく見ていることになる。すなわちその個人に特有な衝動、その人の状態に特徴的な行動や反応、セラピーがもたらしている変化とともに、瞬間から瞬間への変化を引き起こしているさまざまな要因、などである。このことが意味しているのは、セラピストは単に特定された障害を取り扱うだけでなく、すべての行動や反応に対して敏感で、目を向けていなければならない、ということである。セラピストは、治療関係の中で他者が顕在的・潜在的に発するメッセージに絶えず注意していなければならないのである。これをするためには、セラピストは観察力や直観力[*2]を鋭利にし、こうした知覚を行為に移す能力を発達させなければならない。

集団と個人のプロセス

　治療関係の基底的な教義は、個人と集団療法[*3]の双方に当てはまる。この両方の場面では、関心は個人とその人のセラピストへの関わりに向けられるが、それぞれの場面には、なおその場面に特有な特質——利点といってもいいであろうが——がある。双方のプロセスの前提条件は、現在性、起こりつつある経験の第一義性、クライエント-セラピスト間の積極的なコンタクトの重要性、そしてそのクライエントに設定された目標と目的の達成である。集団のプロセスに特殊な前提条件は、集団のメンバーとして相互に認めあうこと、クライエント間の相互作用の重要性とその特性、積極的に関わるセラピストによって刺激される相互作用状況の流れ、熟練したセラピストによって達成される集団のまとまりと凝集性、各個人に設定された目的と目標を集団に設定されたそれらに融合させること、そして各個人が自発的に、ないしは助けを借りて積極的に参加すること、である。

　集団活動では、集団をまとめたり、個人の要求を満たしたりする能力だけが高度に展開されてはならない。すなわち、グループ・ダイナミクスについての知識

[*2] 直観とは、準備された精神、知識と材料を蓄えた精神、探究し、追究し、実験する精神から発する（意識的な注意を伴わない）直接的な覚識である。それは"Eureka!"経験といわれる（Pearce, 1971）。準備され、訓練された精神は、直観的でいつでも「いま・ここで」の人間に反応することができる。

[*3] 核になる音楽療法の集団はせいぜい4人から6人のクライエントで構成される。

と理解も非常に重要である。実際、集団経験からだけ引き出され得る非常に明確な利点がいくつかある。集団が一緒になって音楽活動をするときに生じ得るエネルギー、目的のまとまり、コミュニケーションなどはその場に居合わせたものを興奮させ、特に音楽的な進歩と成功経験に関連した成長が学習への動機づけを高める場合にはそうである。集団活動を通して、セラピストはクライエントに自分たちがしていることについての覚識を持たせる方法を工夫し、言語的・非言語的に相互作用と相互疎通を刺激しながらクライエント同士を結びつけ、その関係性を育てる。日常生活における感情と社会的な機能領域への転移がこの種の集団経験の重要な成果である。これまで開拓されていなかったリーダーシップの特性が出現する。過度に注意を引きつけようとする者には、他者に配慮を払い、敏感になるよう援助してあげることができる。あるクライエントが他のクライエントを自発的に助けることがしばしばある。この種の相互作用は、熟練したセラピストによって単に刺激されるだけでなく、創り出されるものである。もし集団が年齢や機能レベルの点で同質でない場合には、セラピストはこの状況を、より高い機能性を持つクライエントを刺激して、彼らがより低いレベルで機能する者を援助する機会と見ることができる。

　発達障害者のための多くのセンターでは、音楽療法の大部分は必然的に集団のセッションで実施される。したがって音楽療法士はこのポピュレーションに適用できる音楽活動の、特殊な臨床的スキルを持っていなければならない。その集団の機能レベルや示される状態の種類がどのようなものであれ、セラピストには共同経験と、素早くその瞬間のニーズに従って行動することが必要と——実際には要請——される。どのような場合であれ、不適応行動とコミュニケーションの欠損があるであろうことは確かである。経験を積んだ、有能なセラピストならば誰でも知っているように、一つの集団を対象に活動し、集団の目標を個人の目的に融合させながら集団を一つの実体にまとめ続けていくことは、セラピストにとって不断のチャレンジとなる。訓練中のセラピストは、実際のクライエントと顔を合わせる段になるやいなや、すぐさまこうしたチャレンジに目覚めさせられる。このチャレンジに応じる方法の一つは、セラピーへのアプローチを築く確固とした土台を造成することである。実行でき、適切で、有効な理念を見いだすことが非常に大切である。この点で、一つの確固とした土台が「覚識の連続体」という理念の中にあるということを発見したことは、音楽療法士、インターン生、学生達に、この経験の全体性のための枠組みを与えることを可能にした。しばしば解決ができないパズルのように見えるものの多くの部分が、このアプローチを通して次第につじつまが合ってくるのである。

個人療法場面での関係は集団療法のそれと質的に異なり、セラピストのスキルには違ったものが要請される。この二つのセッションのタイプは、両方とも各個人のニーズ、能力、興味に基づいてはいるが、一対一の場面はクライエントとセラピストの双方にとって、もっと集約的な経験である。セラピストが一人の個人に完全に集中することは、集団場面では必ずしも可能ではない、深遠な経験に備えることである。すべてのクライエントにとって、この種の治療経験は有益であるとはいえ、全部のクライエントのサービスにあたるセラピストの数が十分でないような大きな施設では、一対一のセラピーへの移送は、他のクライエントと比較したクライエント一人一人のニーズに依存する。

　「覚識の連続体」という理念内では、セラピーのセッションは、そのセラピーが経験されている環境の中の、すべての人とすべての事柄——その人達が誰であるか、彼らが何をしているのか、どのような関連のある、あるいは無関係な状況が起りつつあるのかなど——を包み込むものとして見られる。環境全体を包み込むことによって、日常生活の経験ができる限り綿密にシミュレートされる。そこで起るすべての出来事が利用される。明らかにセッション中は外部から守られていることが必要で、その方が望ましいとはいえ、セッションの流れを妨げるような事態が起ることがある。邪魔や、注意の妨げや、妨害など、ネガティブな要素と考えられるようなことでも、プロセスのなかに組み込んで、音楽的な形に移し替えることができる。治療セッションの性質は、家族や過程の状況に類似したものと考えると、おそらく最も良く理解される。たとえば、もしあるセッション中に電話が鳴ったとすると、その音でプロセスの進行を止めてしまう必要はない。それよりもその音はちょうど家族の場面の一部であるように、プロセスの一部になり得る。もし部屋に見学者がいるならば"The People in Your Neighbourhood"（Moss, 1971）の改作、"The People in the Room Today"（Boxill, 1976, side 1, band 1）などの歌を歌うことによって、その人を音楽的に認めて、集団に加わるよう頼むこともできる。このアプローチは、クライエントにとってだけでなく、セラピストにとってもある幅の自由を与え、セラピストが誤ってセッションを"申し分なく、整然と"保つ必要があると考える拘束を取り除く。何よりも、我々はある個人や集団の覚識と活気の広がり——人間らしさ——を豊かにし得る環境と態度について、ここでは話しているのである。

処遇の方策と技法

　発達障害の処遇は、呈示される四つの主要な領域、すなわち精神遅滞、不適応行動、身体的機能不全、および情動障害を扱う。処遇のコースを方向づける際、セラピストはいつでもこのポピュレーションの、次のような学習上の特徴を心にとどめておかなければならない。すなわち般化ができないこと、具体的思考が優位で、抽象的に考える能力がないか、あるいは制限されていること、注意を向けたり、維持したりすることができないこと、長期記憶と短期記憶に大きな懸隔があること、刺激に反応したり、刺激に基づいて行動することが遅いこと、および同化（assimilation）に必要な時間が平均以上に長いこと、である。

　その結果、特に最重度の遅滞者に関しては、意味のある変化や改善が生じなかったり、あるいはかなりの時間をかけてやっと生じたりする、といった場合がかなりある。機能不全や障害や、ともなう損傷の性質によっては、処遇は長引き、ゆっくりと進むプロセスであることが多い。極端な器質障害や行動障害のクライエントでは、変化や改善は容易に認められず、長い時間の後にやっと現われてくることがある。時には短期目的の達成に向けての進歩がほとんどないか、あるいは全くないように思われることもある。しかしながら、これはまさにPiagetが学習の条件であるとした同化と調節の期間であるかもしれないのである。内的な成長や学習があって、それによって知覚の突然の変化や新しい行動を生む、前景と背景の移行（すなわち覚識）が結果的に生じる場合がある。

　このことはクライエントが何を達成すべきかとか、いつそれを達成すべきかとかいう期待を持つことに対して、セラピストがなぜ用心しなければならないのかということの一つの理由である。期待の精神的な構えは、セラピストがある結果を期待し、もしその結果が得られないと、セラピストかクライエントのどちらかが失敗したのだということになるので、失敗の自己充足的予言（self-fulfilling prophecy）を強化し得る。クライエントが達成できることや、できないことについての堅苦しい期待を持たずに、目的や目標の成就に向けて一連の成功経験を築いていくことによって、セラピストはクライエントが達成できる雰囲気を与えてあげることができるのである。

　セラピストはしばしばジレンマのように思われることに直面する。セラピーは指示的であるべきなのか、それとも非指示的であるべきなのだろうか。現実の実

践ではセラピーは、どのような目的や目標に向けて働きかけているのか、どのような状況がそのときに優勢であるのか、クライエントの機能レベルがどの程度であるかなどによって、ある時には指示的で、ある時には非指示的なものになる。言い換えると、ある目的や目標に向けての活動では指示的である場合と、クライエントが自分から始める反応や、何らの直接的な介入もなしに生じるクライエントの反応がどのようなものであるかを見るために待つ場合とがある。しかし、このポピュレーションの状態の特性の故に、活動は根本的には指示的でなければならない。セラピストは、どの目的を継続、あるいは変えなければならないか、あるスキルを獲得するにはどのようにするのが一番いいのか、別のレベルの助けをいつ用いたらいいのか、ある音楽や治療的な音楽活動や楽器をいつ使い、いつ使わないか、などについて、絶えず決めなければならない。我々はクライエントを見、クライエントに耳を傾け、クライエントと共に活動するのである。

　ある特定の種類の音楽に、ある特定の人がどのように反応するかについての公式はないし、まして、ある特定の種類の音楽に対して期待される情動的、運動的反応といったものもない。もしある人が「楽しい」音楽に「期待」通りの反応をしない場合、それはその人かセラピストのしくじりであろうか。その答えは絶対的に「ノー」である。誤りはその期待にある。よく訓練された音楽療法士は、他人が予測できるような仕方で行為するよう期待するという誤りをおかさない、ということを知っている。むしろセラピストはいつでも治療目的に向けて働きかけ、できる限り最も有益な方法で「いま・ここで」の人間のムードに役立つように音楽を変える。ある多動な子どもは、ある特定の日には、彼の心に届かないような、静かで落ち着かせるような音楽ではなく、彼の行動にマッチする力強い、リズミカルな、生き生きとした音楽を必要としているかもしれないのである。

　このポピュレーションの学習上の諸特徴の点から考えて、音楽的刺激と非音楽的刺激は、平均よりも少ない量で、頻繁にまた正確に繰り返して、ジェスチュアや身体的・言語的な助力や促しを伴って、平均よりもゆっくりとした割合で呈示される。具体的で、なじみのある、日常的な素材が用いられたり、クライエントのニーズに合うよう作り直されたりする。いくつかの重要でおおまかなルールがある。第一は、個人の名前を繰り返して歌うことは、自己覚識を目覚めさせ、セルフ・アイデンティティを確立し、その人の注意を引きつけるためにしばしば必要である。第二に、言語的なコミュニケーションは、その人の理解力のレベルに合わせられなければならない（たとえば、一連の言葉が無意味で、混乱とフラストレーションを引き起こす場合があるのに対して、一語が意味を持つ場合がある）。第三に、セラピストの態度は指示の与え方によって端的に示されることが多いの

で、できるかぎり言語的な指示を肯定文で与えるのが一番良く（「それをしてはいけません」よりも「今は楽器を弾いているのです」）、また行動を非言語的に、またはジェスチュアで変えさせる方が良い。

　以下に挙げるのは、すべての年齢と機能レベルのクライエントの活動に適用できる、音楽療法方策と技法の抜粋である。

- 反射/マッチング/ミラーリング
- 確認
- 私たちのコンタクト・ソング
- アンマッチング（すなわち、意図的に相手の行動や感情状態と反対だったり、異なっていたりする即興や、改作した歌や器楽曲）
- 個人や集団になじみ深く、意味のある音楽の使用
- さまざまな治療的な目的（たとえば情動的、運動的、行動的、知覚的）のために、音楽の諸要素を単独で使用したり、組み合わせて使用したりする。
- 聴覚的知覚や記憶のために、リズム・パターン、歌詞、フレーズを正確に反復する。
- 情緒的安定のために、音楽を正確に反復する。
- 非反響的な語彙のために、一フレーズずつ後を追って歌わせる（独立した言葉、最後の言葉、フレーズの言葉を埋めさせる）。
- 聴覚的知覚、音の模倣、反響的な語彙のために、応答的に歌う。
- 楽器や歌唱を交誦風に用いる（音楽的模倣）
- リラクゼーションのためのハミング
- クライエントと同調し、コンタクトするためにクライエントの音域に合わせる。
- 運動的、認知的、ないしコミュニケーション上のスキルのために、適切な動きをつけて擬音や動作歌を歌う。
- 特殊な治療目的のために楽器を選択し、使用する。
- 相手の手掛かりや合図（たとえば、動き、音、表現された興味、アイディアなど）を音楽的な形態に移し替える。
- 個人や集団のニーズと状態に応じて活動や音楽刺激のペースを整え、テンポを調整する。
- 歌に合わせての継続的な動き（特定の身体運動と運動的スキル用の、オルフ・シュールヴェルクの翻案）

- 音楽のムード、属性、リズム・パターンを伝え、クライエントの反応を喚起するために、歌ったり、楽器を演奏しながら、誇張した表現豊かな身体運動のモデルを示す。
- 非言語的な音楽による対話（ドラムなどで）
- コミュニケーションのスキルを刺激するため、音節や非言語的な音を使用する（母音唱法）。
- 話し言葉の発達を促したり、刺激したりするため、歌の歌詞を誇張して特定の仕方で発音したり（enunciate）、はっきり発音したり（articulate）する。話し言葉の自然な抑揚や律動を刺激するため、単語や音節を強調したり、アクセントを置いたりする。
- 記憶、想起、把持力のため、歌の構造や形式（たとえば、詩の反復、コーラスとリフレイン、ロンド形式など）を用いる。
- 聴覚的知覚と弁別、自己や他者についての覚識、自尊心などのために、テープ・レコーダーを治療道具として使用する。
- 付加的な感覚刺激と理解力のために、フラッシュカード、絵、鏡、指人形、フープ、スカーフ、ボール、紙テープ、クレヨン、色画用紙、色々な種類のコスチュームなどのような、非音楽的な材料を用いる。
- 歌唱／詠唱、ないし可能ならば言語化（verbalization）を一緒に行ないながら、「はじめ」、「やめ」、「歌え」、「まて」などに手によるサインを使う（たとえば、衝動の統制、注視行動、話し言葉の刺激、微細運動スキルのため）。

　以下のセクションでは、(a) 音楽のカテゴリー、(b) 治療的音楽活動の諸様式、(c) 音楽の諸要素を治療的に使用するための、音楽療法の方法論を取り扱うことにする。

方法論

音楽のカテゴリー

　音楽療法で用いられる音楽のカテゴリーは次の通りである。

- 臨床的即興——楽器的、声楽的（歌詞付き、ないし歌詞なし）
- あらゆるジャンル、イディオム、スタイル、起源（origin）の既成曲——楽器的、声楽的
- あらゆるジャンル、イディオム、スタイル、起源の既成曲の改作——楽器的、声楽的

臨床的即興

　臨床的即興とは、さまざまな治療目的のために、声や楽器によって音楽とその要素を自然発生的に、即座に表現することである。それはクライエント－セラピスト関係と、クライエントの自己感を促進する音楽的ラポールにとって、めったにないほど有力な道筋となる。臨床的即興が「いま・ここで」の人間を反射したり、あるいは個人や集団を自由な、ないし構造化された音楽的なやり取りや、声や楽器や身体による音楽的表現に引き入れたりするのに用いられた場合には、この音楽のカテゴリーは、コンタクトとコミュニケーションの高度に特殊化された方法になる。臨床的即興は内的な経験と外的な表現の深いレベルで相手に到達し、また相手を承認するということにおいて、多くの音楽的な形をとる。これは次のようなことのために用いられる。

- 個人や集団とコンタクトを樹立する。
- クライエントとセラピスト間の音楽的絆を樹立する。
- クライエントとの一致や同調をもたらす（感情、ムード、身体の動き、行動の面で）。
- 行動を音楽的な形に構造化したり、移し替えたりすることによって、クライエントを承認する。
- クライエントが音楽的なガイダンスを通して、行動に対する内的な統制を獲得するのを援助する。
- 反応と活気を刺激する。
- 音楽的、非音楽的なコミュニケーションを励まし、刺激する。
- 行動を反射し、それとマッチさせ、それをサポートする。ないしは行動を変化させたり、向け直したりする。
- クライエントのニーズ、問題、症状、興味、強さ、行動、情緒状態を個人化、個別化する。

・臨床的即興では、セラピストがクライエントを没価値的に受容し、瞬間に次ぐ

瞬間、その人に対して共感的で直観的なやり方で、音楽的に反応する能力と感受性をセラピストが伸ばす必要がある。このためには、セラピストはクライエントの覚識を発達させる一方で、絶えず自分自身の鋭敏さに磨きをかけていることが必要となる。

　臨床的即興の使用は、治療過程に幅広い自由度と柔軟性を与えながら、音楽的な形態と表現をさまざまなスタイル、イディオム、旋法で即座に呈示し、音楽的に投影する能力を必要とする。音楽的表現とアイディアの道具として自分自身を創造的に用いることは、音楽家としての資質をポピュレーションの特性についての知識と理解に結びつける。用いられるスタイルと音楽的イディオム、旋律的表現の特質、和音の構造、および伴奏の種類は、クライエントのその瞬間の状態に応じてセラピストによって即座に選択される。臨床的即興を用いる際には、訓練されたセラピストは可能な限り幅広い、多様な音楽的スキルと知識を持っていなければならないのである。

既成曲

　既成曲を用いる場合には、音楽療法士はその音楽を印刷されたページに頼らずに演奏でき、生き生きと表現することができなければならない。その音楽はセラピストのパフォーマンスではなく、自然なエクスプレッションでなければならない。この区別の重要性は、クライエントのニーズや目標にかなうように音楽の力を自由に、また十分に表現できるセラピストの能力ということにある。

　既成曲――それがどのようなスタイル、イディオム、民族的な起源のものであれ――を選択する際には、セラピストは次のようなことを問う。すなわち、その楽曲や歌は、前もって定められた特定の目的や目標を達成するのに適しているであろうか？　その楽曲や歌は適切であろうか？（その楽曲が青年や成人にとって子どもっぽかったり、極度に単純化されたものであってはならない、ということが特別な関心事である。）歌のメロディ・ラインが快適な声域内にあるであろうか？　歌の言葉や詩は具体的で、その人や集団の理解水準にあるであろうか？　メロディは単純で、リズムが簡単であろうか？　言葉は繰り返しが多く、簡単であろうか？　楽曲の構造は反復が多く、簡単であろうか？　その楽曲や歌はその人や集団にアピールするであろうか？　その楽曲や歌はその人になじみ深く、その人の機能レベルに受け入れられるであろうか？

　レパートリーを形成する場合には、適切な音楽を選択するための、次のようなさまざまな基準が適用される。

- **幅広い適用性**：広い範囲の機能レベルに対して用いられ、広い範囲の治療的な音楽活動に用いられるかどうか。
- **特殊な適用性**：(a) 特殊な目的や目標の達成、(b) 問題領域（たとえば、運動のスキル、コミュニケーションのスキル、認知的スキル）、(c) 問題行動（たとえば、衝動の統制の欠如、常同行動、自傷行動、固執行動）、(d) 特殊なスキル（たとえば、前・後、右・左、基本的な身体移動、身体の各部位の学習、数読み）の各項目に働きかけるのに役立つかどうか。
- **融通性**：多様な種類の状況と異なった諸集団に対して適しているかどうか。
- **即興演奏の可能性**：音楽的なバリエーション、伴奏の変化、ダイナミクス、テンポ、ムードの変化に適しているかどうか。
- **編曲や単純化の可能性**：メロディ、ハーモニー、および構造の変化に適しているかどうか。
- **歌詞の内容**：具体的で、日常生活、親しみのあるアイディアや事物、なじみのある人間、あるいは直接的な環境を扱っており、他の専門領域（たとえば特殊教育、言語療法）を強化するのに使うことができるかどうか。
- **楽曲の形式と構造**：独唱-合唱の歌の形式や、ロンド形式（声楽的、器楽的）などのような、単純な繰り返しの形式を持っているかどうか。
- **楽曲の特質**：特定の精神性、ムード、感情を伝えているかどうか。
- **要素の優位性**：リズム、メロディ、ハーモニー、ピッチ、テンポ、ダイナミクス、音色、歌詞のいずれであるか。
- **音楽的なイディオム**：フォーク*4、ポピュラー、クラシック、エスニック、ジャズ、ロック、ディスコ。
- **親しみやすさ**：クライエントや集団が知っていたり、リクエストしたりする歌。

---

*4　あらゆる起源のフォーク・ミュージックには、その楽曲や歌を特にふさわしく、適切なものにする特性がある。その特性とはメロディや言葉の反復性、主題の親しみやすさ、およびメロディ・ラインと音楽的な形式の単純性である。こうした特性のために、フォーク・ミュージックはほとんどの人に受け入れられやすく、多様な個人や集団に文化的・民族的な関連性を持たせることができる。

楽曲の改作

　臨床的な活動のための楽曲の改作では、セラピストには臨床的な即興の場合と同じような能力と創造性が求められ、多くの点で臨床的な即興と同じ目的を果たす。楽曲の改作は、音楽的スキル、自発的な音楽表現の能力、あらゆるイディオムとスタイルの音楽についての幅広い範囲の知識、さらには高度の選択性を必要とする。この選択性とは、治療上の必要性や目的に合致するように改作するのに役立つような音楽素材を注意深く選択することと同時に、個人や状況に合った適切な選択をすることができる能力を意味する。セラピストは楽曲や歌の元々の属性はそのままにして、テンポや言葉を変えたり、リズム・パターンや旋律線や構造を単純化することができる。音楽的なフレーズを縮めたり、拡大してもよいし、楽節を削ったり、メロディ・フレーズや言葉を繰り返したり、抜粋してもよい——これらはすべてクライエントや治療過程の流れに合わせるために行なわれる。

　楽曲の改作はいくつかの要因に基づいて行なわれる。治療的な音楽活動を創造したり、デザインしたりする場合、選ばれた楽曲の変化や改作は次のようなことに従って行なわれる。

- 機能レベル（たとえば楽曲、言葉、形式の単純化）
- 機能的な必要性（たとえば特殊な種類のスキル、声域、身体の状態に合わせた楽曲の特性のバリエーション）
- 個人の情緒状態やムード
- クライエントの個人的なペースとリズム
- 個人と集団の興味と、活動への示唆
- クライエントが自発的に始めるアクション
- セラピストによって計画、形成され、形作られる特殊な治療的音楽活動
- 創造的な表現
- 音楽的なドラマ化

　機能レベルに会わせるために、素材がどのように改作されるかの例として、歌の"I've Got Two"（Raposo & Moss, 1971；第6章参照）が、(a) 重度および最重度の遅滞児を対象に、手、足、腕、脚（数は主要ではない）の身体部位についての覚醒用に、(b) 中度遅滞児を対象に、身体部位に加えて、数え方と数概念の理解用に、(c) 軽度遅滞児を対象に、数概念の理解と身体部位の機能の学習用に、どのようなやり方で使われるかを以下に見てみる。歌詞を次のように変えることができる。

I've got two hands, *one, two.*
I've got two hands, *one, two.*
I've got two hands,
One, two.

I've got two feet （legs, arms, eyes, ears, etc.）...

I've got one nose （mouth, neck, etc.）...

I've got five fingers on this hand ...

I've got five fingers on this hand ...

I've got two hands, one, two.
I've got two hands, one, two.
I've got two hands.
And what can I do with my hands?
I *clap* my hands, *clap, clap* ...
（歌のリズムで手を叩き続ける）

　その他の身体部位とその働きは、次のようになる。

I've got two feet and I *walk* with my feet ...

I've got two arms and I *push* with my arms ...

I've got two eyes and I *see* with my eyes ...

I've got two ears and I *hear* with my ears ...

　視覚的な補助具（数字のついたフラッシュカード、身体部位の絵）や楽器を「私は（楽器を）目で見る」に使うことができ、楽器を「私は（楽器を）耳で聞く」に合わせて演奏することもできる。

クライエントのそれとは反対のムードや逆のペースやダイナミック・レベルを表現するために改作（ないし即興）して、クライエントの状態に対抗（unmatch）することも、共感的で臨床的に熟練した方法でクライエントのニーズに役立ち得ることもあるが、クライエントのムードやペースやダイナミック・レベルにマッチさせたり、それらを反射したりする目的のための改作は（即興と同様）、一致（congruence）や同調（synchronicity）をもたらすことによってクライエントのニーズに役立つ。たとえば、リズムは活性化と統合化の力であるので、強いビートやリズム・パターンの楽曲は、寡動で引っ込み思案のクライエントのエネルギー・レベルを刺激したり、高めたりするのには、分かりきった選択であると思われる。しかしながら、クライエントのニーズと波長が合っていて、音楽への反応は主観的であるばかりでなく、予測ができないということを理解しているセラピストは、その音楽がもっている効果についての予断に捕われることはない。エネルギッシュな音楽は、その時点では耐えがたく、否定と感じられて、クライエントを一層引っ込み思案にさせてしまうかもしれないが、それに反してクライエントの低いエネルギー状態にマッチさせたり、それを反射したりすることは、クライエントの感情状態を承認するという点で活性化する。したがって、セラピストはマッチさせたり、対抗したりして実験を行ない、クライエントのニーズを満たす最善の方法を発見するのである。

治療的な音楽活動の諸様式

単独で、あるいは組み合わせて用いられる治療的な音楽活動の三つの様式は、

1. 歌唱／詠唱（chanting）
2. 楽器演奏
3. 「音楽－動き（music-movement）」

である。

精神と身体の統合——これは感覚の刺激を通して発達し、行為へとつながっていくものであるが——は、ハビリテーション（それ以前に得られていなかった機能やスキルの獲得）にとっての基礎である。一つの連続体上では、内発的学習はその人の潜在的可能性に対応して進行する。上の三つの治療的な音楽活動の様式は、経験的な場面を通してこの精神と身体の統合を発達させるための、直接的な通り道である。これら三つの様式を通して、その人を全人的に幅広くするために、

機能性の四つ、ないし五つの領域に対する働きかけが同時に行なわれる。たとえば、歌を歌うこと、楽器を演奏すること、そして「音楽－動き」はすべて発話の刺激、協応、衝動の統制、および聴覚的知覚に関係する。種々の様式を組み合わせることは複雑で混乱のもとになると考えるむきもあるかもしれないが、歌と楽器の演奏、ないし歌と動きが一緒の場合には、一つの活動様式が別の様式を強化したり、強めたりするということが分かっている。これらの様式が相互に織り込まれると、この多感覚的なアプローチの共同作用的な効果は学習を刺激する。

　機能不全とともに、機能の発達的・社会的レベルにしたがってデザインされた治療的な音楽活動は、クライエントを積極的な行為者として引き入れる。こうした活動は、多次元的な音楽療法過程の有機的な構成要素である。それを（リクリエーションとは違って）治療的な音楽活動たらしめるのは、セラピストによってそれがデザインされたねらいと、長期目標と短期目的を達成するための、その直接的な適用である。プロセスとしての音楽療法は、単なる治療的な音楽活動の継続ではなく、まして厳密さに固執した治療活動のデザインでもない、ということを心に留めておくことは重要である。治療的な音楽活動は、いずれか一つの活動様式に集中する場合と、二つか三つの様式の組み合わせに集中する場合とがある。さらには、この処遇のプロセスは一つの様式から出発して、その他の一つ以上の様式へと発展していくこともある。そのデザインは形式的に自由（open-ended）であるか、あるいは具体的なテーマの枠組みによって構造化されている場合も、オルフ的なシークエンスのような、前もって計画された動きのパターンにしたがう場合もある。選択される音楽の範囲は、前もって定められた多くの目的や目標に役立つ潜在可能性の点で選択された、臨床的に即興される音楽か、既製の曲であることもある。一方では、ある活動は、それが一つのセッションで行なわれようと多くのセッションで行なわれようと、クライエントの反応やニーズや処遇のプロセスの流れに関連して、色々な形で変化（楽曲の付加、削除、調整）していくこともある。他方ではある活動は、もし治療的な目的がそれによって達せられる場合には、最初にデザインされた通りに正確に繰り返されることもある（たとえば、正確な反復は必要で重要な学習の法則で、再認、想起、保持を通して親しみと安心をもたらす）。

歌唱／詠唱（チャント）

　発達的に、歌唱は自発的な音楽表現の最初の形態である。成熟と発達の正常な過程では、子どもは歌の一片や小曲を"即興"したり、演奏に合わせて歌ったりする。この自然な経験は、精神遅滞児ではたいてい否定される。すでに述べたよ

うに、精神遅滞者の場合には、いかなる年齢であれ、歌唱が自発的な行動であることはめったにない。

クライエントに対して、クライエントのために、またクライエントと一緒に歌うことは、自己と他者についての覚識を刺激し、コンタクトとコミュニケーションの手段となる。メロディを歌ったり、ハミングしたりすることは、自己の延長であるところの音楽的な道具——人間の声——を使うことである。音楽のメロディ要素の影響をよく知っている音楽療法士は、それを巧みに特殊な治療目的のために応用する。たとえば、イライラして多動なクライエントは、あるメロディをハミングするよう励まされると、音楽がもたらす情動的な満足と、音楽の振動性の効果を通して、自分自身で平静感（sense of calm）を創り出すことがある。歌唱や音楽的な発声は、最もエレメンタルなレベルにおいてでさえ、エネルギーに可動性を与え、個人と集団にとって全体性の感情を創り出す焦点の手段となる。人が歌うとき、その人は音響の道具なのであり、音響を産み出している瞬間には、一つの統合された全体となる。また人々が一緒に歌う経験を分かち合っているときには、その経験の相互性と、それが起こすエネルギーが、別々の個人からなるグループを、一つの統一された凝集性のある全体へと統合する。その利点は個人的であり、また集団的である。

あらゆる種類の歌——フォーク、トラディショナル、スピリチュアル、ロンド、ロック、カントリー、ポピュラー、クラシックのいずれであれ——を歌うことは、多くの治療目的に役立つ。歌はそれを日常の状況、休日、乗物、動物、色彩、数、環境、そして個人と集団の関心に適用することによって、

- 音楽や歌詞の面で、あらゆるレベルの機能の人々に適合させることができる。
- 情緒的な安心と安定の源になり得る。
- すべての領域の機能における刺激源となり得る。
- 言語的なコミュニケーションへの通り道となり得る。
- 美的で解放的な経験となり得る。

歌唱／詠唱に基づく処遇の重要な側面は、それがセラピストにとって、疎通的で即興的なさまざまなやり方で音楽的な諸活動を形作る、広範囲の機会となるということである。歌は全体としても、またその構成部分——歌の楽句、小節、楽節——を使うこともできる。メロディのリズム・パターンを詠唱のために抜き出してもよい。歌詞とメロディを感情やムードや、動きや、ドラマ化を促すために

使うこともできる。「反射」、「確認」、「私たちのコンタクト・ソング」の戦略では、クライエントがしていることや経験していることを歌うことによって、歌詞の即興を広範囲に行なうことができる。こうした可能性はセラピストの創意工夫の幅と同じくらい幅が広い。

　歌を歌うことには発話の刺激が固有のものとして備わっている。クライエントは歌われている歌の言葉の意味を理解しないかもしれないが、それでもそれをあるレベルの感覚や情緒的な覚識で経験している場合がある。クライエントが普段声に出していなかったり、出すことができなかったりする言葉やフレーズを歌ってみようと試みることは、多くの場合うまく行く。一度旋律線の流れや、リズムのパターン化が生じて、他者によって受け入れられ、認められる前言語的な音、個別的な言葉、言葉のまとまりが出てくるようになると、それはクライエントにとって心を浮き立たせるような楽しい経験となり、コミュニケーションの新しい次元が開かれることになる。歌の音楽的な特性——言葉と一緒になった旋律線——は、クライエントの表現とコミュニケーションの様式に直接的な影響を及ぼす。

　さらに、特殊な技法を適用して歌によってコミュニケーションを刺激する際に、もしある行為——それがいかに風変わりなものであれ——が、ある治療目的に役立つならば、それは正当化される。たとえば、もしダウン症候群の子どもが大きめの舌を伸ばして、「イー」という音を出したとすると、セラピストは自分も舌を伸ばして同じ調性で歌うことによって、その子どもを認め、信頼感——作業を進めていくのに必要な信頼感——を樹立する。この音は調性的にマッチしているので、それを最初の音楽経験、すなわち歌へと変えていくことができる。

　反復的な楽節と歌詞をもつ歌は記憶を発達させる。時々アイコニック記憶（iconic memory）ともいわれる短期記憶は、刺激事象の感覚的な表象であると考えられている（Detterman, 1974）。したがって、周期的な言葉や楽節の恒常的な刺激は、クライエントが音楽の繰り返しの部分を運動的、ないし認知的に、あるいはその双方の面で予期するのを可能にする。これは、たとえばロニィがどのようにして歌唱の世界に入っていったかに示されている。それは"Swing Low, Sweet Chariot"（Johnson, 1940）の歌の、"Comin' for to carry me home"（行を追っての歌唱）というフレーズの最後の"home"という言葉を繰り返して、ゆっくりと、誇張して発音することによって起こった。セラピストはロニィとそのグループの他のメンバーに"home"という言葉を歌うときに腕を挙げるよう指示した。多くのセッションで何度もこの言葉を歌ったあと、ロニィはそのフレーズを歌い始め、次第にその歌の全体を歌うようになった（正しい音程で）。

　歌は言葉を具体的に理解し、解釈するための基礎をもたらす。たとえば、

"This Little Light of Mine"（Boxill, 1976, side 2, band 3）というスピリチュアルの中の「明かり（light）」という言葉は、それをもともとの意味の内的な明かりというより、環境の一部として考えた場合には、明かりとは何で、何をするのか、つまりそれは輝くものであるという観念を伝えるための効果的な手段となり得る。この言葉が歌われる度にクライエントは部屋の中の明かりを指差し、それによって歌われている言葉と実際の明かりとを結びつける。クライエントが天井にその位置を求めて明かりに向けて腕を挙げる動作は、粗大運動の活動とその言葉を歌うこととを結びつけ、そこに生じている学習を強化する。このようなやり方で、言葉を機能的に使用する能力が遅滞の重度の範囲に入るジェイミィに現われた。ジェイミィは反響言語的に個々の言葉を発音することはできたが、それまで彼が発音する言葉の意味合いで口話を用いたことは決してなかった。彼が「明かり」と「かがやく」を歌い、明かりを指差すように指示されると、彼の顔は生気を帯び、その言葉と彼が指差した明かりとを連合させている兆候を二人で歌っているときに示した（行を追って歌う技法を使用）。

>This little *light* of mine,
>I'm gonna let it *shine*.
>This little *light* of mine,
>I'm gonna let it *shine*.
>This little light of *mine*,
>I'm gonna let it *shine*.
>Let it *shine*,
>Let it *shine*,
>Let it *shine*.

歌詞の次の行で、歌が彼を部屋中見回すよう促すと、彼は腕を明かりの方にリズミカルに伸ばした。

>All around the room.
>I'm gonna let it *shine*…
>（1番の歌詞と同じ言葉の連続がこのあとに続く）

次の行は彼が腕を振って歌ったときに部屋の色々な場所に彼が目をやるように促して、環境に対する彼の覚識を高めた。

表5-1　歌唱／詠唱活動と治療目的

活動	治療目的
セラピストが挨拶の歌、"Hello, Everybody, Yes Indeed" を歌う	セッションの構造設定のためのウォーミングアップ
セラピストがクライエント一人一人に挨拶の歌を歌いながら握手をする	自己と自己同一性の覚識
クライエントがお互いを見たり、お互いに指さしたりしながら、一人一人に歌を歌う。	他者の覚識、仲間の相互作用
セラピストがクライエントに自分の名前を歌うように励ます	自己の覚識、コミュニケーションのスキルと口話
セラピストがクライエントに他の人の名前を歌うように励ます	他者の覚識、コミュニケーションのスキルと口話
クライエントが歌に合わせて手をたたく	クライエント一人一人について歌いながら集団全体を積極的な参加に引き入れることと、粗大運動のスキル
セラピストが個人個人の手のたたき方のペース、リズム、やり方を承認する	自己指導と自尊心
セラピストが集団の他の者に、一人のクライエントの手のたたき方に合わせて手を叩くよう励ます（テンポ、ダイナミック・レベルなど）	相互関係、模倣のスキル、粗大運動のスキル

＊低い機能の重複障害児には、全員に "goodbye" を歌うのに、これと同じ歌を使うと満足のいくセッションの終了感を与える。

Everywheher I go,
I'm gonna let it *shine*...
（1番の歌詞と同じ言葉の連続がこのあとに続く）

　ジェイミィはその建物の、他の場所の明かりを指差して彼の経験を転移させ始めた。彼は天井の明かりを指差しては「明かり」とよく言った。治療の進行につれて、彼が同化し、機能的に使う言葉の数が増えていった。

　前に見たように、精神遅滞者の歌声の範囲は普通低い声域内にある。セラピストがクライエントと同調するためには、その人の音にマッチさせる能力を伸ばさなければならない。クライエントの声を音声的・音色的に反射したり、それにマッチさせたりする方法で形成されるこの最初の関係性は、きずな――非常に基礎的な有機的レベルでの「波長の同調（tuning-in）」――を作り出す。一度このつながりが作られると、変化のための「自然な」表現である音楽の諸要素、すなわちメロディ、ピッチ、ダイナミクス、およびテンポを使って、クライエントの声の音質や範囲を改善することができる。

　たとえ最もプリミティブなレベルであっても、歌唱と音楽的な発声をすることはエネルギーに可動性を与えるのに役立ち、個人的にも集団的にも、全体性（wholeness）の感じを生み出す焦点の手段となる。表5-1は歌唱／詠唱活動と、そのいくつかの治療目的の例を示したものである。

楽器の演奏

　覚識と機能のどのようなレベルにおいても、楽器の演奏はコミュニケーションと認知的な発達、それに音楽的・非音楽的両面での自己表現を刺激する、音楽的なかかわり（musical commitment）のための通り道である。最重度の重複障害者にでさえも、セラピストが助けてオムニコードをかき鳴らすという経験（セラピストがコード・ボタンを押して音楽的な構造を与える）をさせることができるが、重度と最重度遅滞者は、概してリズム楽器や打楽器を使うことができる。軽度と中度の範囲で機能する者は、リズム楽器や打楽器の他に、セラピストに助けられてオートハープやカシオトーン、オムニコード、ピアノ、ギターなどの楽器を使用することができる。その際セラピストは、クライエントのこれらの楽器の演奏がどうすればうまくゆき、音楽的な表現に富むようになるかを追求する。

　非言語的なコミュニケーションの手段として、楽器は単独であれ、組み合わされてであれ、それ自体の意味や、それを使用する者によって伝えられる意味をも

って、互いに「語りかけ」得る。機能性の高いクライエントは、楽器の演奏を通して音楽的な対話や会話、議論、それに具体的な意味をもつメッセージに参加することができる。覚識の連続体の低い方のレベルでは、タンバリンを一緒に、あるいは互いに振ることは、他のどのような形でも不可能であったと思われる二人の間のコミュニケーションになる。連続体の高い方のレベルでは、楽器の演奏は多くの形の相互作用や、相互の関係性や、解釈上のスキルへの道を開く、コミュニケーションの機会をもたらす。制限され、動かないことが多いために楽しむ機会がほとんどない最重度や重複障害者にとっては、リズム楽器の演奏はとくに適している。楽器の演奏は、身体的・情動的な満足感をもたらす表現の形式を通して、彼らを外界に参加させる。セラピストは声やピアノやギターやオートハープで音楽的なサポートをして、クライエントがハンドベルを握ったり、振ったり、ドラムを叩いたり、リズム・スティックを打ったり、改良されたピックでオートハープを鳴らしたりするのを動機づける音楽的刺激を作り出す。極端なハンディキャップをもった者には、楽器の演奏は彼らがしばしば十分に経験することがない何か、すなわち喜びとエネルギーの源となり得る。

　全体的に、楽器の演奏はエネルギーの焦点を供与し、次のようなことに役立つ。

- 音楽行動を構造化し、それに明確な形を与える。
- 簡単な操作から複雑な集団の器楽的なアレンジに至る、演奏（音楽作り）の機会となる。
- 音楽活動への関与と参加の程度を高める。
- 情動を刺激し、解放する。
- 直接的な成就感と成功感をもたらす。
- 音楽刺激への個人と集団の関係性を高める。
- 集団の凝集性と社会的スキルを高める。
- 注意の持続力を高める。
- 粗大運動、微細運動の協応を発達させる。
- 目と手、耳と手の協応を発達させる。
- 知覚－運動スキルを発達させる。
- 聴覚的・視覚的・触覚的知覚を発達させる。
- 不適切で不適応な行動を改善する。
- 適応行動への通り道を供与する。

　楽器は、単純な音を出す操作から、簡単な、ないし複雑なアレンジでそれらを

表現的に使用することに至る、多くの関係性のレベルで音楽作りをする手段となる。楽器から音を出す行為それ自体が目的となる場合が多い。選ばれた楽器が打楽器であれ、音の高低のある旋律楽器であれ、あるいは弦楽器であれ、それぞれの楽器は、エネルギーをその時点のリアリティに集中することを必要とする経験に具体的・直接的に関与させる。ドラムを叩いている人はその音を聞き、自分がそれを生じさせる何かをしたのだということを何らかのレベルで知る。この感覚運動的な活動は、覚識を身体的・情動的に活性化する、即時的な筋肉運動知覚的・聴覚的フィードバックを生じさせる。結果のこの直接性はさらに先の行為を動機づける。報酬は行為そのもののうちにある。演奏には、精神運動的スキル（随意的行為）、筋肉運動知覚的経験（固有受容、すなわち深い筋肉感覚）、協応、および知覚－運動スキルが持ち込まれる。

　楽器の治療的有効性の本質的な側面は、それが感情状態に影響するということとともに、情動的な表現のはけ口として役立つということである。もう一つの興味深い側面は、違った種類の楽音を出すということは、身体的表現と情動的表現の組み合わせから出てくるということである。たとえば、ある人が勢いよく速いテンポでドラムを叩く場合、そこにはエネルギーの高まりがあるだけでなく、情動（emotion）によって活性化された文字通りの身体運動（bodily motion）がある（emotionという言葉が意味する通り）。同様に、あらゆる種類の感情や情動——悲しみ、喜び、怒り、無力感、不安、熱狂、フラストレーションなど——を昇華、表現、浄化するために、ある楽器を使用する潜在的可能性は、多かれ少なかれその楽器の性質にある。その音域、その音色、そのサイズ、その形、その音を出す方法（かき鳴らす、打つ、叩く、指ではじく、吹く、振る）などが、その楽器がどのようにして、またなぜ選ばれるかを大部分決定する。例を挙げると、セラピストかクライエントは、鬱積した怒りの解放を助けるために、ドラムを選ぶかもしれない。その場合、セラピストはクライエントがそれを叩きすぎて、いらいらとした統制を失った状態にエスカレートし、その楽器が選ばれた治療目的を覆してしまわないよう、十分気を配らなければならない。どんな楽器の場合でもこうしたことが起こった場合には、クライエントのその経験を導いて、満足のゆく終結へと持って行くようにしなければならない。

　もしある楽器の使用がセラピストの音楽刺激に関連がない場合には、セラピストは集団内のその個人に一対一の基盤で働きかける。音楽刺激に関連した方法でクライエントがある楽器を演奏する能力を獲得するのを援助するには、いくつかの目的を設定して、そのクライエントが一連の発達的なステップを通してその能力を獲得できるようにする必要がある。セラピストは、集団全体に対して大きな

ティンパニ・ドラムのような一つの楽器を使って、一人一人に叩かせることもできる。ある時間の経過後、クライエントがティンパニ以外の楽器を音楽に関連させて操作できるようになったら、その楽器を加えていく。最終的には、クライエントの集団は色々な楽器をリズミカルに、また音楽的に、一緒になって演奏する力を発達させる。

　セラピストは次のようなさまざまな理由で楽器を選択する。すなわち、特殊な目的や目標に働きかけるために、特殊な発達的スキルに働きかけるために、クライエントの直接的なニーズを取り扱うために、特定の身体状態を調整、改良、ないし改善するために、そして何よりも大事なことには、美的・情動的満足のために、などである。セラピストは、その可能性があったり、うまくいきそうな場合にはいつでも、クライエントが自分自身で好きな楽器を選択するのを認めたり、励ましたりし、そうすることによってクライエントの自主的な行為を育成すると同時に、その音楽経験の幅を広げる。

　クライエントが楽器を選ぶのをガイドする際、セラピストはその人の興味を認めながら、選択力と自主性を促進する。ある者はその楽器が身体的・情動的な快適さや満足をもたらしてくれるという理由で、ある特定の楽器を選ぶかもしれない。しかしもし固執的にある楽器を選択するようになった場合には、楽器を変えてやることがその同一性への要求の行動パターンに反作用することになる。

　色々な楽器を呈示して、クライエントがそれを適切に操作し、演奏することを学ぶことは、音楽的な視界を広げるだけでなく、楽器そのものに対する健康な関心を発達させる。セッションの本質的な部分として、クライエントには楽器を注意深く扱い、またもしできるなら、楽器を選択し、置いてあった場所に戻すということを指導すべきである。これができるようになると、楽器演奏の活動は組織化され、始まりと中間、そしてクライエントが自己調整的なやり方でできるようになる終わりをもつようになる。

　重複障害者には臨床的に改良された楽器が推奨されるだけでなく、ぜひ必要である。Clark & Chadwick（1980）は次のように指摘している。

　　　音楽療法では伝統的な楽器が長い間用いられてきたが、多くのクライエントにとって、そうした楽器の使用は欲求不満をもたらしたり、不可能だったりしてきた。この経験は、さらに自己概念を損ない、それ以上の努力を妨げてしまう。不随意の神経学的なインパルスがあったり、手や足をなくしていたり、運動能力を制限されていたりする個人には、改良された装置や補助具が必要である。（p. 7）

楽器や他の装置を改良することによって、楽器活動の可能性は著しく高くなり、より自主的な参加が可能になる。
　手のひらで握る力が弱かったり、あるいはそれができなかったりするクライエントを援助するためには、マレット、シェーカー、ベル、大きめなピックを、手、腕、指、手首、脛、脚、あるいは足首に、布や、調節できるファスナー（Velco fastener）がついた編みバンドで取り付けてあげることができる。ある程度握力があるクライエントのためには、マラカスやリズム・スティックなど、細い握りのマレットや楽器を中入れ綿やフェルトで握りを包んで改造することができる。打楽器を色々な高さで保持するためのフックや締め具がついた用途の広いスタンドは、車椅子のクライエントがその楽器に接近するのを容易にする。その他の補助具は、大きな打面のスタンド状のトーン・バーや、直径16～18インチの鼓面と、色々な高さに調節することができる支柱がついたティンパニ・ドラムである。
　掴んだり握ったりすることができそうなクライエントには、セラピストはフィンガー・シンバルや小枝状の鈴（jingle bell spray）、リスト・スティック、ハンドベル、軽量のアルミニュウム・タンバリン、共鳴ベル、リズム・スティック、拍子木などのような、改良されていない楽器の使用を勧める。これらの楽器は大きさや重さが適当なので、他の楽器よりも持ちやすく、はじめのうちはセラピストが助けて、力とスキルがついてきたら一人で扱うことができる。
　表5-2（次頁参照）には集団楽器活動の例と、その考えられ得る治療目的が示されている。

音楽－動き

　「音楽－動き（music-movement）」の概念は、音楽に合わせて動くということ以上のものである。音楽はそれ自体、空間を動く、時間的な秩序を持った音響である。音を身体の動きに、そして身体の動きを音に移し替えることとにおいて、この二つの表現様式は分かち難く互いに織り混じっている。音楽－動きには、リズミックな粗大運動活動、基礎的な歩行、構造化された、あるいは自由な精神運動性の動き、知覚運動活動、創造的な動き／ダンス、社交ダンス、リズミックな口話／歌唱／詠唱と結び付いた動き、さらには楽器演奏と結び付いた動きが含まれている。このような音楽活動は、その治療目的と、十分に歩行ができる者から車椅子を使う者、自発的・自主的な者から完全に依存的な者に至る、クライエントの機能性のレベルと状態によって、単純なものから複雑なものへと進んでいく。
　発達障害者の場合、運動／動きの障害は、粗大運動、微細運動、知覚－運動の

表5-2 集団楽器活動と治療目的

活動	治療目的
セラピストが各クライエントのために特定の楽器を選ぶか、クライエントが自分で好きな楽器を選ぶ	個人個人の目標と目的、自己決定と自主性
セラピストが、クライエントが指で1-2-3と数える（できる場合には声に出して）のをリードし、その後クライエントが指サインを使って演奏する	注意行動、微細運動の協応、機能的アカデミック性（数を数える能力）、口話の刺激と集団参加
セラピストがピアノ、ギター、オートハープで楽曲の規則的な拍子を弾く	聴覚的知覚、集団の凝集性
セラピストが集団の主要なペースに合わせて規則的な拍子を弾き続ける	知覚－運動スキル、音楽刺激との関連性
セラピストが特定の歌や臨床的な即興（声楽的・器楽的）を使って楽器の演奏に音楽的なサポートと構造性を与える	個人内、個人間の統合
セラピストが、クライエントが演奏している楽器を確認する歌詞を即興するか、言葉を歌う	楽器に対する覚識と楽器の名前の学習
セラピストが音楽のダイナミクスとテンポを変える	聴覚的知覚、注意行動、知覚－運動スキルと表現力
クライエントが一人ずつ交代に楽器を演奏する（「始め」、「止め」、「待て」の指サインを使う）	衝動統制、自尊心、創造的表現
クライエントが楽器で対話を続ける	相互のコミュニケーション、表現力
クライエントが楽曲全体を正確に繰り返して演奏する	注意の持続、音楽の構造とリズミカルな流れを通しての身体的・情動的安定
クライエントがセラピストの指導で編曲された楽曲を演奏する	チームとしての音楽作りへの参加

欠損から歩行の完全な欠損に至る、多くの漸次的移行の範囲に及ぶ。重度と最重度発達遅滞と重複障害者の場合には、立つ、座る、頭をまっすぐもたげる、意図をもって協応的に腕や脚を動かすなどの不能がさまざまな程度で見られる。同様に、感覚運動の欠損がさまざまな程度で見られ、その遅滞や心理・社会的なデプリベーションのために、模倣的・随意的動きが刺激されていなかったり、発達していなかったりする。機能性のすべての領域に重大な影響を及ぼし、その者の環境との相互作用を制限するこれらの欠損は、音楽－動きの感覚運動的な刺激を通して直接的に取り扱われる。

　Piaget（1950）など、児童心理学者たちは、初期の感覚運動的な経験が身体的覚識と自己覚識の発達や、学習にとってきわめて重要であることを認めている。Carl Orff（Orff & Keetman, 1956）などの音楽教育者たちも、感覚運動の発達を重視して、認知的な課題のためのレディネスに不可欠であるとしている。健康な自己像の形成と象徴的思考と話し言葉の潜在的可能性が感覚運動的な経験に内在している。音楽療法士のGertrud Orff（1974）は、音楽と動きは分けることができない一つの実体であると見ている。したがって動き／運動的活動は、障害者の音楽療法へのオルフ・アプローチにとって基礎的である。「我々の仕事において、動きはマイムとジェチュアから、……移動の動きを経て……動きの連続の創作に至るまで、さまざまな形をとる（p. 45）。」身体の動きを通して音楽を経験したり、音楽を通して身体の動きを経験したりすることは、注意力、集中力、記憶、空間知覚、身体知覚、他者とのコンタクト、社会的相互作用、イマジネーション、感受性、創造性の促進を助ける（Jaques-Dalcroze, 1976）。

　教育者たちは動きと学習とは固く結びついているということをますます認めるようになってきている。たとえばCratty（1964, 1969）のように、動きに関する教育者たちは、運動課題における有能さを達成することによって身体像や自己像が発達し、具体的な形での身体的なスキルの発達は、より高度な認知的レベルで機能する能力の伸長に役立つ、と述べている。Cratty（1969）は、動機づけと学習が音楽から引き出される快い経験によって刺激され得るという認識に立って音楽療法の技法を研究し、楽曲のリズム・シークエンスを使って、それらの技法を覚醒レベルの調整や、注意力と一つの活動を続ける力の増進——全般的に言えば音楽の使用による遂行する自己の増進——に適用した。

　Montessori（1967）（彼女の最初の仕事は、1906年にローマに設立した子供の家での、遅滞児たちを対象にしたものであった）は、動きと発達の関係を強調している。「子どもが動き始めると、彼の吸収力のある精神は、すでに世界に取り入れられている。彼が繰り返し、すでに自分が取り入れられているという印象を

持つのは、まさにこの遊びの装いをまとった、環境におけるオブジェの、この経験を通してである。(p. 21)」

　感覚のメカニズムが適切に機能していないと身体像に歪みが生じる。身体像は人間全体の発達にきわめて重要であると考えられるので、人が現実的な身体像を獲得するのを援助する方法を見出すことは絶対的に必要である。発達障害者を対象にした仕事のほとんどは、まず身体の運動感覚的な経験を通して覚識を刺激し、特に身体各部の覚識を発達させることから始められる。自分から動かない者や、手を叩くという行為で、手を合わせるという程度の基礎的な精神運動の動きをすることができない者、あるいは協応動作が不完全な者には、感情や感覚のレベルでの経験を身体的に援助することが、身体各部とその機能についての理解につながる。

　運動感覚的な身体はそれ自体の心を持っている。身体は刺激されると、何をどのように行なったらよいかを、知性を活動させなくてもさまざまな程度で理解する。音楽は諸感覚を刺激するので、この活動には身体を深い筋肉感覚を通して動きを記憶する、一つの表現手段にすることが含まれている。諸感覚の内部的・外部的興奮を通して情報を受けるこのプロセスにおいては、エネルギー——瞬間から瞬間、方向性と焦点を必要とするエネルギー——が生み出される。処遇のプロセスでは、個人は音楽によるこの種の経験過程の全範囲を探究するよう励まされ、援助される。ひとたび諸感覚が目覚めさせられ、刺激されると、その者は学習に向かって開かれる。

　身体境界（body boundary）と、身体像の発達にとって基礎的な身体各部についての覚識は、身体が動き得る多くの仕方についての覚識とともに、経験によって最もよく学習される。床の上を転がる活動で、その人は胸、背中、わき腹、肩、足、頭といった、身体の各部分を運動感覚的・触覚的受容器を通して経験することによって、それらを定義し始める。次に今度はこれらの部位が空間をどのように——前に、後ろに、横に歩くなど——、また違った速度で動くかを経験するようになり、身体のコントロールと覚識が高まるにつれて、ホップする、ジャンプする、ギャロップする、スキップする、登るといった、より高度なレベルのスキルの協応運動へと最終的に達する。

　目－手、目－耳、目－足、および耳－足など、身体の基本的協応運動の発達における要因には、次のようなものがある。(Cratty, 1969 より)

- **身体像**：これは人が自分の身体について形成する全体的な知覚で、その動きの能力、形態、大きさについての知覚を含む。これには身体とそれ

を取り囲む空間との関係、および方向性の覚識も含まれる。
- **バランス——静的、動的（空間における）**：これには重力に対応して平衡を保つ能力と、身体の位置についての運動感覚的な覚識が含まれる。（静的なバランスは立っていたり、ひざまづいているときに姿勢の調節を保つ能力で、動的なバランスは空間におけるさまざまな動きをしているときに平衡を保つ能力である。）
- **移動**（locomotion）：これは人がある場所から別の場所に動くのを可能にする運動行動で、這う、歩く、走る、スキップするなどを含む。
- **敏捷性**（agility）：これは身体の各部をすばやく、正確に統合する能力である。
- **流動性／筋肉の柔軟性**（mobility/muscular flexibility）：これは手足を一続きの動作で動かす能力である。
- **強度**（strength）：これには握る、動く、持ち上げる、押すなどのために、筋肉群を使う能力が含まれる。
- **側位性と方向性**（laterality and directionality）：これは身体の片側はもう一方の側とは違い、一方は右と呼ばれ、もう一方は左と呼ばれること、また人はこの二つの側に相関させて動いたり、自分を位置づけたりすることができる、ということについての意識的な覚識である。

　我々は粗大運動の動きや、基本的な移動のスキルを当然のことのように受けとめることに対して用心しなければならない。精神遅滞者の一群をざっと見てみただけでも、そうでないことが分かる。というのは、よい協応性を得ているように見える者でさえ、歩行のぎこちなさ、過剰な動作、あるいは手足の固さといった機能不全を示すことが普通であるからである。

　音楽活動で輪を作る方法は、一人の人から他の人へと伝わるリズムの流れを通して、基礎的な動きを発達させたり、高めたりするのに特に有効である。**表5-3**（次頁参照）には輪の形成を使った音楽−動きの活動の例と、その考えられ得る治療目的が示されている。

音楽の諸要素の治療的使用

　音楽の諸要素とは、リズム、メロディ、ハーモニー、音高、テンポ、ダイナミクス、音色、そして治療目的の点から歌詞のことである。治療目的のためにこれらの要素を意識的・意図的に用いることは、我々の道具の使用が単純であると同

表5-3　音楽―動きの活動と治療目標

活動	治療目的
クライエントに手をつなぐように指示し、輪ができたらセラピストはクライエントの名前とクライエントがしていることを歌う	自己についての覚識、お互いについての覚識、集団の統一
クライエントが歌詞の通りに演じながら、色々なテンポで部屋の中を回る	身体的表現力、空間的バランス、流動性と敏捷性
クライエントが動作のヒントを出し、歌詞を演じる	自己表現、理解力
クライエントにパートナーを選ぶよう指示し、お互いの手を叩き合ったり、腕を振ったり、上げ下げしたりする。足を踏み鳴らし、ぐるっと回ってお互いに顔を見合わせる	身体各部の覚識、仲間の相互作用
再び輪を作り、クライエントに左、前（真中へ）、輪一杯に後ろに、動くように歌で指示する	側方性と方向性
クライエントが音楽の色々なテンポとダイナミクスの変化に合わせて空間を動く	創造性、自主性、自己決定的活動
空間で自由に動いた後、輪に戻って手をつなぎ、活動を終了する	集団の凝集性、音楽の構造によって生まれる構造性の経験

注：選択楽曲は、自己像と仲間の関係性を発展させるためにデザインされた歌詞がついている歌で、多くの異なった動き方（移動、創造的・社会的ダンス）が色々なテンポでできるのに役立つようなものでなければならない。フープ、スカーフ、絵など、非音楽的な用具を使って、創造的な動きを促進したり、多感覚的な刺激を与えたり、理解力を助けたりすることができる。この目的のための楽曲の例は、第6章と第7章を参照のこと。

時に、きわめて複雑な側面でもある。どの要素も一つだけを完全に孤立化させることはできない（たとえばテンポとダイナミクスは、どのような音楽的な表現形式にも本来備わっており、リズムとテンポはある旋律線において分離できない）が、特定の治療目的を達成するために、特殊な要素を強調したり、際立たせたりすることができる。それぞれの要素はそれ自体のユニークな属性や固有性や特性をもっており、集団にそのとき広がっているムードと同時に、個人の情緒状態や身体の状態を反射したり、それらに影響を与えたりするという治療目的のために用いることができる。換言すると、モデラートのテンポでの演奏が、ある個人や集団の行動の反射やマッチングになることもあり、遅いテンポに変えると、それが音楽的にも非音楽的にも、行動の変化に影響するかもしれない。テンポを同じに保ったままダイナミクスを変えると、反応が変わる場合もある。さらにまた、それが即興の曲であれ、既製の曲であれ、音楽にはそれぞれ内在的に優勢な要素があるので、それを用いることができるのである。たとえばブラジルのフォークソング、"Zinga Za"の際立った音楽的特性はそのリズムである。イギリスのフォークソング、"Greensleeves"（Landeck, 1951）の顕著な音楽的側面はメロディである。明らかに公式といったものはない。ただ言うことができるのは、音楽療法士が我々の道具についてますます理解し、調査し、学べば学ぶほど、セラピストは多様な治療目的のために、また変化の作因として特殊な要素を使うにおいて、より臨床的に熟練し、創造的になり得るということである。

以下の論考は、セラピストがそれぞれの要素をそのユニークな属性に基づいて使い得る方法と、考えられ得る治療的効果を示唆している。そこでの意図は、各要素の使用と個人や集団に及ぼす影響についての、なお一層の探究を刺激することにある。この領域にはこれまでそれに値する注意が払われておらず、場合によっては完全に見過ごされてきた。示されている以下の示唆は、セラピスト自身のアイディアと発見のための触媒となるであろう。

音楽の諸要素の使い方は、第6章の処遇のプロセス的方向性を持った記述と、その他の章の挿話に述べられており、またそれらにおいて探求されている。

リズム

リズムは、原動力であり、大宇宙を統制し、秩序づける普遍的な要素であって、大宇宙そのものがリズムなのである。一様な動きを意味するギリシャ語の rhythmos からきた言葉で、弛緩の周期が差し挟まれた規則正しくくり返す拍動、ないしアクセントによって特徴づけられる流れ、あるいは動きである。リズムは大まかに音響の持続時間（長い－短い）に属するすべてと定義される。それは、より

小さな、あるいはより大きな音価のさまざまな配置によって、基本拍節内に形成される無数のパターンを意味する。

　リズムは個人や集団を活性化し、統一し、安定させ、組織化するものとして働く。リズムは有機体に根源的なレベルで働きかけ、身体的に"吸収"されるので、リズムを治療的に用いることは、このポピュレーションを対象にした活動の基礎である。聴覚的なリズムのキューは直接的なフィードバックとなり、それによって個人や集団は、知覚－運動活動を維持したり、粗大運動と微細運動の動きを協応させたりするために、運動反応を調節することができるようになる。言葉をリズム的にパターン化しながら歌ったり詠唱したりすることは、言語化を刺激し、認知的なスキルと学習を全般的に助ける。同じテンポと同じダイナミックレベルで何度も繰り返される強いリズムの脈動には、身体的にも情動的にも安定化の効果がある。

　後者を例証するために、音楽療法室に非常に混乱した騒がしい状態で入ってきた集団が、いつまでも落ち着くことができないという場面を考えてみるとよい。セラピストは直ちに、聴覚的にも視覚的にも元気の良い誇張した力強い弾き方で、その集団のエネルギーのそのときのレベルを反射するようなリズムパターンを繰り返し、元気一杯の演奏をする。この演奏は、その集団が次第に平衡状態に入っていくまで続けられる。その後その集団は、内的・外的な秩序感を得ていく過程で、積極的な参加によって、彼らにエネルギーを集中することができるようさせるために、手を叩くよう指示される。言葉をもつクライエントにも、もたないクライエントにも同等に効果的な、この音楽による非言語的なコミュニケーションは、こうした状態での言語的な命令が脅かし、ないしは無効果であるのに反して脅かしとならず、集団を活気づかせ得る特性をもっている。

メロディ

　メロディはお互いに、ないし全体に関連した音響を、まとまった音楽的なアイディアや本質を表現するような方法で、横方向に配列したもののことである。旋律線、テーマ、調べ（tune）といった言葉は、メロディという言葉と互いに置き換えることができる。歌では音の上昇・下降は歌詞の特質を反映するが、歌詞が旋律線の特質を反映する場合もある。

　旋律線やメロディのリズムパターンは、ムードや感情や情動を定めたり、反映したりする。メロディと話し言葉との自然な結合の故に、メロディやメロディ・フレーズを歌うことは、直接的に発音（phonation）、韻律（prosody）、抑揚（cadence）、イントネーション、音調の変化（inflection）、声の質に影響する。ま

たメロディの流れと音高の変化は、しばしば身体の動きの流れに影響し、人が協応的に動くのを助ける。このことはメロディを痙攣性の脳性麻痺患者や、その身体が緊張して固く、動きに協応性のない多くの精神遅滞者に用いることの特に重要な側面である。

　サンディはこれに当てはまる症例である。彼はいつも頭からつま先まで極端に緊張した姿勢をしていたが、この固さを、軽快なアルペッジョの低音線で演奏されたメロディアスな"Greensleeves"に反応して、目に見えて解放することがよくあった。彼は音楽に合わせて頭と腕を動かすようになるにつれて、最初はメロディに全く関係のない、耳障りな音で声を出すようになった。何度もくり返すうちに（同じセッションと継続するセッションで）、彼の発声はメロディの質と調性に関連するようになった。めったに彼の顔に浮かんだことのないリラックスした微笑みが、この経験が彼にもたらした安寧感の形跡を示していた。

ハーモニー

　ハーモニーは多くの西洋音楽の基礎で、和音として知られる関連した音が同時に鳴り響くことをいう。この要素は、協和と不協和によって、一つの和音のその他の和音に対する関係によって、和音とメロディとの間の関係によって、そして和音における音の数によって、音楽にテクスチャーを作り出す。

　ハーモニーの影響力を探究すると、そこに多くの異なった意味と適用が現われてくる。この要素は多様な音楽的なテクスチャーと効果のために用いられる。ハーモニーは歌唱や楽器の演奏に強く影響し、それを非常に快い音楽経験にする効果をもち得るので、表現力と学習への動機づけを高める。

　さまざまな旋法——長調、短調、ペンタトニックなど——と、音楽的なスタイル、ないしイディオムにおける伴奏／低音線としての和声進行は、音楽の特性に変化を与え、またその結果、それが個人に情動的・身体的に及ぼし得る効果にも変化をもたらす。遅いテンポでのアルペッジョの低音線は調和的な（協応的な）運動反応を引き起こすが、鋭いスタッカートの和声的低音線は刺激が強すぎて、常同的な腕の上げ下げや呼吸の亢進といった反応を引き起こす場合がある。したがってセラピストは、ある要素がもっている効果を選択する際には、賢明で注意深くなければならない。

　メロディとは独立に和声進行を用いる場合には、一つの実例として、ペンタトニックの旋法の和音がクライエントのランダムな発声やリズム楽器での音楽作りを支えるのに、特に有効であることが分かっている。クライエントが共鳴ベルやメタロホーンのバーを選んで鳴らす際（D♭、E♭、G♭、A♭、B♭）、そこには

"間違った"音はあり得ない。セラピストとクライエントは、セラピストがクライエントを受容していることを伝え、クライエントの音楽経験がうまくゆくようにさせる、和声的な音の完全な調和的融合の内にある。

ハーモニーは注意と覚醒のためにも使われる。もしクライエントの注意力が落ちたり、自閉的な状態に退いて行ったならば、不協和音のハーモニー——多分演奏されている協和音のハーモニーと対照的な、突然の不協和音——が、生き生きとした現在にそのクライエントを連れ戻すことができる。

音高

音高は音の高さないし低さである。これは音、特に楽音の特性で、それを作り出す音波の周波数、すなわち1秒あたりの一定の振動数によって決まる。

非常に高いところから非常に低いところへ、また非常に低いところから非常に高いところまでの音高の大まかなコントラストは、聴覚的な弁別力を発達させたり、注意を引いたり（覚醒）、またふさわしい場合には、方向性（上と下）に働きかけたりするのに使われる。この方向性に働きかける場合の例として、両極端の音高によって刺激される運動的な活動には、高い音に対して腕と体を上に持ち上げ、低い音に対して床にかがむというのがある。たとえ高い、低いの概念が理解されていなくとも、高い音や低い音の生理的な効果は、聴覚的な知覚力を高める精神運動的な活動によって経験される。（下方・上方の概念を強化するために、高い音を歌ったり、鍵盤で高い音域の音を弾いたときに腕と体を上方に持ち上げさせ、低い音を歌ったり、低い音域の音を弾いたときに腕と体を下げさせてもよい。）

音高は話し言葉を改善するために治療的に用いられる。これは言葉があったり、個別的な単語を使うことができる精神遅滞、脳性麻痺、自閉症のクライエントのための処遇の、特に重要な領域である。彼らの声の質は鼻音で、ざらざらしていたり、声がイントネーション、音調の変化、抑揚（プロソディ）のない、一本調子なものであったりすることが非常に多い。こうした状態に働きかける方法の一つに音高を変化させるやり方があり、それは二つ以上のシラブルの言葉（hello, goodbye, あるいは その人の名前など）に上昇と下降の三度や五度音程で抑揚をつけることから始められる。メロディのセクションで論じられた旋律線の音高の上昇・下降は、声の快い質と話し言葉の流動性をさらに発達させる、音高の治療的な使用の発展である。

テンポ

　テンポは音楽の速さの度合いである。テンポの段階はprestissimo（できるだけ速く）からaddagio（非常に遅く）までの範囲に及ぶ。それぞれの人は内的なテンポをもっている。セラピストは初回の面接の際にその人のペースを観察し、それに自分の調子を合わせる。時にはこの内的なテンポは、特にもしその人がそのスペクトルのどちらかの極端、すなわち寡動（hypoactive）か多動（hyperactive）の状態にある場合には、すぐ明らかになる。その人のエネルギー・レベルを高めたり、低めたりする活動では（この両極端は機能と発達とに支障を来たす）、セラピストは、音楽的刺激とその人のエネルギーのアウトプットとの間の終局的な関係性の形式に変化をもたらす手段の一つとして、テンポを用いる。寡動な人は、一度ペースの加速を経験すると、動機づけられ、活気づけられて、自発的な行動をするようになることがある。逆に、多動な人は一度減速を経験すると、それまででたらめに放散されていたエネルギーを結集させて、それをコントロールすることができるようになる場合がある。

　聴覚的知覚や知覚－運動的な活動のためにテンポを使う場合には、最初に非常に遅いから非常に速いまでの大まかなコントラストが使われる。特に中度と高度の機能性をもつ人の場合には、徐々により微妙な変化への発展がある。この一例には汽車の動きをドラマ化した活動があり、この活動では歌の歌詞がその曲のテンポを表わしていて、駅をゆっくりと出発して段々速くなり（accelerando）、今度は段々遅くなっていき（ritardando）、やがて汽車が止まる。もう一つの例は言葉の発音で、そのペースを大げさにゆっくりさせ、一定期間のセッションのたびにスピードアップして、より自然な流れを刺激するやり方がある。また、流動性と敏捷性を発達させるために、テンポをその人の状態と能力の変化に比例させてステップ・アップすることもできる。テンポを用いる場合の柔軟性は、生演奏の音楽を使うことでのみ可能になる。

ダイナミクス

　ダイナミクスとは音量——大きいないし小さい——のバリエーションとコントラストの度合いのことで、fortissimo（非常に大きく）とpianissimo（非常に小さく）の両極端の間の多くの段階を意味する。ダイナミックレベル（音量）の変化は、人の情緒状態やムードだけでなく、聴覚的な知覚能力や、音の弁別を必要とする知覚－運動課題を遂行する能力に心理的・生理的な効果を及ぼす。テンポの大まかな変化の場合と同じように、非常に大きいから非常に小さいまでと、非常

に小さいから非常に大きいまでのダイナミクスの大まかな変化は、聴覚的知覚を通して覚識を目覚めさせるための基礎を据える際の、最初のステップの一つである。このポピュレーションの重複障害者を相手にする場合、セラピストはある状態によって特別な注意が必要となるということを理解しなければならない。たとえば、視覚障害者や聴覚障害者、自閉症児（自閉症児の特徴の一つは"精神盲"をもつことであるとされることがある）は、その聴覚の極度な鋭敏さ（super-acuity）や感受性のために、大きな音楽的刺激を恐れて萎縮することがある。したがってここでもまた、どぎつい調子の声よりも、ささやき声の方がより注意を引くことが多いということを知っているセラピストならば、注意行動を高めるために歌を非常に静かに歌う。

　テンポの使用のところで述べられたことの多くが、特に運動反応、声の質（イントネーション、音調の変化、プロソディ）、感情反応とその状態、調整への影響の面で、ダイナミクスの使用にも当てはまる。音量の漸次的な増大（crescendo）は、覚醒や音と話し言葉に対する受容性を高めるのに用いられる。音量の増大と減少（decrescendo）を交互に用いる方法は、音響レベルの変化によって覚識を拡大し、高めることを目的とした音楽的な工夫である。

音色

　音色（timbre, tone color）は、人間の声も含めて、一つの楽器を他の楽器から区別する音の独特な性質と定義される。これは音を出す者と、その音がその人の中で共鳴する者の両者の、感覚的で振動的な経験の基礎である。音色には聴覚的な知覚と聴覚的弁別を発達させる、直接的な適用性がある。ベルとドラムのような二つの簡単なリズム楽器の区別ができることが、環境についての覚識を目覚めさせる最初のステップである。リズム楽器やその他の楽器を識別し同定させる（その名前を言う、指差す、見る、フラッシュカードの絵と組み合わせる）ことは、より高度なレベルの聴覚的知覚を発達させることを目的とした試みである。このレベルは、環境音（電話のベル、車の警笛など）といろいろな人の声とを弁別し、認識する能力に転移し得るもので、結果的には人間的な環境や、それ以外の環境に対する感受性と反応性を高めることにつながる。

　楽器の音色の生理的・心理的効果については探究が必要である。セラピストにとってきわめて重要なのは、特定の種類の楽器——弦、打、吹奏楽器——がある人にはアッピールし、その結果注意を覚醒する手段になり得るということを理解することである。カルロとの経験がこのことを特に例証している。セラピストは彼とのアイ・コンタクトを発展させるということを目標にして、このコンタクト

を樹立するさまざまな方法を探求していた。フルートの音色が彼が反応した最初の楽音であった。彼はこの楽器の浸透するような振動音を浴びる以前は、彼の周囲と、すぐ間近な環境の人間に気がついていないようであった。セラピストが演奏しながら彼の方にかがみ込んで、彼をまっすぐ見つめると、彼は見上げて、最初はその音源に、次いでセラピストの顔に目の焦点を合わせ、その次ぎにはセラピストの目をまっすぐ覗き込んだ。このアイ・コンタクトはクライエントとセラピストとの間の、最初の明確なコンタクトを表わしていた。

歌詞

　歌詞を要素の一つに入れたのは、歌詞は歌に重点を置いた療法では、その分かち難い不可欠な部分だからである。歌詞は、指示概念（referent）として、情動の解放と、経験や感情の想起のための有力な触媒であり、理解力、話し言葉、イマジネーションを刺激する手段である。歌詞はある特定の歌やチャントに作詩されたものを使うこともでき、クライエントのそのときのニーズに応じた特殊な治療目的のために、セラピストが即席に作ることも可能である。歌詞はクライエントの方から自発的に出てきたり、セラピストによって促されることもある。

　歌詞——作詩、改作、即席のいずれのかたちで用いられようと——は、覚識の連続体の理念に基礎を置く音楽療法の三つの主要な戦略、すなわち「反射」、「確認」、「私たちのコンタクト・ソング」に欠かすことができない。歌詞は音響と結びつけられると、それが認知的に理解されようと、純粋に感覚的なレベルで経験されようと、覚識への直接的な進路になり得る。セラピストがどのように歌詞の特質を音楽的に生き生きと伝えるかが、最も低い機能性から最も高い機能性のクライエントに及ぼす歌詞の効果の鍵となる。歌詞をさまざまに用いることには、このポピュレーションにとって特別な意義、適用性、有効性がある。

結論

　音楽について知っているだけであったり、音楽の力について知っているだけであったりでは十分ではない。我々はこの力を治療的な目的に貢献する形で表出し、伝えることができなければならない。どのようなイディオムやスタイルの音楽——クラシック、フォーク、エスニック、ジャズ、ロック——であれ、音楽療法のセッションは構造化された楽音に富んでいなければならない。我々は我々の治

療道具と同時に、治療中の人のニーズを満たし、反射する音楽的な感受性、敏感さ、表現力を兼ね備えた自分自身を使うことができなければならない。このことは、セラピストは声や楽器の表現様式によってだけでなく、身体の動きによって自分自身を音楽的に生き生きと表現するということを意味する。十分な関わりをもつセラピストは、クライエントとの共同経験に積極的に参加しつつ、クライエントとともに、またクライエントの中で必ず自由に動くはずである。

　もう一歩先に進むと、我々は音楽の力を表出し、伝えることができなければならないということを知っているだけでは十分でなくなる。我々は臨床的な目的のために音楽を即興することができ、注意深く選択された音楽素材の幅広いレパートリーをもっていなければならない。臨床的に即興された音楽と同時に、既成の音楽も任意に使うことができ、それを何度も繰り返される治療的な音楽活動の基礎として、変化や調整を加えたり、あるいは加えることなく使うことができる。どんな音楽のカテゴリーであれ、またどんな楽器でであれ、セラピストは自分自身を自在に、自信をもって表現することができなければならない。印刷された楽譜や楽器が、セラピストとクライエントの間を阻むようなことがあっては決してならない。

　最後に、音楽療法による処遇は基本的な点で他の療法と異なると言うだけでは十分ではない。ここで伝えたいことの肝要な点は、この差違の根本的な理由である。この治療形式自体の健康付与的性質（health-giving nature）が、処遇に総合的な方向性を与えている。主導的な音楽療法士たちが認めているように、この方向性は健康性（wellness）——身体的・情緒的・精神的自己の全体性の最適な状態（an optimal state of wholeness of the physical, emotional, and mental self）——である。要するに、音楽療法は人の病気にではなく、健康性に努力を注ぐ。表現を求めて絶えず上に伸び、前に押し進もうとするのは我々の健康な部分である。すべてのレベルの人々は、それに気がついていようといまいと、よりよい気分でいること、知ること、学ぶこと、満足感を経験すること、自分自身の内部で、また他人と調和し一致していることを求めて努力している。ちょうど我々がその中にいっぱいの可能性が埋め込まれている実生の植物を育むのと同じように、我々は我々の中の"成長可能な（growable）"ものは何であれ、それを育てなければならない。

第6章
臨床実践：プロセス指向型音楽療法の実際

Special person, sing with me,　　　　　　さあ、一緒に歌いましょう
Special person, sing with me,　　　　　　さあ、一緒に歌いましょう
Sing with a sound that is clear and bright,　元気で明るい声出して
Sing with me...　　　　　　　　　　　　一緒に歌いましょう

Special person, beat your drum,　　　　　ドラムをたたいてみましょうか
Special person, beat your drum,　　　　　ドラムをたたいてみましょうか
Beat a rhythm that for you is right,　　　あなたの好きなリズムをつけて
Beat your drum...　　　　　　　　　　　ドラムをたたいてみましょうか

Special person, move with me,　　　　　　さあ、一緒におどりましょう
Specail person, move with me,　　　　　　さあ、一緒におどりましょう
Move to the music with joy and light,　　音に合わせて楽しく軽く
Move with me...　　　　　　　　　　　　一緒におどりましょう

はじめに

　本章では、プロセス指向型音楽療法の治療形態を紹介しながら、発達障害の人々が通常もっているさまざまな症状、行動上の障害、状況について述べる。ここでの状況とは、主として、多様な病因をもつ精神遅滞についての詳しい状態のことである。また、自己、他者、環境に対する覚識の発達を通して、いかに心身の諸機能や行動面に肯定的な変化が起こるかということについても述べる。紹介する事例には、1回のセッションにおけるプロセスを集中的に描写したものと、ある一定期間のセッションを継続的に追ったものとがある。それらは、（a）集団療法の中の個人、（b）集団療法、（c）個人療法、の3種類に分類している。それ

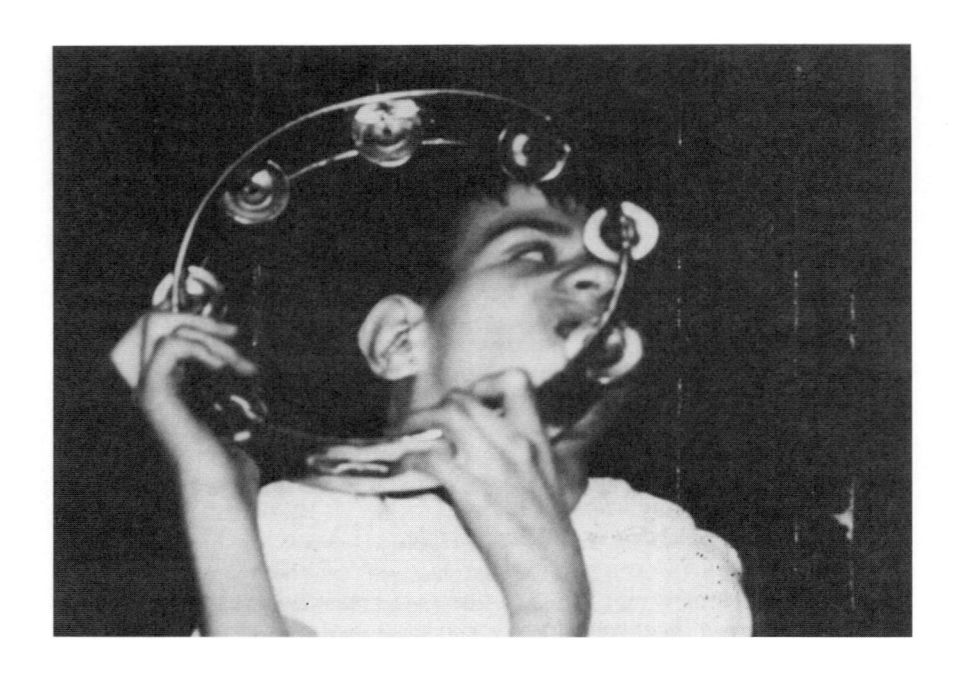

ぞれの事例は、音楽療法の方策や技法をどのように適用したかということだけでなく、音楽療法プロセスそのものに、さまざまな側面や次元があることがわかるよう記述している。それらをまとめると次のようになる。

- (a) 療法的音楽活動の発展。前もって計画した考えや特別に工夫したことからの発展と、「いま・ここで」の状況からの発展。
- (b) 長期目標や短期目的（小目標）を達成するために、どのように音楽を選び、音楽の要素を活用したかの理由。
- (c) 治療的関係を確立し、維持するにあたっての、セラピーの段階。プロセスが深まるにつれて、またクライエントが自分の行動や周囲の環境に対する統制力を獲得するにつれて、自己の感覚は強化され、生きている感覚は広がってゆく。

セッションのテープ録音から起こした会話も、以下の記述にときどき加えている。そうすることによって、治療がどのようにクライエントに影響を与えているかを強調でき、セッションの印象を鮮明にすることもできる。各事例は、以下のような項目にしたがって特徴をまとめながら描写する。

- 長期目標
- 療法的音楽活動の諸形態（音楽活動の形態）
- 音楽の要素
- リズム楽器をはじめとする楽器の種類（使用楽器）
- 音楽関連の素材
- 音楽以外の素材
- 方策と技法

事例の紹介

集団療法の中の個人

● **エマニュエル D.　18歳6ヶ月**
重度から最重度にまたがる精神遅滞
病因：小頭症（原因不明の慢性的非進行的脳症）

長期目標：自己に対する気づきの覚醒、注意行動力の向上、自傷・他傷行為の減少、コミュニケーションスキルの発達
音楽活動の形態：歌うこと、楽器演奏
音楽の要素：リズム、テンポ、メロディ、音高、音色
使用楽器：コンガドラム、マラカス、テンプルブロック、クラベス、ピアノ（セラピストおよびクライエントが使用）
音楽関連の素材：臨床的即興演奏、"Emanuel"（「エマニュエル」、コンタクトソングとして）、"The Merry Old Land of Oz"
音楽以外の素材：フープ、鏡
方策と技法：反射（reflection）、確認（identification）、コンタクトソング（our contact song）、身体接触およびジェスチャーによる合図、活動や音楽刺激の速度合わせ、誇張した歌詞の発音、身体動作のモデリング、問いと応答の形式（call-and-response）による歌唱、音節／単語に合わせた一連の動作、適切な動きとともに使う動作をあらわす単語

エマニュエルは、6人兄弟の末っ子である。誕生時の体重は7ポンド5オンスで、誕生後しばらくは問題がないようだったが、発達指標に遅れが出てきた。9ヶ月で寝返り、1歳で首が座り、2歳半で自座が可能となった。4歳6ヶ月のとき、弱々しくぎこちない足どりで歩き始めた。聴力は正常範囲内で、発声器官にも異常はなかったが、言語発達が見られなかった。5歳時の発達検査（The Vineland Social Maturity Scale）では精神年齢が18ヶ月と判定された。神経学的知見によると、精神運動機能の著しい遅滞が、成長の遅れの理由ということであった。精神遅滞の人々は概して、自分の生活や環境への統制力がきわめて弱い。生活に則した意見をもつことは、すべての人間に存在する確固たる要求である。彼らがよい方法で自己のニーズを表現する機会をもたなければ、彼らの行動は自己に対しても他者に対しても破壊的になるだろう。

　セラピーを開始したころ、エマニュエルは人を引っかく虐待的行動と、トリコティロマニア（trichotillomania；自分の髪の毛を抜く）の自傷行動を示した。十分な意志疎通ができないことから欲求不満が重なって爆発すると、ひどく攻撃的な行動を起こした。おとなを殴るというような暴力的な行動もあった。音楽療法の部屋では、椅子を投げとばしたり、お気に入りのコンガドラムを蹴り倒したりすることもあった。可能なかぎりの意思疎通や表現の道すじが開かれることが、いまのエマニュエルにとって最も必要であることは明らかだった。そこで学際治療チームの話し合いで、身ぶり手ぶりや前言語的なコミュニケーションのスキルを発達させるという長期目標を設定した。エマニュエルは、週2回、各30分のグループセッションを受けることになった。メンバーは、エマニュエルがいつも授業を一緒に受けているクラスメートと合わせて5名である。

　エマニュエルとの接触は、「エマニュエル"Emanuel"」という即興の歌で開始した。（**譜例6-1**参照）

　　　Emanuel, Emanuel, I'm here with you,
　　　Emanuel, Emanuel, I'm here with you.

　　　Emanuel, Emanuel, do you see me?
　　　Emanuel, Emanuel, I'm looking at you.

　　　Emanuel, Emanuel, do you hear me?
　　　Emanuel, Emanuel, I'm singing to you.

譜例6-1　Emanuel

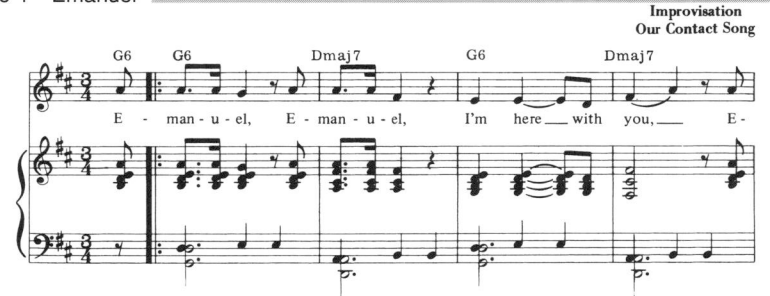

Improvisation
Our Contact Song

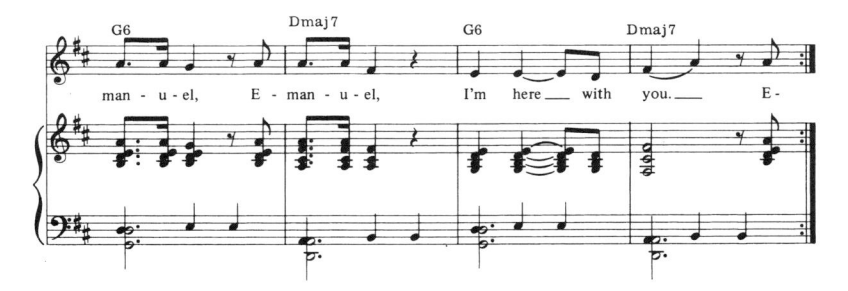

Note: Improvise words, adjusting rhythmic patterns to here-and-now person, situations, and therapeutic purposes. For example:

Emanuel, Emanuel, do you see me?
Emanuel, Emanuel, I'm looking at you.

Emanuel, Emanuel, do you hear me?
Emanuel, Emanuel, I'm singing to you.

Emanuel, Emanuel, we're here together,
Emanuel, Emanuel, Emanuel and Edi.

Source: © Adapted from a clinical improvisation by Michael Stocker (music therapy intern, 1980).

第6章　臨床実践：プロセス指向型音楽療法の実際

セラピストは、エマニュエルの覚醒を喚起し、注意力を発達させる方法をいろいろ試した。フープや鏡を差し出しても彼は使ってみようとはしなかった。"一見したところ"周囲の状況に気づいていないようであった。しかし、こうしたものに手を伸ばしては、ぞんざいに振り払っていた。

　3ヶ月目のあるセッションで、我々のコンタクトソングである「エマニュエル」を演奏し歌っていたとき、エマニュエルは、大きな青色のコンガドラムに目を止めた（このコンガドラムは彼の椅子の近くにあって、セラピストがリズムをつけて歌うのに使っていた）。エマニュエルはそれを引き寄せるようにして右手でたたいた。セラピストは、エマニュエルの音を反射して、同じようにコンガドラムをたたいた。左手はピアノで和音伴奏を止めず、また歌も歌い続けた。エマニュエルの体は前後に揺れ、顔はみるみる生気に満ちてきた。そして、この新しく発見した達成感に満足した様子で、胸を張った。セラピストは、グループの全員に向かって、エマニュエルがドラムをたたいたことをていねいに話し、彼が行なったことを確認した。この歌を歌うときには、エマニュエルにとって最初の自発的参加のきっかけとなったリズム楽器の演奏がかならず行なわれるようになった。

　エマニュエルは、その次のセッションにセラピーの部屋に入ってきたとき、あの大きな青色のコンガドラムは自分のものと主張する様子で、ピアノのすぐそばの椅子に静かに腰かけた。コンガドラムはエマニュエルの両脚のあいだにすっぽりとおさまった。そして彼は待った。

　エマニュエルは、グループによるリズム楽器演奏に参加するのをたいへん気に入り始めた。両手を交互に使って、安定した力強い音でコンガドラムをたたき、拍の動きを感じながら、勇壮なリズムをもった音楽に合わせられるようになった。セラピーでは、これらの動きを、声や身ぶり手ぶりによる表現のきっかけとして使い、**彼の青いコンガドラムをたたく動作とともに、声で意識的に表現すること**を刺激するよう進めることにした。

　セラピストは、グループのニーズと彼のニーズのどちらをも満たす音楽素材を探した。エマニュエルは、セラピストが「オズの魔法使い "The Merry Old Land of Oz"」（Harburg & Arlen, 1966）を歌うと、セラピストの唇をじっと見つめ、ひとつひとつの言葉を誇張しながらはっきりと発音して歌っているセラピストをまねようとしているかのように、自分の唇を動かしていた。彼は腕を上から振りおろし、「ハ、ハ、ハアア、ホ、ホ、ホオオ、"Ha-ha-haaaa, ho-ho-hoooo"」という歌のリズムパターンをつかんで、ドラムをたたいた。同時に唇も動かしたが、声は出なかった。ドラムを打つ音だけが響いた。

それから3回あとのセッションで、エマニュエルはまたドラムのところに身を落ち着けた。しかしこれまでと違うのは、いまやなじみになった「オズの魔法使い」を聞くと、首をまっすぐにしてセラピストの唇をしっかり見つめ、そして全身の力をこめて"Haaaa"という声をタイミングよく発したことだ。エマニュエルは意気揚々としていた。これはエマニュエルにとってはじめての、はっきりとした、そして意志のこもった声であった。
　この音節をくり返し発して、そのあとセラピストのまねをして「ホオオ"hoooo"」と言えたときには、エマニュエルは笑いを爆発させ、全身をゆすって喜びをあらわした。エマニュエルはこの二種類の声（"ha"と"ho"）と笑い声とを関連づけようとしているようだった。意図的な発声から生まれたこの情緒的満足によって、エマニュエルは変わっていった。初期のセッションでは、ほとんどいつも、テンポや強さを変えずにドラムをたたき続けるという、ロボットのように同一なやり方で音楽的な刺激に反応していた。しかしいまやエマニュエルは、自発性の高まりと同時に、変化や多様性に対する覚識も高まってきた。
　その後数ヶ月がたち、関係の基盤となっている「オズの魔法使い」を使いながら、さらにコミュニケーションスキルを発達させる方法が考えられた。それは、オルフ・シュールヴェルク（動きを発声や話言葉と結合することによって音楽を経験するメソッド）を適用することであった。変化をともなう連続的な動きを導入することによって、動作のレパートリーを広げ、また自閉症的な同一性に対する欲求から解放しようとした。（固執的な行動は、いつも同じ席に座りたい、同じ楽器を演奏したい、同じTシャツを着たいというような主張となってあらわれた）。
　グループの他の子どもたちには、発声や言語の能力にばらつきがあった。歌詞の中の単語だけをいくつか言えるだけの子どもや、ひとまとまりのフレーズまで歌える子どもたちなど、さまざまであった。しかしグループの全員が、動きの表現と声の表現が絡み合うように考えられた連続的な動きには、各人の能力に見合った参加をすることができた。

　　　Ha-ha-haaa（左方で手をたたく）
　　　Ho-ho-hooo（右方で手をたたく）
　　　And a couple of tra-lalaaaas（手を左右交互に使ってひざをたたく）
　　　That's how we laugh the day a-waaaay（足を交互に踏みならす）
　　　In the merry old land of Ozzzz（胸の前で両手をぐるぐる回す）

　エマニュエルは、セラピストがha, ho, laと歌うのに合わせて同じように声を出

しながら、徐々にあらゆる動きを模倣できるようになってきた。熱中して声を発し、歌が終わるまで動作を続けた。また、グループとしての活動に加わる意志を強めていった。

　セラピストは、エマニュエルに、クラベス、テンプルブロック、マラカスを呈示した。エマニュエルは、ときにはためらいながら、ときにはいやいやながらそれらを受け入れた。しかし、ドラムがいちばんのお気に入りであることに変わりはなかった。そこでセラピストは、自分が呈示した二つの楽器のうちのどちらかひとつだけを選ぶよう、エマニュエルに仕向けていった。

　両極端の高い音と低い音を使って、セラピストがピアノを弾くアクションソング（訳注：歌詞の内容に合わせた動きをしながら歌う歌）において、エマニュエルは、「上に"up"」という言葉の響きと腕を大きく上にあげる動作を、また「下に"down"」という言葉と体を低くかがめる動作とを一致させた。

　エマニュエルは、体を大きく動かしながら、動きと声の統合を経験をした。その経験は、言葉の意味を想起することを促進した（たとえば、「歩く」「走る」「飛ぶ」など）。

　エマニュエルの努力をたえず認めることや同化するための時間、そして同じ行動をくり返すことは、声や身ぶり手ぶりを使う能力や動機づけを育むプロセスには不可欠であった。機能語が作用してくるにつれて、エマニュエルは、欲求や願望を伝えるために、声や身ぶりを使い始めた。意思伝達の言語を発達させることはないだろうが、動作や声によるコミュニケーション手段から引き出される情緒の発散は、エマニュエルの行動によい結果を及ぼした。自分の欲求や願望が人に理解されていることがわかると、激しい欲求不満を感じることが少なくなった。また、さまざまなリズム楽器を受け入れたり、グループ内での「音楽－動き」の活動に積極的に参加したりすることによって、常同行動や攻撃行動が減少した。

　勉強を担当する教師や入居施設の責任者からの報告は、これらの活動を高く評価していた。発声や機能語を時々ともなっての、身ぶり手ぶりを通して自分を理解してもらおうとする試みは、ますます頻繁になるとともに、相手によく伝わるものになっていった。

●イルマ N.　20歳

　重度精神遅滞
　病因：結節硬化症（顔面および体幹）
　　　長期目標：注意行動力の促進、反抗的／妨害的行動の減少
　　　音楽活動の形態：歌うこと／チャントすること、楽器演奏、「音楽－動き」

音楽の要素：メロディ、ハーモニー、テンポ、ダイナミクス、ピッチ、歌詞の内容
　使用楽器：タンバリン、ハンドベル、ハンドシンバル
　音楽関連の素材：臨床即興演奏"Go to Sleep, My Dear."
　音楽以外の素材：指人形、スカーフ
　方策と技法：反射、確認、手に手を添えるアシスト（hand-over hand assistance）、タイミングや速度あわせ（pacing and tempo adjustments）

　セラピーの開始当初、イルマの行動は、敵意に満ちてしばしば手に負えないものであった。突然とり乱して自分の服を引きちぎったり、激しい勢いで手足を振り回したり、壁に自分の頭を打ちつけたりした。
　アセスメントを実施するなかで、イルマはわけもなく気分が極端に変化することがわかった。顔つきも、平板で鈍い表情から、生き生きとした覚醒状態まで極端に変化した。後者の場合には換気亢進を起こすことがよくあった。
　音楽が人におよぼす影響を理解するにあたって、セラピストは、音楽はよい気分だけではなく否定的な感情も呼び起こすことをわかっていなければならない。理由として次のようなものがあげられる。

- 音楽や歌詞は、不快な経験や悲痛な経験と結びついているかもしれない。
- 音楽の種類が、その場の状況にふさわしくないかもしれない。
- 音楽は、人に過度の刺激を与え、音楽が生み出す不快な気分だけでなく、よい気分にさえも耐えられなくするかもしれない。
- 人は常に、あるいは一時的な気分により、否定的思考状態にあるかもしれない。
- ある程度以上の音の高さや強さを超えると、耐えることが難しくなる。
- 人は、なじみのない音楽を受け入れることができないかもしれない。
- ある種の音楽的慣用句や様式は、拒絶されることがある。

　イルマの場合、敵対的な行動様式はきわめて根強く浸透しており、音楽に影響されてわき起こる自分の感情にも圧倒されるようだった。しかし、これまでとぎれることのなかった否定的思考傾向が弱まってくるときがあった。それは、イルマが気に入った音楽に対して「よい」気分で反応することができたときだった。
　最初の1ヶ月のあいだ、イルマは週1回30分の個人セッションと、同じく週1回30分のクラスメートとのグループセッションを受けた。最初の個人セッショ

ンで、イルマはセラピストと接触することを一切拒絶し、セラピストに殴りかかったりひっかいたり、セラピストを猛烈に蹴ったりもした。また、セラピストが演奏したり歌ったりすると、椅子に体をうずめ、両手で耳をふさぎ目を閉じることもたびたびあった。セッションを続けていくうちに、内にこもるか、あるいはあからさまに反抗しながらも、ときどきセラピストを盗み見するような視線を送ることがあった。それに続いて換気亢進状態になると、セラピストに背を向けて自分の服を引きちぎり始めた。セラピストが次のような言葉に節をつけて口ずさむとき、イルマは落ち着いた。

Irma doesn't want to sing or play,	イルマは音楽なんてしたくないのね
And that's okay.	それでもいいのよ
Irma doesn't want to sing or play,	イルマは音楽なんてしたくないのね
Maybe she will on another day,	でもしたくなるかも
On another day.	いつかはね
Not today, not today.	いまじゃなくて　いまじゃなくて

　イルマは、セラピストの声の調子や態度から、あるいは平穏な雰囲気をかもし出す反復的なリズムのチャントから、あるいはそれらすべての要素を統合したものから、自分が受け入れられているということを、ある程度理解した。イルマは、チャントに合わせて体を前後に揺すり始めた。セラピストは用心深くイルマに近づき、手を取ってできるだけ優しく握りながら、二人で一緒に前後左右に揺れた。上向きのかすかな動きに合わせて、二人はつないだ手を揺らし、一緒に前後に揺れながら立ち上がった。そのときセラピストは、次の歌を歌うことによって、イルマのしていることをなぞるように確認した。

Irma is swinging her arms,	イルマの手が揺れてます
Back and forth, back and forth,	うしろにまえに　うしろにまえに
Irma is swinging her arms,	イルマの手が揺れてます
Back and forth.	うしろにまえに
We are swinging our arms,	二人の手が揺れてます
Back and forth together,	うしろにまえに一緒にね
We are swinging our arms,	二人の手が揺れてます
Back and forth together.	うしろにまえに一緒にね

イルマは「されるがまま」になっていたが、それでも、セラピーの初期のころに示していた拒絶的な行動に比べると、明らかな進歩であった。
　何回ものセッションを経て、イルマにようやく積極性が見られるようになってきた。あるグループセッションで、イルマは煽動的な行動をエスカレートさせて、手の施しようのないほどのかんしゃくを起こした。アシスタントがイルマと一緒に座り、セラピストの方はイルマをリラックスさせるために、緩やかに流れるようなメロディラインと催眠的なリズムパターンをもつ子守歌をピアノで弾いた。アシスタントはセラピストから指示を受けて、イルマの手を（やさしくそっと）とって一緒に体を前後に揺すり、セラピストの歌に合わせてハミングした。セラピストが歌っていたのは（もともとは即興でつくった）"Go to Sleep, My Dear"（Boxill, 1976, side 2, band1）である（**譜例6-2**次頁参照）。セラピストは、イルマを注意深く見守りながら、ゆっくりと安定した、眠りを誘うようなアルペジオの伴奏をつけてこの歌を弾いていた。するとしばらくして、イルマから声が出ていることに気がついた。しわがれ声の、持続低音を思わせるハミングであった。**これこそイルマが音楽に反応した最初の声であった。**セラピストは、同じ音程で、即座にそのしわがれ声のハミングを反射した。周りの刺激を避けるような座ったイルマの目つきは、セラピストの方を見るまなざしへと変わった。全身の緊張もかすかにゆるんだようだった。ひとつの「和音」がイルマをとらえていたのだ。"go to sleep, my dear" は次のように変化した。

　　　　Irma, Irma,
　　　　Sing with me, my dear,
　　　　Sing with me, Irma,
　　　　Sing with me, my dear.

　　　　Mmmmmmm, mmmmmmm,
　　　　Mmmmmmm, mmmmmmm,
　　　　Mmmmmmm, mmmmmmm,
　　　　Sing with me, my dear.

　セラピストとアシスタントたち（音楽療法インターン生とアシスタントの二人）は、グループ全体を「音楽－動き」の活動へと導き、ハミングしたり、体を音楽

譜例6-2　Go to Sleep, My Dear

Words and Music by
EDITH HILLMAN BOXILL

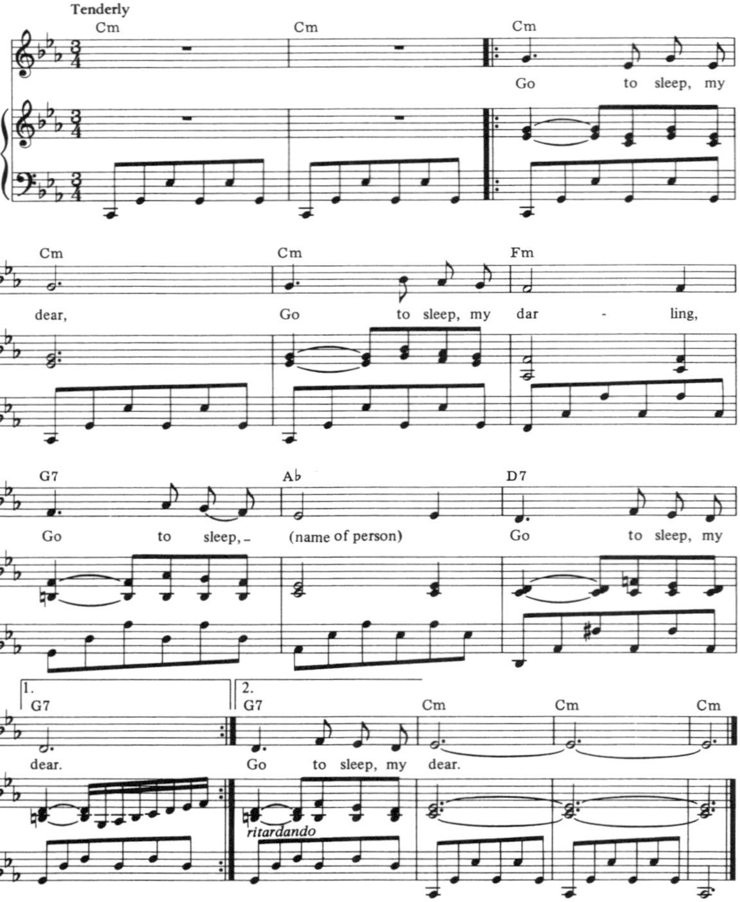

*If sung for a group, substitute word "everyone."
Source: © Edith Hillman Boxill, 1975.

に合わせて揺らす活動をはじめた。部屋全体がなごやかな雰囲気となってきた。2ヶ月後、イルマは週に2回、集団療法に参加した（個人セッションは中断された）。

セラピストはケース会議の席で、イルマの反抗的な様子はかなり減少し、手に手を添えるアシストを許すようになったと報告した。イルマはまた、ハンドベル、タンバリン、ハンドシンバルなどのリズム楽器を受け入れ、適切に使うようになっていた。さらに、注意力も長く持続するようになった。

イルマは、セラピストとのアイコンタクトを頻繁に行なうようになり、音楽に合わせてハミングし、とくに "Day by Day"（Boxill, 1976, side 1, band 2）などお気に入りの歌では、歌詞の中の単語を歌うことさえあった。グループで輪になって歌ゲームをするときには、まだ自分の椅子から離れることを拒んでいたが、輪がイルマの周りにできると加わることもあった。また、かんしゃくを起こすことが少なくなるにつれて、人をひっかく行為が減少した。換気亢進については、起こる回数が減り、程度も軽くなった。いまやイルマは、音楽に対する反応としての快い感情に、確かにもちこたえられるようになった。そして、自己や他者への気づきが高まるにつれて、グループに自発的に参加する意志も高まった。

学際治療チームの他のメンバーはみな、イルマが継続的に治療を受けていることを確認し合った。その結果、イルマは、色や形を合わせることや、身の回りにあるものを正しく認識することなどの、職業教育を受けるために必要な基礎能力を確実に身につけ、また袋詰めなどの微細運動をともなう作業をこなすようになった。

音楽療法の次のステップは、「音楽－動き」の活動に参加できる力を高めて、拒絶的な行動をさらに減じることだった。また、身体動作の種類やその能力を高める目標も治療プランに加えられた。

●ペリー G. 29歳
中等度精神遅滞
病因：新生児期の著しい脳損傷
　　長期目標：協応動作（coordination）（訳注：筋肉運動の諸機能と作用の調整）の向上、発音の上達
　　音楽活動の形態：歌うこと/チャントすること、楽器演奏
　　音楽要素：リズム、メロディ、テンポ、ダイナミクス、ピッチ、歌詞の内容

使用楽器：ティンパニドラム（改造マレットを使用）
　　音楽関連の素材：臨床的即興演奏、"Guantanamera" "Kum Ba Ya"
　　音楽以外の素材：プラスチックのフープ
　　方策と技法：反射。コンタクトソングについて、1行ずつ歌う、問いと応答の形式で歌う、タイミングや速さを調整する、抑揚を誇張して歌詞を発音する。

　ペリーは車椅子生活を送っており、左手の自由のきかない片マヒである。構音障害があるため、話し方が明瞭でない。体が不自由であることをたいへん気にしており、全身の協応動作がうまくいかないことに苦しんで引きこもりがちだった。実際、体の多くの機能が思うように動かないために、殻にとじこもって身を守るという状態がずっと続いていた。ペリーがいやいやながら承知したアセスメントにおいて、ペリーの聴覚能力と身体反応をおこす能力とのあいだに不一致があることがわかった。ペリー自身にさえやる気があれば、音楽療法の経験から恩恵を受けられることは明らかだった。セラピストがその機会を提供すれば、ペリーが自分自身でそれを「証明する」だろう。

　セラピストは、クライエントの音や動きを反射し、それに合わせることによって、二者間の同調性を生み出す。音響学の用語を借りると、「同調的共鳴（sympathetic resonance）」と表現できる。クライエントと調和できるセラピストは、クライエントと共鳴する。それは、二人のバイオリニストの調弦が一致していると、共鳴してバイブレーションを起こすのと同じ原理である。ペリーとのセラピーではまさにこのことが起こったのだ。

　セッションを始めるにあたって、セラピストが近づいて誘うと、ペリーは首をふって拒否した。「ノー "noooo"」というしわがれ声と、いやいやと左手をふる動作も加わった。閉じたままの目が、拒否の態度をいっそう強めていた。ペリーには個人セッションがふさわしかったが、一人で音楽療法の部屋に連れて行かれることをいやがった。そこで、グループセッションに気分よく参加してもらい、一緒に生活している施設の仲間たちとの交流ができるようにした。実際、これはよい選択であった。ペリーは少なくともセッションに出席する意志は見せた。

　最初と2回目のセッションでは、ペリーは何もせず、ただ状況を見ていた。セラピストは、彼の拒否的行動を受け入れてあえてそのままにしておき、グループ活動にひき入れようとする働きかけをまったく行なわなかった。マレットをのせたティンパニをペリーの目の前に置いても、それを使うかどうかはペリー自身の選択にまかせておいた。

3回目のセッションで、ペリーは、グループがかもし出す非脅威的なエネルギーに導かれるようにして、グループの音楽活動の中に入っていった。セラピストは、歌詞の言葉や非言語的コミュニケーションをきっかけにして、徐々にペリーに注意を向けていくと、ペリーの拒否的な行動はしだいに弱まっていった。身体の緊張がほぐれ始め、顔はなごやかな表情になり、にらみつけるような目つきが消えた。

　その2回あとのセッションで、ペリーはようやくマレットに手を伸ばし、何とか握ってティンパニドラムをたたき始めた。奇妙な角度でぎこちなくマレットを保持して、自分のドラムたたきを音楽に合わせようと、必死の努力で熱中した。うまくコントロールできず、リズムがつかめず、突発的でもあったが、ペリーは、いま自分がしていることに完全にのめり込みはじめた。セラピストは機転を利かして、グループの人たちにペリーの番だということを話し、即座に彼のドラムたたきに合わせてピアノを即興し始めた。

　グループ設定においても、ペリーに個別的な注意を払うことは可能であり、ペリーのニーズや目標を、グループの他のメンバーのニーズや目標と一致させることができた。不安定なタイミングのとり方や、力が急に爆発することを反射しながら、セラピストは、ペリーが発している合図を拾うようにした。ペリーは、何か新しいことが起きていることに気づいていた。表情がだんだん覚醒的になってきた。ドラムをたたくのも、より意識的に、関心をもってとり組んだ。ペリーは、周囲の状況に対する統制力を獲得しつつあった。セラピストは、ペリーが自信をもつきっかけとなるような称讃を彼にできるだけ多く与えながら、いま起こりつつあるできごとに大きな喜びを感じた。

　続く6回のセッションのあいだ、セラピストは、リズム感のある音楽を二人の触媒として演奏し、ペリーのドラムたたきに合わせた。ペリーに統制力があらわれてくるにしたがって、音楽を規則的なリズムの流れに少しずつ変え、ペリーに「間（ま）を与えた」。このプロセスを支えた曲は"Guantanamera"（Boxill, 1976, side 1, band 6.）である。これを選んだ理由は、非常にリズミカルな曲であることと、（このグループ全員にとって）有名だからである。プロセスは次のように進行した。

- セラピストは、編曲することなくこの曲をそのまま演奏した。
- セラピストは、ペリーのドラムたたきにマッチング/反射をした。
- セラピストは、これらの方法によって、ペリーが成功感をもつ経験を生み出した。

- ペリーとセラピストは、同調してコミュニケーションを始めた。
- ペリーは、受容され承認されている状況から生まれる信頼と喜びの感情を通して、徐々に調和的、かつ統制のきいたやり方で、ドラムをたたくことができた。
- 反射と確認を通しての、セラピストの継続的な励ましと称讃とによって、ペリーは、自分の行動についての高揚的な感覚を獲得した。
- ペリーのドラム演奏が、聞こえてくる音楽刺激と関連をもつようになるにしたがって、運動感覚的な学習が始まった。

　ペリーのセラピーは1年間続いた。音楽以外の素材を使った活動、たとえばセラピストまたはクライエント仲間がもっているフープを揺らすことなどをとり入れて、ペリーの腕が円滑に動くように工夫されることもあった。また、協応動作や動作の統制力の向上は、共同作業所（sheltered workshop）での、ポリ袋にスポンジを詰める仕事に直接反映された。
　「グァンタナメーラ"Guantanamera"」は、我々のコンタクトソングになったが、一方、ペリーの発音の問題に働きかけるのに使った歌は「クン・バー・ヤー（Kum Ba Ya）」（1971）である。ペリーは、この歌の音節をとくに気に入った。セラピストが1行ごとに区切って歌い始めると、ペリーは、フレーズごとの終わりの"Kum ba ya"の部分を一緒に歌うのであった。もっとも、最初のうちは聞こえないほど小さな声しか出さず、歌いづらそうだったが、自発的で決然とした様子だった。できるだけはっきりと歌詞の言葉が言えることを、彼は**心から望んで**いた。歌う速さは、はじめのうちはペリーの能力に見合う程度だったが、徐々に、言葉に付随するリズムパターンが言葉の自然な表現に近づく程度にまで速くしていった。セッションが終結するころには、ペリーは歌詞を**全部**歌っていた。頭でリズムをとりながら、のびのびと上機嫌で歌ったときには、彼の発音はいっそう明確になっていた。

　　　　Perry is beating the drum,
　　　　Kuuuum-baaaa-yaaaa!
　　　　Perry is beating the drum,
　　　　Kuuuum-baaaa-yaaaa!
　　　　Perry is beating the drum,
　　　　Kuuuum-baaaa-yaaaa!
　　　　O Lord, Kuuuuuum-baaaaaa-yaaaaaa!

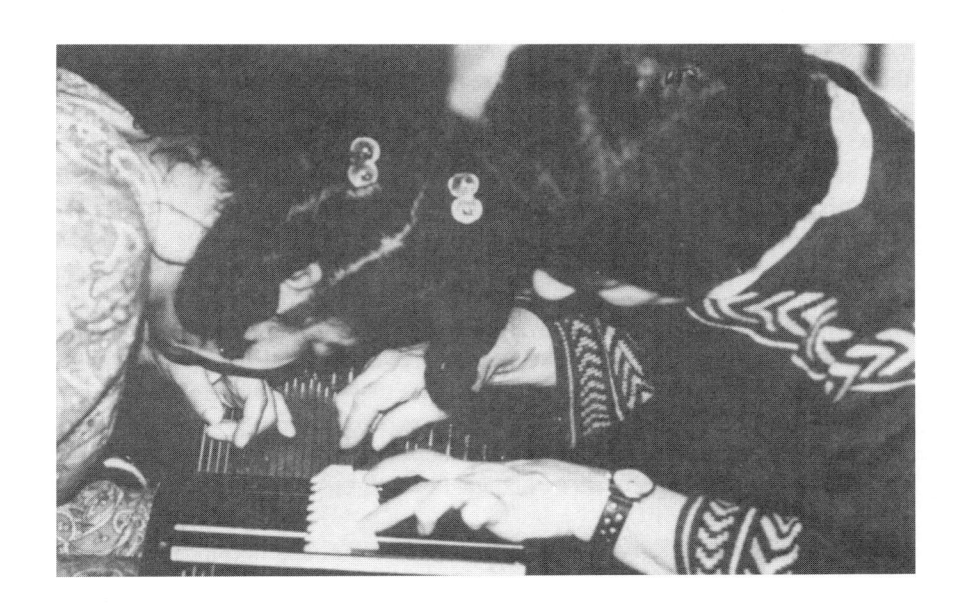

●ビクター T.　18歳

重度精神遅滞

病因：小頭症

　　長期目標：注意行動力と向上、目的に沿ったエネルギーの移動および焦点づけ能力の向上

　　音楽活動の形態：歌うこと/チャントすること、楽器演奏

　　音楽の要素：リズム、テンポ、ダイナミクス、歌詞、ピッチ

　　使用楽器：シロフォン、ティンパニ、リズムスティック（拍子木）、ハンドシンバル、ピアノ（セラピストが使用）

　　音楽関連の素材：臨床的即興演奏、"The Xylophone Song" "He's Got the Whole World in His Hands"

　　音楽以外の素材：指人形

　　方策と技法：確認、反射、コンタクトソング、1行ごとの歌唱、手に手を添えるアシスト、改造したリズム楽器の使用、リズム楽器演奏のモデリング

ビクターの風貌は、多くの点でアンバランスである。体つきはどっしりしていながら、小さくてひ弱な、きわめて細い手が両脇にだらりと垂れ下がっている。

のろくひきずるような歩き方をし、全身の動きにも精彩がない。気持ちが動揺すると攻撃的になるが、それ以外のときのエネルギーレベルはきわめて低い。てんかん大発作の病歴がある（現在は抗けいれん薬が処方されている）。

アセスメントのあいだ、ビクターは自己刺激的な行動や自閉的な行動を示した。セラピストや周囲の状況に対して、ぼんやりとした注意しか払わない状態で、差し出されたリズム楽器に対しても、セラピストが彼のそばに座ろうとする試みに対しても、ほどんど気にとめない。音刺激（ピアノによるセラピストの即興演奏）に対する唯一の反応は、体を前後に揺らしながら発するC音（ハ音）とE音（ホ音）の高い声であった。セラピストがビクターの声を反射したとき、目線が合った。

ビクターは週2回、各30分のグループセッションを受けることになった。最初の何回かのセッションは、ビクターの自閉的な行動のために、きわめてよそよそしい印象であった。ビクターは一切の視線を避け、音刺激に対して無感覚にふるまった。しかし、グループの中にいることが快適で安全だとわかると、ビクターは自ら、音楽の積極的な効果を証明し始めた。セラピストが手をたたくのをまねて、心して指先を合わせ、自分も手をたたこうとした。ふわふわした音の出ない動きではあったが、明らかにセラピストの手たたきを模倣していた。セラピストは、ここでは手に手を添えるアシスト技法を使うことはできなかった。ビクターには、直接的な身体接触を許す心の準備がまだできていなかったのである。

続く何回かのセッションでは、音はまだ聞こえないものの、手たたきの動作が少し力強くなり、そのときビクターは楽しそうによく笑った。一方、ティンパニドラムやハンドシンバルやリズムスティックを差し出されても、首を振って押しのけた。あるとき、"He's Got the Whole World in His Hands."（Ginglend & Stiles, 1965）の歌に合わせて、ゴム製の指人形が用いられると、ビクターはグループの活動に関心を示し始めた。ビクターは、指人形をはめることに抵抗がなかっただけでなく、指人形をじっと見つめながら、かん高い声を発した。また、グループ全員は、手という単語が歌の中に出てくるたびに、（指人形をはめていてもいなくても）手を高くあげて揺らすように指示されていたのだが、ビクターも実際に、この動作を行なった。最初は手をとって介助することが必要だったが、何度もくり返すうちに、主体的にできるようになった。そして、自分がはめている指人形をまっすぐに見つめて、視線を一点に集中することができるようになった。

器質的障害による精神遅滞に由来し、さらに環境や感覚器官の要因によって複雑化する注意力の障害は、しばしば克服しがたい挑戦のように思われる。しかし

ビクターの場合、指人形は感覚的、具象的な付加刺激となり、以下の二つの目的を達成した。(a) 指人形は、セラピストと直接的なアイコンタクトをするための、目を焦点づける力を高めていく手段となった。(b) 指人形は、ビクターの触覚防衛を減少させ、結果的に手に手を添えるアシストを少しずつ受け入れるようになった。

　セッションが4ヶ月目に入ろうとするころ、ビクターの担任教師は、ビクターがアクティングアウトをしたことをセラピストに報告した。別のクライエントに攻撃をしかけ、椅子もいくつか蹴り倒したということだった。音楽療法にやってくるころには無気力な様子に戻っていたものの、安定した情緒の状態とはとても言いがたかった。ピアノのそばでみんなが半円形になって椅子に腰かけたとき、セラピストはビクターの注意力を高めるために、すばやく新たな焦点となるものを提供した。シロフォンをのせたテーブルをビクターの前に置いて、彼が落ち着いていられるような雰囲気をつくったのだ。セラピストがマレットを二本差し出すと、ビクターは頭を少し上げ、独特の流し目でそれを見た。セラピストは、彼に向かって腕を広げながら立ち上がった。ビクターがどうするか、みんなは息を詰めて一心に見守っていた。セラピストは、シロフォンの表面にマレットを滑らすようにして弾いてはそのマレットをビクターの方に差し向けるようにした。セラピストはこのグリッサンドを、できるだけ間をあけずに何度も繰り返した。するとビクターは、セラピストには目を向けずに、両手をのばしてセラピストの手からゆっくりとマレットを抜きとった。ビクターは、マレットをシロフォンの方に近づけて弱くたたいた。ポロンという音が突如として部屋中に響きわたった。彼は自分のやっていることに完全に没頭しはじめた。セラピストはピアノに向かい、ビクターが出しているかすかな音を反射した。そしてメリーゴーラウンドを思わせるような歌を即興でつくった。そしてメリーゴーラウンドがぐるぐる回っている様子をあらわすように、ピアノを弾きつづけた。また、音楽の流れがとぎれないようにしながら、アシスタントに、ハンドベル、タンバリン・トライアングル、リゾネーターベルを配るよう指示した。

　ビクターは、我々のコンタクトソングとなる"The Xylophone Song"ができるきっかけを与えた（**譜例6-3**次頁参照）。これは、その後のセッションでも、グループ全員がくり返し歌い、演奏し、動きをつける歌となった。

　セラピストは、ビクターの弱い力でのシロフォン演奏を、構造的な音楽経験へと移行することによって、このシロフォン演奏がビクターに、生きることと幸福でいることの感覚を呼び起こすような成功感を得る経験になるようにしていった。二人のあいだの音楽的接触は、情緒的な接触の源となった。そして、情緒的接触

譜例6-3　The Xylophone Song

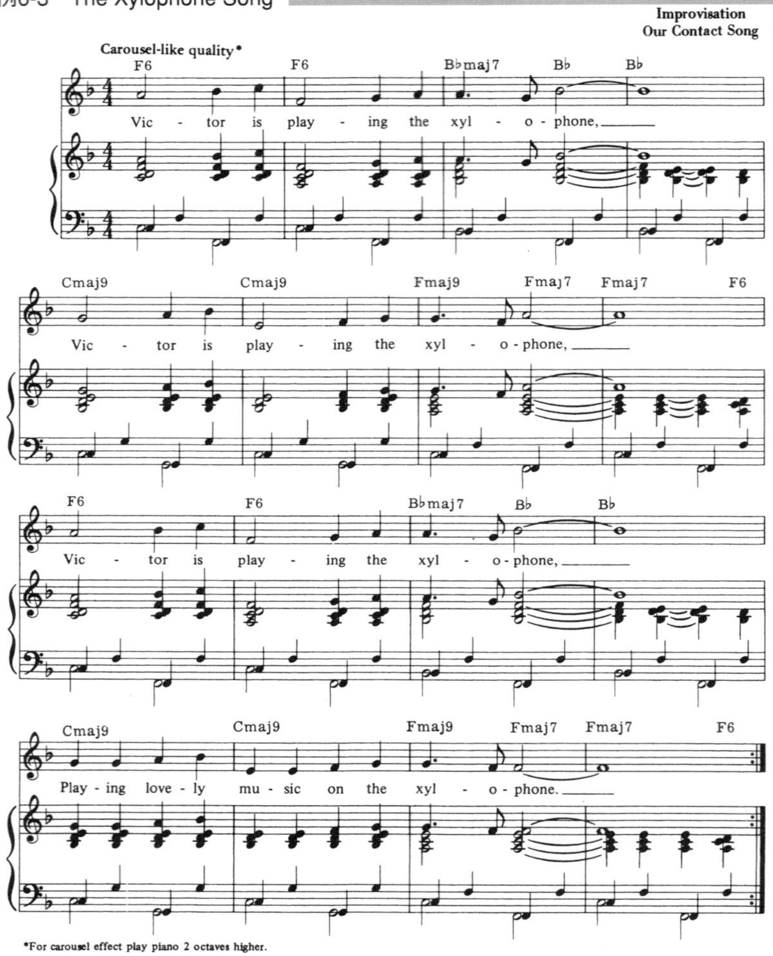

Source: © Edith Hillman Boxill, 1981.

が確かなものになると、ビクターは、自分の行為を焦点づけることや、目的意識をもつことができるようになった。グループへの参加はより確実になり、シロフォンを演奏しているときは、それをやめないかぎり注意力も持続した。しかしその他の状況では、注意力は散漫なままにとどまっており、何かに参加することを常に促される必要があった。

"The Xylophone Song"は、ビクターが作業に集中する能力を高める礎石となった。何度もくり返しこの歌に合わせてシロフォンを奏するうちに、だんだん行動が大胆になってきた。セラピストがグリッサンドするのをまねて、シロフォンの端から端までマレットをすべらせることも試みた。また、いろいろな楽器を使ってみたいという意欲が高まるにつれて、聴覚感覚が高まり（強い音から弱い音への、聞こえる音の変化にしたがって自分の楽器の奏し方を変えることができる）、動作をともなう活動に対する感受性も増してきた。

ビクターが口を動かして、人に聞こえるように言葉を発しはじめたとき、それはまさに成長の階段を一歩上がる用意ができているサインだった。言語スキルを高めるために、音楽療法士、言語療法士、教師の三者が、トランスディシプリナリーアプローチでビクターとかかわっていくことが決まった。

●レニー C. 12歳

重度精神遅滞
病因：ダウン症
 長期目標：覚識を覚醒、身体感覚／身体像と運動スキルの向上
 音楽活動の形態：楽器演奏、「音楽－動き」
 音楽の要素：リズム、テンポ、ダイナミクス
 使用楽器：ティンパニ、スレイベル
 音楽関連の素材：臨床的即興、「ドラムソング（Drum Song）」
 音楽以外の素材：指人形、ぬいぐるみ、プラスチックのフープ、スカーフ、鏡
 方策と技法：反射、確認、手に手を添えるアシスト、身ぶりによる合図、擬音（声）語、動作をあらわす単語、身体の動きのモデリング、歌う／チャントにおける誇張した発音

ダウン症の子どもたちの多くは、体が柔らかい（極端に柔らかい場合もある）が、なかにはこのレニーのように動作の硬直した子どももいる。レニーは生まれたときから施設で暮らしており、体重も身長も標準以下で、（介助をともなった）動きはのろくてぎこちなく、（足先が外を向いて）よじれるような、かつ大股の歩き方であった。情緒は平板で（顔つきは固く無表情）で、視線を合わそうとしなかった。

レニーにもあてはまるのだが、感覚器官のメカニズムが正常に機能していない

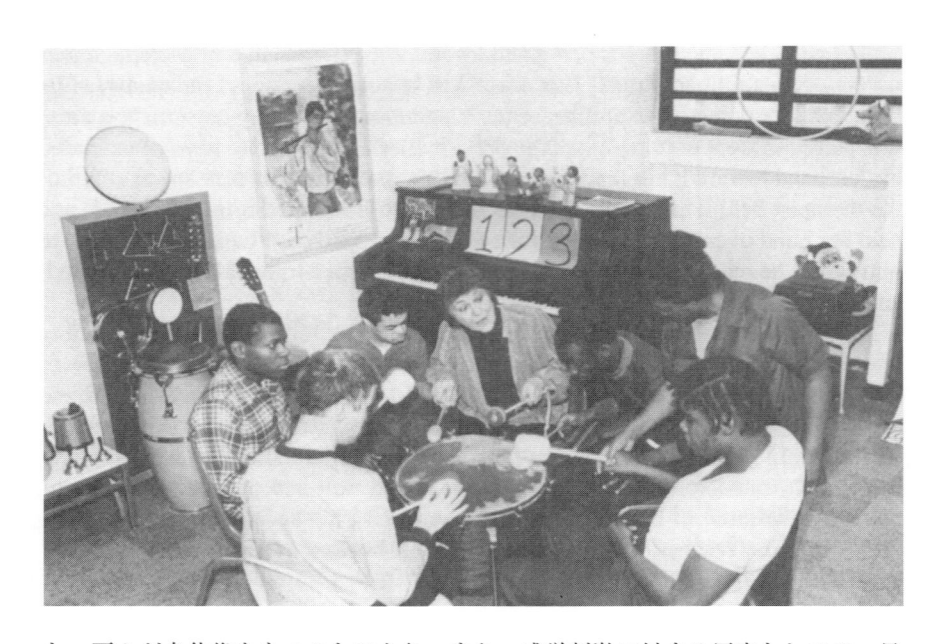

と、歪んだ身体像をもつことになり、また、感覚刺激に対する反応としての、目的のある身体運動がほとんど、または、まったく見られない。感覚運動領域の発達が極端に阻まれている人に対して、体の動きの覚醒化と活性化のために、集中的に働きかけることは最優先されるべきである。ひとりひとりがもっているリズムやペースはみな異なるので、身体感覚を刺激し体の動きを活性化するための臨床技法は、その人のほんのわずかな動きからでも、それを出発点として、きわめて個別的なレベルで適用される。運動感覚が学習されると、自発的に表現することや意識的に経験することが発達する。

　音楽療法アセスメントにおいて、音楽刺激に対するレニーの反応は、観察できる限りにおいて、唇のかすかな上方への動きと反射的なまばたきのみであった。身体的な介助には抵抗を示した（人が近づくと体をひどく硬直させた）。レニーは、セラピストが上下左右に動かすベルを目で追ったが、手を伸ばそうとまではしなかった。このことを除いては、彼は完全に受け身であった。鏡が目の前に差し出されたときも、それを見ようとする気配はなかった。粗大運動をともなう模倣も全くなかった。

　音楽療法を正規に開始する直前、レニーは、機能レベルの低いクライエントのための感覚刺激グループに入っていた。学際チームは、レニーがほかのクライエント2名と一緒に音楽療法のセッションを受けることを薦めた。インターン生と

アシスタントがいたので、音楽療法士は、この「グループ」を、いわば3組同時に進行する個人セッションとして対応することができた。つまり、レニーはマンツーマンのセラピーを受けるのと同じ条件であった。

セッションを始めたばかりのころ、レニーの体は、陽気なピアノ音楽を聞き続けてもじっと動かないままであった。しかし手だけは、傾いた頭の左側のあたりで、いつもゆっくりと重たく固執的に動いていた。この常同行動はアセスメントのあいだには見られなかったものだ。したがってこれが音楽に対する最初の反応と言えるだろうか。

このことを手がかりに、セラピストは、レニーに歌いかけながら、向かい合って座った。そして、レニーの手の動きに調和するようなゆったりとしたメロディを即興で歌うことと、勇壮なリズムでオートハープをかき鳴らすこととを交互にくり返した。レニーが少しずつ覚醒のサインを見せてくると、セラピストはレニーの手をとり、歌に合わせて静かにその手をこすった。手を触れられることをレニーが受け入れると、セラピストは彼の体の緊張をときほぐすことへと移った。「スウィングする」音楽に合わせてレニーの腕をふり、行進曲に合わせて彼の足を上下に動かし、「揺れるような」音楽に合わせて彼の上体を前後に揺らした。このような直接的な身体接触と注意深いかかわり方によって、レニーの体は徐々にほぐれ、手の常同行動は「必要がなくなって」きた。レニーはまた、目の前でひらひらする鮮やかな色の薄紙のリボンやスカーフをつかもうとした。勢いよく振られるスレイベルを差し出されると、それにも手を伸ばしはじめた。また、声や楽器による即興演奏とともにあらわれるセラピストの動きを目で追ううちに、物憂げな目つきは消えていった。さらに、その他の非音楽的素材、たとえば、ぬいぐるみや鏡や、赤いプラスチックフープなども、レニーの視覚や触覚を刺激するために用いられた。

レニーがセラピストを信頼し意識するようになると、ティンパニドラムを新たな要素として導入した。この楽器を選んだ理由は、よい響きが得られることと、レニーの注意力を喚起する可能性があるということである。実際、多くのセッションでレニーのすぐ前に置いた。一本のマレットが差し出されたとき、レニーは左手を伸ばしたが、つかもうとはしなかった。次のときには、セラピストはマレットを握ったままレニーに手を近づけて、マレットで彼の手に触れ、マレットを彼の手の中にするっと滑り込ませてから、その手の上にセラピストの手を重ねた。レニーはマレットをつかんだが、すぐに落とした。再度同じようにマレットを差し出されたときには、今度はレニーは右手を伸ばしてつかみ、1秒ほど握ってから落とした。

何週間にもわたる、手に手を添えるアシストと、マレットを差し出してレニーに手渡すプロセスによって、レニーはマレットを握るという運動感覚的経験の効果をあらわしはじめた。レニーがマレットを握るたび、セラピストは彼の手をドラムの上に差し向けるようにもち上げ、それからストンと落とした。そのときかすかに音がした。レニーは9回目のセッションで、ようやく右手を使ってマレットをしっかりつかみ、それから左手にもちかえた。(セッションを始めたころは、マレットを受け取るのに利き手はないようであった)。このもちかえは、しばらくのあいだ、彼のおきまり動作になった。そののち、レニーはまた左手を伸ばしてマレットをしっかりと握った。
　セラピストはティンパニドラムをたたく手本を示した。しかし、音を出す意図をもって腕をふり下ろすという複雑なプロセスを模倣するだけの用意は、レニーにはまだできていなかった。もっとも、レニーはマレットを自分で手にとることを始めており、(マレットはいまやドラムの上においてある)、マレットをドラムの表面に差し向け、常同行動のようなぎこちない手の動きで、奇妙にも、音を出さず円を描くように振っていた。その動きは、終始ゆっくりとうねるような調子であった。セラピストは、同じようにうねる感じを出して、やさしくピアノを弾いて反射した。この動作は、しばらくのあいだ、レニーがドラム**演奏する**やり方になったが、ようやく次の段階に進む準備ができた。しかしここで重要なことは、レニーのこの行動は、外的な対象との関連における彼の最初の**主体的な**動き、すなわち**身の回りの環境に気づいている最初の合図**であったということである。彼はドラムという対象と、それに**対して**自分ができることを関連づけようとしていた。レニーの動作は、この経験が重なるたびに、ますます意図性をもつようになってきた。
　レニーが部屋に入ってくる様子も変わってきた。かつての歩き方は鈍くてぎこちなかったが、今では小さくはずみがついているようにさえ見えた。また全身が生気を帯びてきた。ドラムとマレットが自分の前に置かれると、もはやぼうっと座っていることはなかった。セッションが進むごとに、レニーは自発的にマレットを手にもち、ティンパニの真上を正確にねらうように差し向けた。セラピストは、レニーの動作にピアノで合わせるときに、「レニー、よくできたわね、ほんとにね "Lenny, that's very good. Lenny, that's very good."」と歌いかけた。セラピストの声の調子は嬉しさにあふれており、レニーは生き生きとした表情でセラピストを見上げた。
　次の段階は、ドラムの音が出るのに十分な力で腕をふり下ろす運動感覚の経験を促進することであった。アシスタント（彼女は手に手を添えるアシストをする

ようにいわれていた）がレニーの傍らに座り、くり返しレニーの手をもち上げてはストンと落とした。レニーは、手が上がっていく感じをつかみ始め、マレットがドラムにあたって音が出るのを聞くようになると、だんだん周囲に意識をめぐらせるようになった。姿勢がしっかりし、目は輝き、顔の蒼白さはなくなっていった。セラピストは、アクセントの効いた安定したリズムで、次のようなチャントを即興した。

    Lenny is beating the DRUM!
    Lenny is beating the DRUM!
    BOOM! BOOM! BOOM! BOOM!
    BOOM! BOOM! BOOM! BOOOOOOM!

　続く何ヶ月かにわたって、レニーはさらに主体的になっていった。ある日、レニーが自ら腕をもち上げてふり下ろしたときに、元気な「ブーン」という音がした。音が出たことをとても気に入って、もう一度腕をもち上げた。そして今度は力強い音を出せるだけの力でふり下ろした。セラピストは、すかさず力強い声で「レニーはドラムをたたいている、レニーはドラムをたたいている"Lenny is beating the drum! Lenny is beating the drum!"」と歌った。レニーの全身はにわかに活気づき、視線はセラピストを直接とらえた。セラピストが「ドラムソング（Drum Song）」を即興でつくり、元気よく歌ったり演奏したりすると、レニーもますます力をこめてドラムをたたいた。これは、レニーが主体的になって、粗大運動を自発的に起こすことができる力を切り開く、覚識の変換点であった。

　音楽刺激に合わせてドラムをたたくことが増えたのに加えて、レニーは、自分の手や足や体全体で何ができるかということについて意識するようになってきた。そして手をたたくこと、足を踏みならすこと、膝を曲げること、くるりと回ること、歩いて一周することができるようになった。走ることを試みようとさえした。レニーの動きが自由になってくると、セラピストは、ブーンという擬音語でチャントしたり、歩く、曲げるなどの動作をあらわす言葉について、その手本を見せたりした。身体的な介助や補助がまだ常時必要であったが、レニーの動作の自発性は、その頻度も程度も着実に高まっていった。

　授業を受ける教室でも、レニーの知覚−運動能力は著しく向上した。それはたとえばパズルをうまくこなす力にあらわれた。全般的機能の向上や覚識の高まりは、治療チームの当初の「期待」を確実に超えていた。

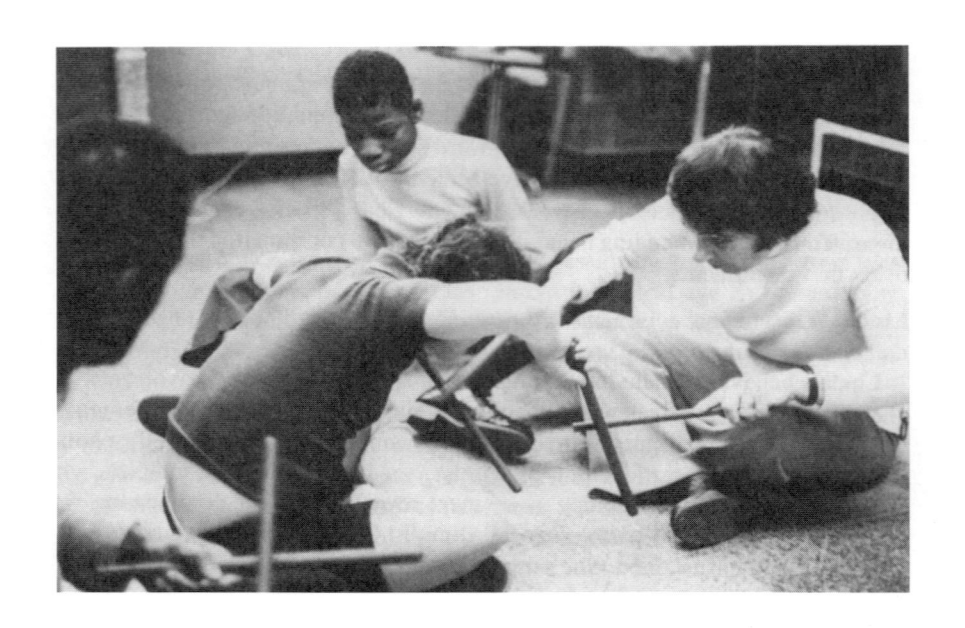

集団療法

● グループ1

　ジオ L.：6歳6ヶ月　中等度精神遅滞、病因：ダウン症
　ジオは、心収縮期心雑音、開散性斜視、軽い両耳難聴をもつ。二語文を話し、言語理解には問題がなく、仲間たちとの関係は、教室での作業や構造的なグループ活動の中ではとりわけうまくとれていた。アセスメントでは、音楽刺激に対してよく反応した。安定した拍でドラムをうち、歌詞の単語をとぎれとぎれに節をつけて発音し（単調ではあるが）、さまざまなリズム楽器を正しく使った。

　ロドニー A.：8歳　重度精神遅滞、病因：フェニルケトン尿症
　ロドニーは、けいれん発作の病歴をもつ。生後6ヶ月のときに発達遅滞が認められた。二語文を話すが、単語の最後の音は省略されて不明瞭である。多動傾向と攻撃的な行動があるため、注意力は低い。アセスメント段階での、リズム楽器を使う様子を見る限り、注意行動が増加することや、目と手の協応動作が向上する可能性は十分にあった。

リンダW.：8歳　重度精神遅滞、病因：髄膜炎による器質性脳障害

発声や動作も含めて、リンダの行動は、体の緊張（手をひねること、歯ぎしり、全身の硬直）と運動亢進（不随意運動）に特徴づけられる。発音の困難（言葉の抑揚が適切でない）があるが、話していることは理解できる。また仲間やおとなたちとの交流ができる。アセスメントでは、ドラムを強迫的に、かつ音楽刺激と何の関連もなくたたいた。粗大運動をともなう動きは、突発的で長続きしない。歌うことに関しては、正しい音程で歌い、歌詞の意味を理解している。

ラモスN.：7歳6ヶ月　中等度精神遅滞、病因：未熟児

ラモスは、妊娠28週で生まれ、誕生時の体重は2ポンド1オンスだった。生後2ヶ月間は保育器に入っていた。すべての発達指標が少しずつ遅れていた。両目とも白内障で、小てんかん発作の病歴がある。4歳時の神経学的検査で、未熟児性両側脳障害と診断された。話し方には若干の省略や置き換えがあったが、話していることはおおむね理解可能である。言語理解力にも問題がない。アセスメントセッションでは、ラモスの音楽的行動は一貫性がなく断片的で、ドラムを拒否したかと思えば、オムニコードをつかの間だけ搔き鳴らす、という具合であった。また感覚－運動をともなう活動がうまくできなかった。

キャロルR.：8歳　重度精神遅滞、病因：ダウン症

キャロルは、2歳で歩き始め、3歳半で発話を開始した。ほかにもあらゆる発達指標からの遅れがあった。キャロルの発音はきわめて不明瞭だが、それでもいくつかの単語を意思伝達のために用いることができた。また、言語理解力には問題がなかった。ときおり見られる不適切な笑いは、彼女の注意力を妨害する。アセスメントにおいて、キャロルの声質はざらざらしていて聞き取りにくいものの、正しい音程で音節や歌詞を歌えることがわかった。

　　長期目標：身体意識／身体像の向上、数の概念の学習
　　音楽活動の形態：歌うこと、楽器演奏、「音楽－動き」
　　音楽の要素：リズム、メロディ、歌詞、ピッチ
　　使用楽器：ティンパニドラム、テンプルブロック、リゾネーターベル、メ
　　　　タロフォン、シンバル、オムニコード
　　音楽関連の素材："I've Got Two"（替え歌）
　　音楽以外の素材：数字のフラッシュカード、身体部位の絵カード
　　方策と技法：歌詞の誇張した発音、一行ごとに呈示する歌唱、メロディッ

ク・イントネーション（melodic intonation）、動作のモデリング、リズムパターンの正確な反復のある、なじみ曲の使用、改造したリズム楽器の使用、フラッシュカード（訳注：単語や数字などを書いたカードで、瞬時に見せて速く読み取る練習に使う）の使用

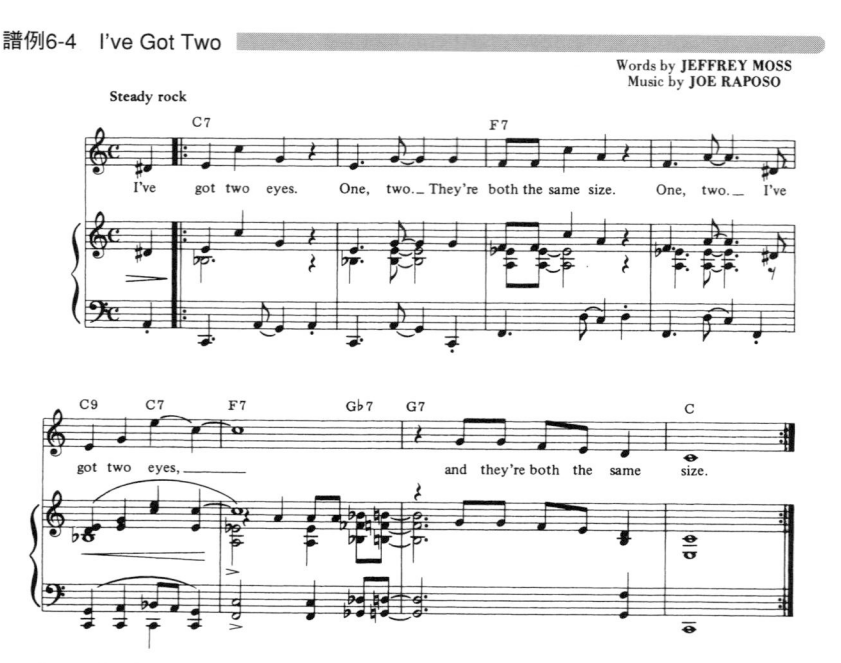

譜例6-4　I've Got Two

Words by JEFFREY MOSS
Music by JOE RAPOSO

Steady rock

I've got two eyes. One, two. They're both the same size. One, two. I've got two eyes, and they're both the same size.

Source : I've Got Two, words and music by Jefferey Moss and Joe Raposo, © 1970 FESTIVAL ATTRACTIONS INC. and JONICO MUSIC INC. The rights for Japan assigned to Virgin Music Japan Ltd. and Fujipacific Music Inc.

JASRAC　出0301211－301

　子どもたちは、週2回、各30分のグループセッションを受けた。このグループは同質的であると言える。すなわち、年齢と機能レベルが似かよっており、全員が何らかのコミュニケーション言語をもっている。彼らは学級内で、身体部位と数の唱え方を習っていた。治療計画は、このクラス授業を強化するために組み立てられた。

　子どもたちは土曜の朝、テレビでセサミストリートを見ている（彼らはみな入居棟の同じアパートに住んでいる）。そこで、この番組で人気のある"I've Got

Two"(Raposo & Moss, 1971, **譜例6-4参照**)が、適当でなじみもあるということで選ばれた。セラピストがこの歌をピアノを弾きながら歌うと、それを聞いた子どもたちの表情は一様にぱっと輝いた。この歌は、彼らの注意力を即座にとらえた。

　この療法的音楽活動は、動作を通して認知力を刺激するという狙いで、2拍を単位とするリズムパターンを基本においた。2拍というのは、内的な身体リズムにとっても身体の対称性にとっても自然である。呼吸、心拍、歩行はすべて2拍単位で刻まれる。また我々は、2本ずつの手足、2つずつの目と耳をもっている。このような素材、すなわち自分の身体を出発点として、歌詞を入れ替えられる歌を使いながら、身体部位の名称や、その機能を学ぶことへの働きかけが行なわれた。また、歌うことと「音楽－動き」を結びつける上での不可欠な要素として、微細運動と粗大運動も導入された。

　　　I've got two *hands*,　（両手を上げる）
　　　One, two,　（リズミカルに動かす）
　　　I've got two *hands*,　（1行目と同じ）
　　　One, two.　（2行目と同じ）
　　　I've got two *hands*,　（1行目と同じ）
　　　And I clap with my hands.
　　　Clap, clap, clap, clap,
　　　Clap your *hands*,　（*hands*のところで手を空中で止める）
　　　Clap, clap, clap, clap,
　　　Clap your *hands*,　（*hands*のところで手を空中で止める）
　　　Clap, clap, clap, clap,
　　　Clap your *hands*.　（*hands*のところで手を空中で止める）

　このほかにもいろいろな動作（たとえば、「手をふって"Shake your hands"」「手を引きよせて"Pull your hands"」「指を振り動かして"Wiggle the fingers of your hands"」など）が加えられたが、それらは、子どもたちのほうから非言語的、言語的に提案されたり、あるいはセラピストが身ぶりや言葉で指示したりするものだった。身体部位を歌う歌は、1行ずつ歌詞を提示する歌い方で導入された。（身体部位の簡単な名称、すなわち、手、腕、足などから、複雑な部位、たとえば手首、肘、足首、膝などまで、全身を網羅することができる。）さらにこの音楽は、歌のリズムや構造を変えて身体部位について歌うこと（たとえば「わたしには頭がある"We have one head"」という歌詞をつくり、さらに口 mouth、

鼻 nose、首 neck、おなか stomach、背中 back の単語に入れ替える）や、手足の指を数えるなどのような複雑な認知作業の助けになるよう工夫することができる。

　何ヶ月ものあいだ、この音楽は、身体部位の学習を強化するために、言葉や動作を入れ替えてくり返し使われた。また身体部位を学習することは、クラス授業でも並行して行なわれた。その結果、子どもたちはみな、身体像や身体部位の機能に対する意識を高め、数を数える能力も向上した。また、ティンパニドラム、テンプルブロック、リゾネーターベル、メタロフォン、シンバルなど多くのリズム楽器が導入されて、聴覚能力や聴覚識別力に刺激が加わり、活動全体も活性化した。耳を話題にするとき、セラピストはティンパニドラムやベルの音を出しながら、「この**耳**でどんなことがきこえるかしら "What do we hear with our *ears*?"」と歌った。すると子どもたちは子どもたちだけで、あるいはセラピストが一緒に、「この**耳**でドラム（ベル、シンバル、など）がきこえます "We hear the drum (bells, cymbals, etc.) with our *ears*."」と歌い返した。リズム楽器の演奏はまた、身体部位を使うことへの覚識を刺激した。たとえば、「リゾネーターベルを手でならします "We play resonator bells with our *hands*."」「ドラムを手でたたきます "We play the drum with our *hands*."」といいながら。またこの音楽の枠組みとなっているリズムパターンを歌ったりチャントしたりすることを通して、運動と移動の動作が理解しされ、確認された。たとえば、「**足**で歩きます／走ります／行進します "We walk/run/march with our *feet*."」「**腕**で押します "We push with our *arms*."」「**腕**をまわします "We swing our *arms*."」などである。

　身体部位の名称や数字の書かれたフラッシュカードが、視覚的な補助教材として使われた。1から5までの概念が、活動のプロセスに織り込まれている。たとえば、1は鼻、口、頭など、2は手、足、目など、3は3本の指、3つのリゾネーターベルなど、4は4本の指、ドラムを4回たたくことなど、5は5本の指、5つのテンプルブロックなど。

　運動、感覚、認知の学習を組み合わせたこの多次元的アプローチを通して、子どもたちは、身体部位の名称や機能と数について、同時に学ぶことに対して高く動機づけられていった。

●グループ2

ルーシーL.：30歳　重度精神遅滞、病因：水頭症

　ルーシーは、けいれん性マヒで、くるぶしから先が曲がっている。通常は車椅子生活を送っているが、床を這い回ることはできる。小けいれん発作の病歴があ

り、感情の起伏が激しい。ときどきおうむ返しのように言葉を発する。

デニー D.：24歳　最重度精神遅滞、病因：妊娠中毒症による脳症
デニーは、水晶体後方線維増殖症のため盲目である。自力で動くことができず、手足は低緊張である。呼吸が困難で小けいれん発作の病歴がある。発話はない。

ニック T.：20歳　最重度精神遅滞、病因：複合先天的脳異常
ニックは、四肢麻痺で、上肢より下肢の方が強く麻痺している。肘が強く緊縮しているが、手を伸ばすことはできる。ふつうは右手より動きやすい左手を使う。聴覚検査によって両耳とも難聴であることがわかった。大てんかん発作の病歴がある。発話はない。

キャロリン S.：31歳　最重度精神遅滞、病因：周産期損傷
キャロリンの行動は、衝動的で気が散りやすいことで特徴づけられる。足に痙直があるが歩行は可能で、（介助されると）大股でよたよた歩く。小けいれん発作の病歴がある。発話はない。

　　長期目標：自己および他者への覚識の覚醒と拡張、運動スキルの向上
　　音楽活動の形態：歌うこと、リズム楽器演奏、「音楽－動き」
　　音楽の要素：リズム、メロディ、歌詞、ピッチ
　　使用楽器：バレルドラム、リゾネーターベル、リストベル、リズムスティック、フルートフォン、オートハープ、ギター、ピアノ（セラピストが使用）
　　音楽関連の素材："Hello Song" "The People in Your Neighborhood"（替え歌）"Rookoobay" "Goodbye Song"
　　音楽以外の素材：なし
　　方策と技法：確認、「始める、待つ、演奏する、もっと」を意味するハンドサイン、手に手を添えるアシスト、リズム楽器を使うモデリング、動作のモデリング、擬音語、発声による「いま・ここで」の人たちのマッチング、身体接触や身ぶりによる合図、タイミングやテンポの調節

孤独で崩壊的な生活を送っており、エネルギーが自己に向かっていないこのグループの人たちにとって、音楽療法のプロセスはひとつの構造的な環境を提供する。そしてみなをひとつに引き寄せる。こうした孤立的な人々が、凝集力や統合

のレベルを徐々に高めて**グループ**となっていくことができるのは、音楽から生まれるエネルギーが彼らをひとつにまとめるときである。その音楽とは、セラピストが創造し、すぐれた活用の仕方をする音楽のことである。

　どんなに単純な旋律線や和声構造であっても、声や楽器で音楽をつくり、活動を刺激するセラピストの能力はきわめて重要である。先にも述べたように、ピアノ、ギター、オートハープ、あるいはほかのどのような楽器を使おうとも、それがセラピストとクライエントの壁となってはならないのである。セラピストは、いつでもクライエントのあいだを自由に動き回れるようにしておかねばならない。そしてつねに、彼らの欲求に敏感になってその欲求を満たしたり、ひとりひとりの短期目的が達成されるよう、たえず働きかけるのである。

　セッションは、グループが輪になって座り（3名は車椅子に座っている）、セラピストがオートハープまたはギターを弾きながら、"Hello Song" を歌うことで始まった。グループのメンバーは、みなそれぞれ介助を必要とする人たちなので、インターン生やアシスタントは一対一対応で介助するように指示されている。

　数ヶ月がたち、ようやくデニーは身体接触を受け入れるようになった。それまでは人が近づくと金切り声をあげて腕をぶるぶる振り回していた。

　キャロリンは、誰かと接触していると安心するタイプである。セラピストが近づくと、手をつなごうとして手を伸ばしてきた。介助があると、身体の均衡を維持して定位することができた。セラピストが歌を歌ってキャロリンの腕を揺らしながら、ゆっくりしたテンポをとって一緒に歩き出すと、キャロリンのばらばらだった動き方が統合し、意図性をもつものへと変化して、次第に動作が調和的になり、気分に落ち着きが見られた。キャロリンはまた、じっと座っていられる時間が長くなり、音楽に合わせて手をたたくという短期目的に、セラピストやアシスタントが働きかけられるようになった。はじめはセラピストがキャロリンの方を向いて手をたたき、それから手に手を添えるアシストを行ない、"Carolyn claps hands - clap, clap, clap." のチャントのリズムに合わせて一緒に手をたたいた。

　ニックは精神年齢が5ヶ月という機能レベルである。リズムスティックを差し出されると、手を伸ばしてとろうとした。ニックは重度の難聴であるという検査報告に反して、音源を追跡する以上の聴覚能力があった。音楽に合わせて調子よく体を前後に動かすことがよくあった。セラピーを始めて1ヶ月たったあるセッションで、セラピストの歌う歌に反応して頭を前後に動かし、「情感のこもった」表情になって、**その歌の調性で**「アーアーアー "aaah-aaah-aaah"」と声を出しはじめた。セラピストはそれを受けとめて、「アーアーアー」と歌い返した。ニッ

クの目線は、はじめてセラピストの顔にじっと注がれた。これは重要な接触の瞬間、すなわちニックの発達的成長のとびらを開く音楽的接触の瞬間であった。こののち、リズムスティックをつかむことや、それを握っていることを促していくことが可能になった。これらの短期目的は、長期目標に向かうステップであった。すなわちスプーンを握ること、そして最終的には自力で食事ができることへと進展するのであった。

ルーシーは、孤立感を全身であらわしていたが、あるときバレルドラムが気に入った。彼女はそれまで腕を固く組んであらゆる接触を拒んでいたものだったが、バレルドラムの音楽では、リズムにのって頭を左右に動かした。

テーブルのすぐ前に座っているキャロリンは、多動行動を減らすための具体的な活動にたずさわる必要があった。エネルギーを集中するために、リゾネーターベルが選ばれた。両手にもったマレットでベルをたたくとすぐにはね返る心地よい音の響きは、キャロリンの注意を引きつけた。はじめは言葉による指示や、手に手を添えるアシストなどが必要だったが、そのうち、テーブルの上のマレットを手にもち、ひとりでベルをならすようになった。これは、キャロリンにとってはじめての主体的な活動であった。またリゾネーターベルはキャロリンを落ち着かせる効果もあった。

以下の記述は、セラピーを始めて7ヶ月目のセッションで起こった様子である。"Hello Song"に続いて、セラピストは"The People in Your Neighborhood"(Raposo & Moss, 1971, **譜例6-5**次頁参照)の替え歌をつくり、グループひとりひとりの名前を入れながら、"The People in the Room Today"(Boxill, 1976, side 1 band 1)を歌った。

  （クライエントの名前）is a person in this room today,
  In this room today, in this room today,
  （クライエントの名前）is a person in this room today,
  A person in this room today.

セラピストがデニーの名前を歌ったとき、インターン生はリズムに合わせて車椅子を前後に動かした。デニーは、首を動かしたり腕を振ったりしてそれに反応した。腕のふりは、音楽の流れとかなり一致するようになり、いまや両手首にリストベルをつけられるのに耐えられるまでになった。彼もまた音楽を「つくり」始めているのだ。

何度もやり直したり止まったり、待ったりすることはあるものの、みんなで音

譜例6-5　The People in Your Neighborhood

Words and Music by
JEFFREY MOSS

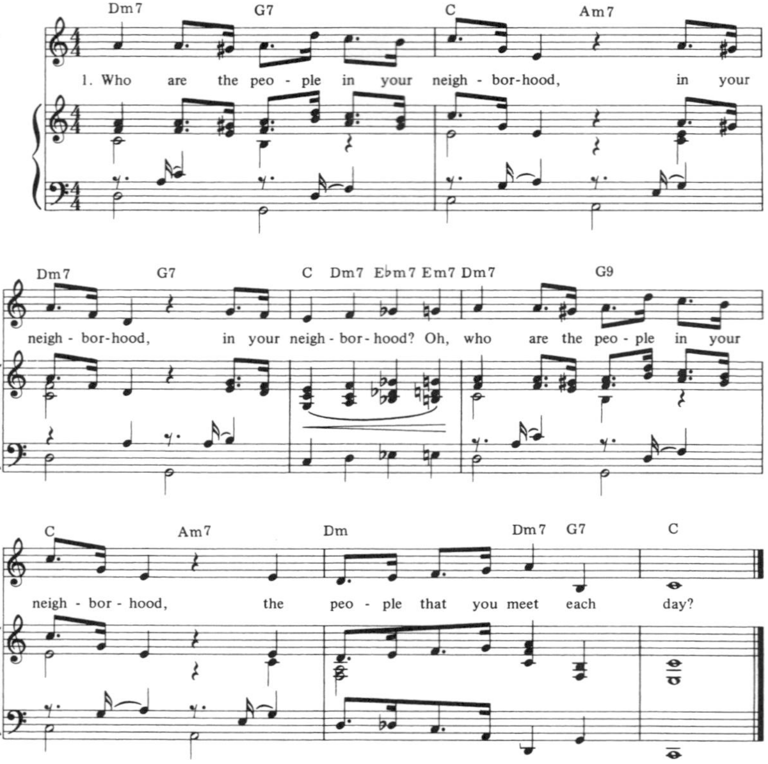

Source：The People in Your Neighborhood, words and music by Jefferey Moss © 1969 FESTIVAL ATTRACTIONS INC. The rights for Japan assigned to Virgin Music Japan Ltd. c/o Fujipacific Music Inc.

JASRAC　出0301211-301

楽をつくっている印象があらわれてきた。目に見える相互作用はないが、エネルギー感覚が人から人へと伝わっていった。ベルやドラムやリズムスティックが、セラピストの奏でるオートハープに溶け合うとき、覚識が喚起されるのだ。

　セラピストが"Lucy is a person in this room todaaay,"を歌ったとき、愛らしくしっかりした「トゥゥディィ"too-daaay"」という声が部屋中に響きわたった。以前にもルーシーは、単語をひとつ、または二つ続けて、ときおりおうむ返しに発していたことはあったが、美しい豊かな歌い声をもっていることを見せたのは

このときがはじめてだった。**だれもこのような声をいままで聞いたことがなかった**。いまや、ルーシーの歌声は、ルーシー個人の成長の糸口となっただけでなく、グループが音楽経験をするときの凝集点ともなった。

キャロリンの名前が歌われたとき、彼女の目は輝き、手を動かして、手たたきしようと試みているかのようだった。介助されると、その動作は安定した手たたきへと組織化されていった。これは、明らかにキャロリンをリラックスさせる効果があった。キャロリンは「clap, clap, clap, clap」と、うまく拍子に合わせた。

ニックは、テンポと拍にほぼ一致した動きで前後に体を揺らして、この歌に反応した。ニックの名前がくり返されるとき、セラピストはニックの前に立って肩に手をおき、一緒に体を動かした。声はいままで徐々に出てきてはいたのだが、いまや一気に力強い発声となってあらわれた。セラピストは、ニックの発声を受け止めて、同じ節で次のように歌った。

   Nick is singing a song today,
   A song today, a song today,
   Nick is singing a song today,
   Singing a song today.

ニックは笑顔を見せた。セラピストの働きかけを受け止めつつあったのだ。

リズム楽器が全員に配られた。ルーシーはバレルドラムをたたきながら喜んで歌った。ニックは、介助されながら真っ赤なリズムスティックをたたいた。デニーは、アシスタントが彼の唇にあてているフルートフォンに息を吹き込んだ。腕を動かしたときに、リストベルがチリンとなった。キャロリンは、リゾネーターベルをたたいていた（ひとりでたたいていたが、となりの人をたたく癖があるために、そばで見張られていた）。セラピストは、ピアノに座って、陽気なトリニダードトバゴの音楽、"Rookoobay"（第7章参照）を歌った。そしてその歌の中にも、グループのひとりひとりの名前を挿入し、さらにそれぞれが使っている楽器を確認することを織り込んだ。積極的に音楽を共有し、全員で音楽とかかわり合っている感覚がめばえた。

   Lucy, Lucy is beating the drum,
   Carolyn is playing the resonator bells,
   Danny, Danny is blowing on the flutophone,
   Nick is tapping the sticks,

>   We're playing together,
>   We're playing together,
>   We're playing together,

　言葉そのものは理解されていないかもしれないが、動作との結びつきは一体感と目的をもつ活動を生み出した。

　セッションは、"Goodbye Song"で締めくくられた。この歌で終わりになるということ（セッションの最後にはいつもこの歌を歌った）は、車椅子で部屋を出るデニーとニックには少し理解されているようであった。キャロリンとルーシーはもっとわかっているようで、セラピストがさよならと手を振るのをまねて、ふたりも手を振った。

● **グループ3**
デイアン E.：43歳　　中等度精神遅滞、病因：文化的家庭的貧困
ソニア K.：38歳　　 中等度精神遅滞、病因：ダウン症
ロバート G.：32歳　 重度精神遅滞、病因：クラインフェルター症候群（性染
　　　　　　　　　　　 色体異常）
ジャン T.：41歳　　 中等度精神遅滞、病因：心理社会的欠損
ハリー M.：39歳　　 中等度精神遅滞、病因：不明の胎児期の障害
シリア G.：25歳　　 重度精神遅滞、病因：ダウン症

　　長期目標：認知力（記憶・想起・保持）の向上、コミュニケーション・スキルの向上、社会性の向上
　　音楽活動の形態：歌うこと、リズム楽器演奏、「音楽－動き」
　　音楽の要素：リズム、テンポ、ダイナミクス、歌詞
　　使用楽器：リゾネーターベル、シロフォン、カウベル、トーンブロック、バレルドラム、オートハープ（セラピストが使用）
　　音楽関連の素材："The people in Your Neighborhood"（替え歌）"Ev'rybody"（替え歌）"When the Saints Go Marching In"（1962）、（替え歌）、"Turkey in the Straw"
　　音楽以外の素材：感謝祭の絵、コスチューム
　　方策と技法：確認、問いと応答の形式による歌唱、1行ずつ呈示する歌唱、タイミングとテンポの調節、寸劇

この6名のグループは、共同作業所から戻ってきた後の時間に設定され、週2回各30分実施された。ひとりひとりの状態や問題は一様ではないが、共通点もあった。ひとつは、発音、音声、抑揚、声質にさまざまな問題がありながらも、全員言葉をもっているということであった。またそれぞれ独自のペースやリズムがあるものの、動作はみな、かなり協応的であった。さらに、すぐれた知覚－運動能力ももっていた。彼らはまた、日常の生活や関心ごとを織り交ぜた替え歌を歌うのがとくに好きだった。

　セッションは、セラピストが"When the Saints Go Marching In"（1962）の曲を変えて、"When the Group Comes Marching In"を歌うのに合わせ、クライエントが部屋に入ってくることから始まる。セッションの終わりは同様に、"When the Group Comes Marching Out"という替え歌でしめくくることによって、開始と終結の構造を与えた。

　グループはピアノを囲むように半円形になって座り、アシスタントやインターン生やセラピストも含めた部屋にいる全員の名前が織り込まれてあいさつする歌を歌った。そのような歌のひとつに、"The People in Your Neighborhood"（Raposo & Moss, 1971）の替え歌である"The People in the Room Today"（Boxill, 1976, side 1, band 1）があり、これは他者への覚識を刺激し、相互作用を促すのに役だった。ひとりずつ自分の名前を歌い、同時に思い思いの動作もつけて、ほかの人たちにまねてもらった。また、お互いに名前を歌い合うこと、歌われている人の方を見たり指さしすること、その人のところに歩いていって触れたり握手をすることによって、互いに意識をもっていることを示すよう励まされた。セラピストは、テンポやダイナミクスを変えて、ひとりひとりの動きの速さや動きを反射するようにしながら、クライエントが主導する動作に合わせて音楽や歌詞をつくっていった。

> Let's clap our hands the way（client）does:
> High above our heads,
> And now down to the floor,
> Fast, fast, fast, FAST,
> SLOWLY, SLOWLY.

　セラピストは、ひとりひとりに動作を考えつくよう励ました。自分から進んでやろうとする人もいれば、介助や助言が必要な人もいた。個々人の目標は、社交性への働きかけのプロセスに組み入れられた。「音楽－動き」の活動は、しばし

ばこの主導的な動作へと系統的に発展した。部屋中を動き回り、ときには音楽に合わせて足踏みをしたり、はねたり踊ったりというような勢いのある動きがあらわれることもあった。それが終わると、セッションの流れが中断してしまうことのないように、席にもどることも指示の中に組み込まれた。

　グループはまた、音楽の内容から自然に出てくる話題について、あるいはセラピストが導いた話題について、言葉を交わし合った。あるセッションで、セラピストは、まもなくやってくる感謝祭についてとりあげ、質問した。「こんどの木曜日は何の休日ですか」。間髪を入れず、ハリーとジョンが元気よく得意げに言った。「感謝祭！」。

　"Ev'rybody"（Boxill, 1976, side 2, band 5）のメロディでセラピストは歌った。

　　　　Ev'rybody loves Thanksgiving Day,
　　　　Ev'rybody loves Thanksgiving Day,
　　　　Ev'rybody, ev'rybody, ev'rybody, ev'rybody,
　　　　Ev'rybody loves Thanksgiving Day,

　1回目は、手たたきを促し、またセラピストは、休日のうきうきした気分を映し出すように元気よく歌った。それからテンポを落として、メンバーたちが歌詞の中の主要な言葉が歌えるようにした。Thanksgiving Dayの部分を1行ごとに呈示して教え、各々がその言葉を自分のペースや能力に沿って順々に歌えるようにした。何度かこの歌をくり返していくと、手たたきと歌うことにはずみがついてきた。それから、問いと応答の形式で歌うことによって、歌が発展していった。セラピストが、「感謝祭の日はなにを食べる？ "What do we eat on Thanksgiving Day?"」と歌い始める。クライエントが食べ物の名前を答えるたびに詩句を加えてみんなで歌った。そのプロセスは次のような展開となった。

　　　　問い：What do you eat on Thanksgiving Day?
　　　　応答：Turkey.
　　　　歌詞：We all eat TURKEY on Thanksgiving Day,
　　　　　　　We all eat TURKEY on Thanksgiving Day,
　　　　　　　We all eat TURKEY, we all eat TURKEY,
　　　　　　　We all eat TURKEY on Thanksgiving Day,
　　　　問い：What else do we eat on Thanksgiving Day?
　　　　応答：Sweet potatoes.

歌詞：We all eat SWEET POTATOES on Thanksgiving Day
　　　（上の歌詞と同様にくり返す）
問い：What else do we eat on Thanksgiving Day?
応答：Pumpkin pie.
歌詞：We all eat PUMPKIN PIE on Thanksgiving Day
　　　（上の歌詞と同様にくり返す）

　この歌は、たくさんの種類の食べ物、たとえばハンバーガーさえも組み入れられて、延々続いた。このプロセスには、社会的、認知的（とくに記憶力の刺激）および言語的スキルにはたらきかけることが織り込まれている。たとえばリゾネーターベル、シロフォン、カウベル、トーンブロック、バレルドラムなどのリズム楽器が、Thanksgiving Dayという単語や食べ物の名前を強調するために用いられた。歌うことや楽器演奏を通して、メンバーひとりひとりの言語上の問題は、それぞれに対処され、音楽的な相互作用も生まれた。そして次には、感謝祭のごちそうについての劇をすることになった。視覚的な手がかり（歌っているあいだ呈示される感謝祭についての絵）を道具立てとして、グループはごちそうを準備している様子や、食べ物を取り分けている場面をパントマイムで演じた。それから、"Turkey in the Straw"にのせてスクエアダンスをして、祝祭の最後を飾った。

　このようなセッションを終えて、グループは、実際の感謝祭の食事会で何か出し物をするよう示唆された。そして、食事会のときと、感謝祭の翌日の金曜日の夜に催された「おたのしみ夜会（Home Talent Nite）」のときに寸劇を演じた。ピルグリムスのコスチュームは演技を大いに盛り上げた。スタッフメンバーや他の入居者たちも、歌うことやスクエアダンスに加わった。

　"Ev'rybody"の音楽は、ハローウィン、バレンタインデー、クリスマス、イースターなど他の祝日にも歌われた。これはセンター中のなじみの歌となった。音楽療法のセッションは、クライエントが多くのイベントや演技を主導する触媒であり、「リハーサル」の時間でもあった。

個人療法

● グレゴリー R.：10歳6ヶ月
　重度精神遅滞
　病因：周産期無酸素症による脳障害

長期目標：攻撃行動と強迫的行動の減少、意思疎通のための言葉の増加
音楽活動の形態：歌うこと／チャントすること、「音楽−動き」
音楽の要素：リズム、テンポ、ダイナミクス、歌詞
使用楽器：コンガドラム
音楽関連の素材："Pick a Bale of Cotton"
音楽以外の素材：紙とくずかご
方策と技法：反射、1行ごとの歌唱、「はじめ、止める、待つ」のハンドサイン、擬音語と動作をあらわす言葉、問いと答えの形式による歌唱／チャント

　グレゴリーは幼いころ虐待を受けてきた。自傷行為や攻撃行動、床に落ちているほこりや紙屑を拾う強迫的行動がある。話し方は反響言語的で、発音の困難（発音のまちがい）もある。また、強迫的なクスクス笑いは活動のじゃまをし、エネルギーの流れをたえず妨げていた。眉間には深いしわが寄り、いつも心配ごとがありそうな印象を受ける。
　アセスメントで明らかになったことは、グレゴリーの強迫行動は、リズム楽器を扱う能力を妨げ、欲求不満や失敗感を生むまでになっているということだった。一方、歌詞の内容を理解し、適切な動作をともなって反応する能力があることも明らかになった。
　グレゴリーは、公立学校の特殊教育プログラムに在籍していた。担当のソーシャルワーカーは、彼の攻撃行動が授業中に頻繁になり、凶暴になってきていると知らされた。音楽療法士は、放課後の音楽療法グループにおいては、すでにグレゴリーと信頼関係を確立していたのだが、この「危機」を乗り切る試みとして、個別的にもかかわるよう要請された。個人セッションは毎日行なわれることになった。
　自己統制力を獲得し、エネルギーが自分や他人を傷つける行為に向かうのではなく、自己を指向するために使えるよう、グレゴリーの言語理解力が活かされる個別性の強い治療計画が立てられた。自分の行動に気づかせ、エネルギーを生産的な方向へと再方向づけることに働きかけるにあたって、セラピストは、グレゴリーが音楽の構造的な枠組みの中で行動できるようなアイディアを模索した。声や楽器を使った即興演奏は、勇壮でリズムにのった粗大運動をともなう活動を刺激し、グレゴリーに、力強い動きによって自己を十分表現するよう方向づけた。「足踏みしよう"Stamp your feet"」「腕押ししよう"Push your arms"」「ドラムをたたいてみよう"Beat the drum"」「床を蹴ってみよう"Bang the floor"」と

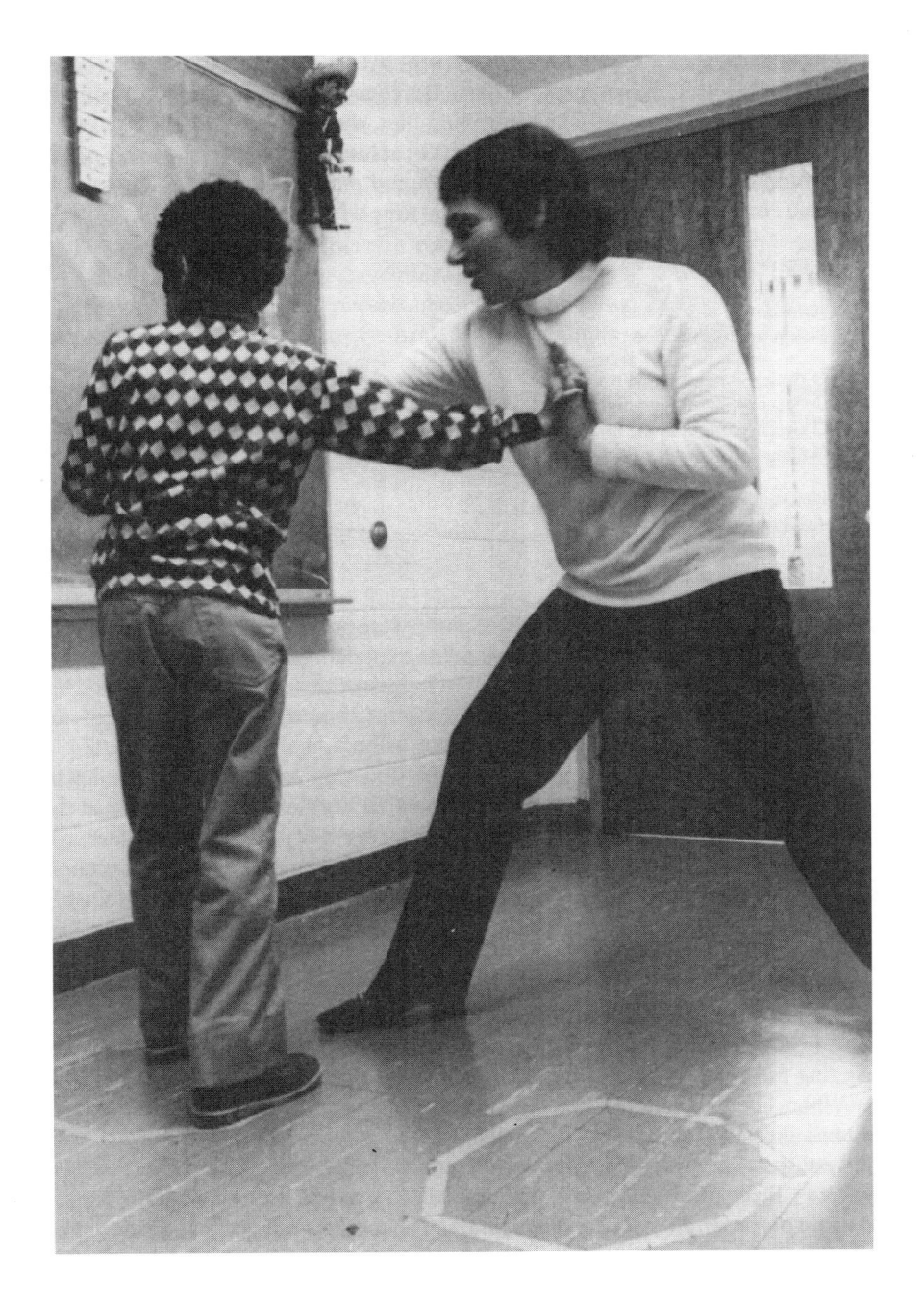

第6章　臨床実践：プロセス指向型音楽療法の実際

いうような言葉かけの際の、stamp, push, beat, bang, という擬音語が、力強い精神運動的表現にはずみをつけた。このような表現は、受け入れられやすく治療的でもあった。また、グレゴリーは、コンガドラムを手で強くたたくよう励まされ、社会的に受容されるやり方で、かつ音楽的に、欲求不満や不安や怒りなどの感情を表出する手段を獲得した。音楽の楽節構造は、衝動を抑制するために用いられた。たとえば、グレゴリーとセラピストは、問いと答えの形式で、歌詞の単語やリズムフレーズやメロディフレーズを交代で歌う／チャントした。また、「はじめ、止め、待て」をあらわすハンドサインが、言葉かけとの組み合わせで用いられた。3週間という比較的短期間で、グレゴリーは、表情にも身体にも変化の兆しを見せた。また、身体や感情が弛緩するのを何度も経験した。眉間のしわも少なくなった。

　次に行なわれた活動は、"Pick a Bale of Cotton" (Langstaff & Langstaff, 1970) という労働歌の替え歌である。テンポとダイナミクスを極端に対比して（ゆっくりそして強く、ゆっくりそして速く、速くそして強く、速くそして弱く）歌われると、グレゴリーの反応は、音楽の変化にともなう動作として、音楽に密接に関係してあらわれてきた。床のほこりを拾うために「あらゆることをやめてしまう」強迫感にとらわれた欲求を統制できるように、丁寧にそして意識的に、彼が紙（紙くずとしてあらかじめ設定されていた）を拾い、くずかごに入れる活動が考えられた。その目的は、自己統制的な行動に意識的に気づいている状態を促進することによって、自己や他者を攻撃する欲求を未然に防ぐ自己感覚、すなわち建設的で快適なことができるという自己感覚を獲得することであった。この歌は、作業をしながら楽しくすごすというアイディアをもっている。

> Jump down, turn around,
> Pick up a piece of paper,
> Jump down, turn around,
> Pick it up from the floor.
>
> O Gregory, put it in the basket,
> O Gregory, put it there right now.
> O Gregory, put it in the basket,
> O Gregory, put it there right now.
>
> Pick up the paper,

> And put it in the basket,
> Pick up the paper,
> And put it in there now.

　この歌は、紙を全部くずかごに入れ終わるまでくり返された。この活動は、設定された環境のなかで、与えられた楽しい経験を通して、グレゴリーが学習する機会を高めた。創造的な表現手段が与えられれば、自己と環境への統御力が獲得され、破壊的表現の欲求がおさえられるだろうという狙いがあった。

　グレゴリーは、このゲームをしだいに楽しむようになった。意図的にまき散らされている紙を拾う楽しみに熱中しながら、グレゴリーは、きらきらした目でセラピストを見て笑った。これは全身から出る笑いであり、統制不能の、そして声高で不適切な強迫的くすくす笑いではなかった。「とびおりて"Jump down"」「くるっと回って"Turn around"」「拾って"Pick up"」「入れて"Put it"」という動作のフレーズを歌ったりチャントしたりすることは、かつてグレゴリーの動作の流れを妨害していた強迫的な笑いをおさえる行為として機能し始めた。歌うテンポを落として、グレゴリーが言葉を埋める（1行ごとに呈示する歌い方で）のを待つことにより、グレゴリーは、言葉の意味を、動作の上でも認知の上でも吸収同化できるようになってきた。セッションが進むにつれて、1フレーズを続けて歌うようにすると、（たとえば、「紙を拾って"Pick up a piece of paper"」「くず入れに入れて"Put it in the basket"」）、言葉と動作がより深く結びつくようになった。

　12回目のセッションで、グレゴリーは部屋に入ると、ゲーム用に用意してあった紙の束に手を伸ばし、堂々と主張するように（攻撃的ではなく）「紙」と言って、明確な要求の意思表示をした。それまでグレゴリーの話し方は、おうむ返し的だった。**これこそが、グレゴリーの最初の意図的な言語コミュニケーションであった**。セラピストは、すぐに紙を渡し、要求がわかったことを言葉で伝えた。グレゴリーは、楽しそうに紙をちぎりはじめ、床にそれをまき散らし、そばにくずかごを置いた。それから全く自主的に、グレゴリーは、歌の言葉を唱えながら紙くず拾いを始めた。セラピストは、グレゴリーの動きのテンポに合わせ、二人で歌う声とピアノ伴奏をリズム面でもメロディの面でも完全に調和させるにいたった。グレゴリーは活動の意味を統合、内在化しており、以前は強迫的にしか行なえなかったことを、いまは「意識的に」行動できるということを通して、自己と環境に対する統制力をもち始めていた。

　その後まもなく開かれたケース会議で、音楽療法の、教室での作業や行動への

波及効果について報告された。グレゴリーは、長い時間をかけて活動にとりくむことができるようになり、自傷行為と攻撃行動は頻度も程度も弱まっていった。そして歌うということの明らかな所産として、発音と自発的表現力の両面で言語スキルが向上した。

学際チームは、グレゴリーが獲得したことを維持し安定化するために、個人セッションをさらに継続すべきだという見解で合意した。

●クリスA.：23歳6ヶ月

重度精神遅滞
病因：不明の胎児期の障害
　　長期目標：感情状態の発達、身体緊張の緩和
　　音楽活動の形態：歌うこと、リズム楽器演奏、「音楽－動き」
　　音楽の要素：リズム、メロディ、テンポ、ダイナミクス、音色、歌詞
　　使用楽器：リゾネーターベル、オルフシロフォン、ハンドベル、ピアノ
　　　　（クライエントとセラピストが使用）
　　音楽関連の素材：臨床的即興、"Angels Watching Over Me"
　　音楽以外の素材：スカーフ、薄紙のリボン
　　方策と技法：ハミング（リラクセーションのため）、手に手を添えるアシスト、動作のモデリング、改造したリズム楽器

クリスの行動は、極度な身体的緊張と情緒的緊張で特徴づけられる。風貌は、近視と脊柱側湾症のために、腰の曲がった老人のようである。口や歯を食いしばったり、饒舌な言葉や、ジスキネジー（dyskinesia；運動異常）の症状としてあらわれるうなり声を発しながら、異常に長く話し続ける傾向があった。腕と頭はけいれん性の動きがあり、手はロボットのようにたえず開いたり閉じたりする。また、曲がった肩は突然大きく揺れることがある。

アセスメントによって明らかになったことは、身体と感情の極度の緊張をリラックスさせ軽減するための、深いセラピー的介入がぜひとも必要であるということだった。学際治療チームは、グループセッションから恩恵を受ける気持ちの準備が整うまで、クリスには個人セッションがふさわしいということに合意した。そして週2回、各30分のセッションが実施されることになった。

クリスへの働きかけは、鎮静的で落ち着いた、リラックスする効果のある音楽を通して気分を引き出すことに集中した。クリスの緊張が高まってくる瞬間を予期することは、一般には可能だった。「音楽－動き」の活動中に体を硬直させ、

しめつけるようなうなり声を発したときには、セラピストは、すぐ一緒にハミングするよう働きかけた。安心させるようなやさしいハミングに静かに導くと、クリスもすぐにそれに反応した。

　セラピーの初期の段階では、クリスをリラックスさせるやり方は次のような短期目的で始められた。

- メロディを、穏やかにゆっくりとハミングする
- 安定したリズムの流れをもちながら、メロディをハミングする
- 音楽に合わせて、ゆっくりと穏やかにハンドベルを振る
- セラピストと一緒に、リズムをとって穏やかに腕を揺らす
- ひとりでリズムをとって穏やかに腕を揺らす

　大声での話しぶりとけいれんする身体の動きに対しての自己統制力を育むために、声や楽器による音刺激は音量を弱く、活動のペースはゆっくりに保たれた。セラピストは、クリスのすぐそばで働きかけた。動きを共に経験し、ときにはゆっくりとやさしく、明るいメロディを歌いながら、穏やかな気分になるような柔らかいスカーフや紙リボンを振ることもあった。安定したリズムの流れは、統合的な効果をもち、クリスの内部に、そしてセラピストとの関係において、ハーモニーの感覚を生み出した。ハーモニー感覚が生まれると、セラピストは、クリスの体が、きわめて硬直した状態から、全身が柔軟で軽い感じへと変化することに気づいた。

　リズム楽器は、音色と音の大きさに注意して慎重に選ばれた。リゾネーターベル／トーンバーは、しっかりとした響きもつのでとりわけふさわしいものだった。クリスがなるべくリラックスしてこれらの楽器を使い、豊かな響き生み出せるよう助けることが必要であった。この響きを出すのに要する軽いタッチの運動感覚を与えるために、緩やかに手に手を添えるアシストをして、腕の動きを促した。静かにハミングしたり歌ったりすることも、このプロセスの助けとなった。オルフシロフォン（取り外し可能な木の音盤の楽器）の柔らかな音色もリゾネーターベルと同様に使われた。オルフシロフォンはまた、両端の一番低い音と高い音以外の音盤をすべて取り外し、クリスが、弧を描くようにゆっくりと腕を端から端まで動かすことにも使われた。この場合にも、音や動作の流れを生み出すために、最初のうちは腕の動きの統制を助けられるよう、手に手を添えるアシストが必要であった。クリスが上記の諸目的を達成し、かなり自立的に楽器を使えるようになると、セラピストは、ピアノまたはオートハープで豊かな響きの伴奏をした。

その響きはクリスに強い音楽的支えを与えた。クリスは、自己統制力が高まるにつれて、音楽刺激により密接に関係するような反応を示すようになった。

　あるセッションで、セラピストがピアノを弾き、クリスがハンドベルを鳴らしていたとき、彼は、自分が座っている椅子をピアノの方に引き寄せた。そして緊張し、差し迫った様子で、「ピアノ、ピアノ、ピアノ」と叫んだ。言葉をくり返すたびに、耳障りな声になっていった。それからクリスは、荒々しいクラスター音で、鍵盤を「攻撃」した。セラピストと一緒に音楽をする興奮のために腕の筋肉が固くなったようだった（後になってピアノは彼にとって特別な意味があることがわかった。クリスが子どものころ家に住んでいたとき、父親がピアノを弾いていた）。セラピストは、左手でピアノを弾き続け、右手ではクリスの右腕をもちあげて鍵盤の上を大きく弧を描いてなぞるように動かした。緊張しているクリスの腕は、鉄のように重かった。

　セラピストは、クリスの腕から緊張が抜け、重さが減ってくるのを少しずつ感じた。音楽のテンポを落とし、音量を弱めると、腕の動きは、スムーズに流れるようにリラックスした。それから左腕も右腕と同じように対処された。両腕とも、いや実際には、全身が明らかにリラックスした。二人は、ハミングしたり、クリスのクラスター音を支えるアルペジオ伴奏の拍子に合わせて体を揺らすことによって、即興演奏を共有していた。クリスのクラスター音は、いまやセラピストの演奏に溶け込んでいた。

　喜ばしいことに、この経験は次のセッションでもくり返された。もっとも、クリスの身体がけいれんで硬直する瞬間があった。セラピストはクリスに、目を閉じて眠っているような気持ちになるよう指示した。クリスは、セラピストが歌っているあいだ目を閉じた。その歌は、以前にクリスがけいれんしたときに使われたのと同じもので、クリスにとっては特別な意味をもっていた。クリスは、目を閉じるとハミングを始めた。はじめのうちは不快なしわがれた声だった。セラピストも静かにハミングを始め、クリスを包んだ。クリスは、眠ったふりをして、心地よさそうに床の上にうずくまった。二人は"Angels Watching Over Me"（**譜例6-6**参照）を歌っていた。詩句が終わるたびにハミングが続いた。

　セラピストとクリスが、ピアノのところで（前述のように）この歌をデュエットしたセッションが何回かあった。クリスは、以前と同じく腕の動きの統制を学びながら、音の強さや音楽の速さをコントロールする能力を獲得し、クラスター音を弾いた。

　クリスは作業所にもどるようになった。そこでは、彼は微細運動スキルが必要な作業にかかわることができた。クリスといつも一緒にいるアシスタントは、ク

譜例6-6　Angels Watching Over Me

Traditional
Arranged by Edith Hillman Boxill

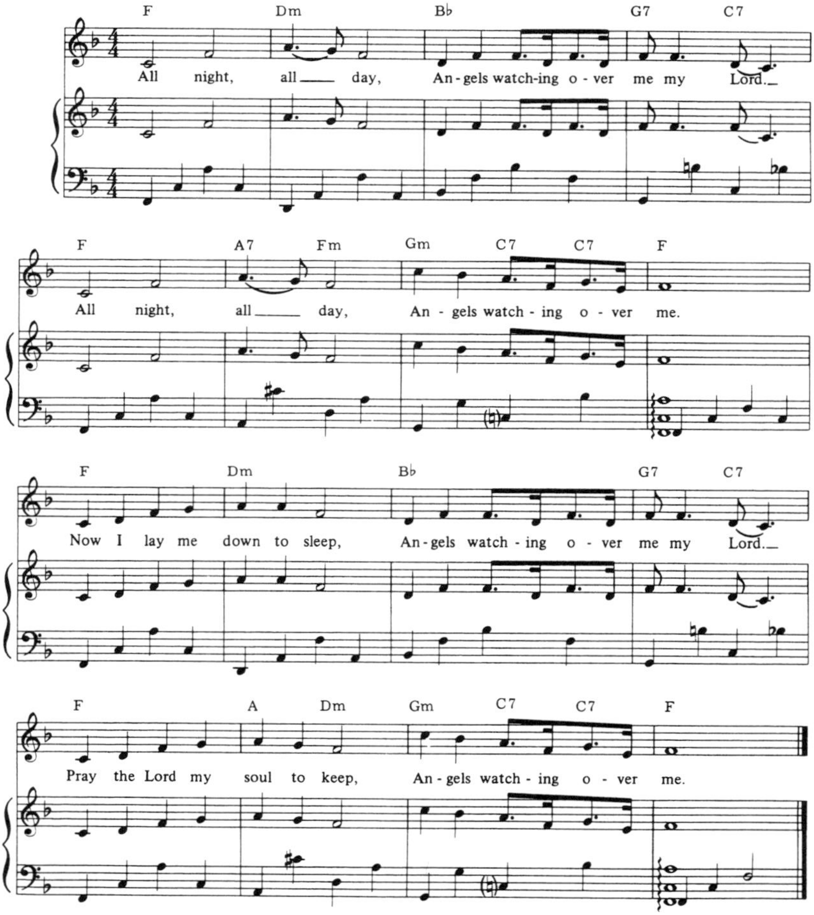

Source: © 1979 by Edith Hillman Boxill.

リスの緊張が高まってきたことがわかればいつでも、彼に**向かって**あるいは**一緒に**歌ったりハミングしたりするよう指示された。

　粗大運動スキルと微細運動スキルの両方が必要な作業を行なうクリスの能力は、着実に進歩した。理学療法士は、クリスの体が全体的にますます柔軟になってきたことと、階段の上り下りがきわめてうまくできるようになってきたことを喜ん

第6章　臨床実践：プロセス指向型音楽療法の実際

だ。理学療法士は、このことは部分的にしろ音楽療法のおかげであると考えた。

音楽療法士のすすめで、クリスは週1回、グループセッションに入り、なおかつ個人セッションも週1回継続して受けることになった。

●キャシー D.：7歳6ヶ月
早期小児自閉症
病因：不明
  長期目標：自己および他者に対する覚識の喚起、自閉的行動の減少、コミュニケーションスキルの向上
  音楽活動の形態：歌うこと、リズム楽器演奏、「音楽－動き」
  使用楽器：ハンドドラム
  音楽関連の素材：臨床即興、"See How I'm Jumping"（替え歌）"This Old Man"
  音楽以外の素材：プラスチック製ボール、フェルト各色
  方策と技法：反射、確認、コンタクトソング、身ぶりによる合図、動作のモデリング、不一致（アンマッチング）、音や動きの変化をともなう反復

最初のアセスメントでは、キャシーはアイ・コンタクトがなく、発話もなく、話しかけに対する反応もほとんどなかった。行動上の特徴は、同一性欲求、固執的なロッキング、右手指を目に近づけてひらひらさせる常同動作である。

ヴィンランド社会性尺度（Vineland Social Maturity Scale）（キャシーが6歳のとき、母親が検査した）では、キャシーの社会性年齢は2歳3ヶ月であった。神経学的な検査は正常の範囲であり、脳波も正常であったが、ごく軽い脳障害の疑いがあった。

音楽療法のアセスメントは、正式な意味では不可能であった。セラピストあるいは音楽刺激に対して、**目に見える**反応も、気づいている証拠もなかった。

自閉症についてはまだ解明されていないことが多いが、自閉症児へのさまざまな対応の試みは続けられている。伝統的な治療方法ではほとんど、または全く役に立たないことがわかっている。また、自閉的症状を減少させるのに、心理療法が有効である証拠はない。心理療法は、主として言語コミュニケーションを基盤としており、自閉症児にとって言語は著しく欠如している領域だからである（Wing, 1974）。広義のコミュニケーションスキルの極度な欠如、とくに（発話自体はしているときでさえ）意図的な意思疎通のための言語を使う能力の欠如は、

早期小児自閉症に共通の特徴である。コミュニケーションの手段を確立し、発達させること、すなわち他者との言語的、非言語的接触を刺激することは、自閉症の子どもを対象とする音楽療法のもっとも重要な狙いである。

　音楽療法は、前言語的、非言語的コミュニケーションの手段が活用できるようになることを狙いとする。自然な「地声」、発声、身体の動きや身ぶり手ぶり、意図的な行動などはすべて、臨床即興を通して音楽の構造のなかに反射され、翻訳される。たとえば、子どもが呼吸亢進状態になって過度に活性的になったときには、セラピストは、子どもの声や動きを反射することによって、音楽的に接触する手段を探索する。音楽を変化の媒体として使いながら、音楽療法士は子どもが断片的な世界から統合的な世界へと、すなわち**気づいていない**経験をすることから**覚識**の経験へと移行することを助けるのである。

　相手から目をそらせたり、相手をとおして何かを見ようとしない人や、まわりを聞いていないような人、あるいは不随意的な常同行動に陥ることによってひきこもったり、いつもきまった自己刺激行動をするような人と関係をとるのは簡単なことではない。少なくとも、目の前に起こっている状況にうまく対応することは簡単ではない。セラピストは、文字どおりの意味で、子どもの内的世界に穴を掘らなければならないのである。

　キャシーとの最初のセッションでは、キャシーの頭は後ろに反っていて、目はうつろで何も見ていないようだった。ぎこちない足どりで歩いては、つま先立ちで前のめりになった。身体は硬直しており、胸が突き出て肩は丸まっていた。セラピストはキャシーのために存在しておらず、それはキャシーを音楽療法の部屋につれてきたアシスタントも同じだった。アシスタントは、キャシーを椅子に「置いた」。キャシーはすぐにジャックナイフのように折れ曲がった状態になり、目のそばで右手の指をひらひらさせ、左手の2本の指でかかとをちょっとさわり、指のにおいをかいだ。セラピストは、そばに近づいて座り、「いま・ここで」のキャシーをじっと見つめた。

　「キャシー、こんにちは "Hello Kathy,"」と歌いかけられた言葉は、はね返され消散したようだった。体の筋肉は硬直したままだった。閉じているまぶたもびくとも動かず、後方に垂れた頭が動くこともなかった。セラピストは、子どもの歌や即興した歌を次々に歌い、オートハープで伴奏し、さまざまなテンポ、ダイナミクス、和声進行を使って彼女を覚醒させようとした。このセッションが終わる間際になって、キャシーは、指をひらひらさせながらウーとなった。セラピストが同じようにうなると、キャシーのひらひらしていた指は、空中で止まった。目は驚きで輝いた。

2回目のセッションのとき、キャシーは手にプラスチックのボールをしっかり握ってやってきた。彼女はそれを手当たり次第、あらゆる方向に向かって投げることに熱中した。セラピストは、キャシーに「キャシー、キャシー、こんにちはキャシー、"Kathy, Kathy, hello Kathy,"」と、前回と同じように歌であいさつしたが、そのあとすぐに、フランドル地方の快活な民謡 "See How I'm Jumping"（Langstaff & Langstaff, 1970）のメロディに、言葉を即興でつけて歌うことに切り替えた。

>　Kathy is bouncing, bouncing, bouncing,
>　Kathy is bouncing a ball,
>　Kathy is bouncing, bouncing, bouncing,
>　Kathy is bouncing a ball.

　キャシーはでたらめにボールを投げ飛ばしていた。セラピストは、キャシーのボール投げに加わり、ボールをすくいとってはキャシーの方にゆっくり転がし、キャシーがしていることを確かめるような歌詞をつくって歌った。ボールの跳ね方がだんだん秩序と方向性をおびてきた。セラピストは、キャシーの行動を歌の中に取り込み続けた。歌詞は次のようになった。

>　Kathy is bouncing the ball to me,
>　I am bouncing the boll to Kathy.

　キャシーが床に座ると、セラピストも床に座った。両足を広げて投げ出し、二人の足先どうしがほとんどくっつくほどの距離で、次の歌詞に合わせてボールを転がしあった。

>　Kathy is rolling the ball to me,
>　I am rolling the ball to Kathy.

　引きこもりがまた起こった。指をひらひらさせ、目は座って焦点がなく、避けるような目つきでもあった。キャシーの動きを反射ながら、セラピストは言葉を使わずにキャシーを受け入れていることを表現し、自己に気づかせようとした。セラピストは、同じメロディで次のように歌った。

> Kathy is wiggling, wiggling her fingers,
> Kathy is wiggling her fingers now,
> Kathy is wiggling, wiggling her fingers,
> And now she's going to STOP!（おどけて）．

　セラピストが歌うと、彼女の手もひらひら動いた。それから、キャシーの体はリラックスした。
　キャシーはその次のセッションにまたボールをもってきた。ボールはキャシーにとって重要なもので、音楽的構造をもつ活動の焦点となっていた。キャシーが床に寝そべって指をひらひら動かし始めたとき、セラピストはキャシーの上に覆いかぶさるようにかがみ込み、動きと歌で彼女の動きを反射した。するとキャシーはセラピストを**しっかり見上げて**、これまでのセッションでくり返し聞いてきた歌の正確なリズムとピッチにあわせて歌い返した。

> Nn-nn-nn-nnn, nn-nn-nn-nn,
> Nn-nn-nn-nnn, nn-nn-nnnnn,
> Nn-nn-nn-nnn, nn-nn-nn-nn,
> Nn-nn-nn-nnn, nn-nn-nnnnn,

　これは我々のコンタクトソングであり、キャシーが主導したはじめての双方向的コミュニケーション、すなわちセラピストに意識的に方向づけられた最初のコミュニケーションであった。二人は座ったままで見つめ合い、お互いに向かって歌い合った。キャシーは、何か特別なことが起こったことを知っているようだった。セラピストは、その確かに知っていることを、歌によって確認し、反射した。

> Kathy is singing, singing, singing,
> Kathy is singing a song to me,
> Kathy is singing, singing, singing,
> Nn-nn-nn-nnn, nn-nn-nn-nn,
> Nn-nn-nn-nnn, nn-nn-nnnnn,
> Nn-nn-nn-nnn, nn-nn-nn-nn,
> Nn-nn-nn-nnn, nn-nn-nnnnn,

　このように二人の関係が確立されると、キャシーはさまざまな音楽体験を広げ

ていった。固執的なロッキングに陥ったとき、キャシーの身体は斜めに動き、目と頭はあらぬ方向を向いていた。そのときセラピストは、キャシーの手を取って、一緒に前後に揺れた。そして、リズムをつけてその動きを構造化し、動きに合わせて即興で言葉をつくって歌った。セラピストが、「そうして、止まる！"And now we're going to STOP!"」と歌うと（いつもゲームのように楽しくするのだが）、キャシーは自分の強迫的な行動を抑制し始めた。

　キャシーとセラピストは、言葉やテンポを変えながら、さまざまな動作をとり入れていった。二人で手をとりあって腕を上下に揺らしたり、ダンスのようなステップで足をスライドさせたり、部屋中をとび回ったりした。歌は、ひとつのテーマから変奏曲となって発展しながらくり返された。変奏曲は、キャシーの動きのレパートリーを広げ、エネルギーを再方向づけした。そして、固執的な同一性行動へのとらわれから解放するだけでなく、他者との共有体験や、人と遊ぶ経験を与えることになった。

　多くの短期目的がセッションに組み入れられた。特殊教育の目的を強化するための短期目的のひとつとして、キャシーが色について学ぶということがあった。セラピストは、色つきのフェルトを2枚ずつ使ってキャシーの発見を生かすゲームをした。セラピストがキャシーの膝の上に、青、赤、緑のフェルトを置き、キャシーが同じ色を見つけてセラピストの膝の上に置くというものだった。セラピストがフェルトをキャシーの膝の上に置くかわりに、頭に置いたとき、キャシーははじめて笑った。ゲームは新たな次元に入っていった。このゲームをするあいだ、セラピストは次のようにチャントした。

> Kathy is putting a （color） piece,
> Of felt on my head,
> I am putting a （same color） piece,
> Of felt on Kathy's head.

　またもうひとつの短期目的に、キャシーの同一性指向の欲求を減らすために、彼女の経験に変化をつけるというのがあった。最初のリズム楽器として、ハンドドラムが導入された。セラピストは、キャシーが"This Old Man"（Langstaff & Langstaff, 1970）の歌に反応することを知った。いまや自発的に歌う（"nn-nn-nn-nn"とリズムをつけて正確なピッチで）ようになっているキャシーは、セラピストとともに床に座り、歌詞に合わせて二人でハンドドラムを打ちながら、一緒に歌った。

Kathy, Kathy, she's playing one,
Kathy's playing knick-knack on the drum,
With a knick-knack paddy whack,
Kathy's beating the drum,
Kathy, Kathy is beating the drum.

　キャシーはこの歌をとてもよく知っているようだったので、セラピストはこれをさまざまなかたちで用い、キャシーの自己、身体、周囲への覚醒を喚起しようとした。キャシーとセラピストが一緒にしていることを、セラピストが歌って確認したとき、その歌詞をきっかけに、キャシーに動きが見られることもときどきあった。（歌詞の意味は理解されているかどうかはともかく）。また、セラピストが「少女は家まで転がって帰りました "This little girl came rolling home,"」と歌うと、キャシーはそれにつられるように床の上をごろごろ転がった。この転がる動きは、心身発達の過程で、キャシーが自発的にあるいは自然にはしなかった動作である。セラピストがキャシーに運動感覚的な経験（やさしく歌っていながら床の上でキャシーとともに行なう動き）をさせる試みに対して、キャシーは、いったんは抵抗したが、その後、彼女は動きを楽しむようになり、実際、動きのなかで、身体的、情緒的な弛緩ができるようになった。

　セラピストとキャシーの母親との面会は実に喜ばしい瞬間であった。キャシーの母親は、娘に起こりつつあることについての興奮を隠すことができなかった。「この変わりようは信じられません。キャシーは歌って笑って、**私の膝に座る**ことまでするんですよ。生まれ変わったキャシーです。お話しするのがほんとうに待ち遠しかったです……」。

● **ダリル M.：11歳6ヶ月**

早期小児自閉症
病因：不明
　　　長期目標：意思疎通目的のための発話の発達、自閉的行動の減少
　　　音楽活動の形態：歌うこと、リズム楽器演奏、「音楽－動き」
　　　音楽の要素：リズム、テンポ、ピッチ、ダイナミクス、歌詞、音色
　　　使用楽器：フィンガーシンバル、メタロフォン、オートハープ
　　　音楽関連の素材：臨床即興、"Pop! Goes the Weasel."
　　　音楽以外の素材：色つきの切り抜き細工用紙

方策と技法：反射、確認、コンタクトソング、ふさわしい動作をともなう擬態語と動作をあらわす言葉、歌詞とリズムパターンの正確な反復、変奏をともなう音楽の反復、1行ごと呈示する歌唱、問いと答えの形式の歌、改造したリズム楽器、治療道具としてのカセットテープレコーダー

　ダリルは、1943年にLeo Kannerが特定した症状の多くをもっている。うち解けないこと、反響言語的発話、代名詞の転置、儀式的行動、無生物対象への執着などである。ものを回したり（あるいは自分がくるくる回ったり）するような自閉的行動をとるとき以外は、ダリルのエネルギーレベルは低かった。

　アセスメントにおいてわかったことは、粗大運動スキルの発達は遅れているが、微細運動スキルはよく発達しているということだった。ダリルの身体の動きは全般的に弱々しく、回る物体を操作するときの力強さやその技能とは対照的だった。足の動きも、自分がぐるぐる回るとき以外は生気がなかった。はじめのうち、音楽刺激に直接関係するおもて立った行動はなにもなかった。また多くのリズム楽器をさわったが、とくに興味をもつ様子はなかった。双方向コミュニケーションの確立に発展するよう、ダリルと接触点をもつ挑戦が始まった。

　週2回、各30分の個人セッションが実施されることになった。最初の4回のセッションでは、セラピストは、ダリルとの接触を模索するなかで、ダリルの行動や隠喩的な発声を反射したり確認したりするのにさまざまな即興演奏を行なった。また「音楽－動き」を励ますこと試みたが、ダリルから流れてくるエネルギーはなかった。一方でダリルは、床においてあるハンドシンバルをくるくる回したり、レコードプレーヤーにのせてあるレコードを手で回すことに熱中しはじめた。セラピストはダリルに近づいて観察した。そして二人の接点となるような音楽的可能性があらわれるのを静かに待ち、あるいは探索した。

　数週間後のセッションで、二人が黙ってじっと座っているとき、セラピストは耳慣れた調べがダリルからあらわれるのを感じた。ダリルはきわめて小さな声で、また一本調子で、自分に語りかけるように、"All around the cobbler's bench, pop! Goes the weasel" (Langstaff & Langstaff, 1970) を歌っていた。ああ、とセラピストは思った。これは架け橋になる。この歌が、ダリルとのコミュニケーションの道を開くことができるかもしれない。セラピストは一緒に歌い始めたが、ダリルの方は気がついていないようだった。

　その次のセッションで、セラピストは、この曲のカセットテープ録音を使い、ダリルのそばに座っていられるようにした。この曲が流れている途中で、**ポップ**

*pop*という言葉が、アイコンタクト（最初の短期目的）を促進する動作、すなわち顔を向き合ってお互いの手に向かってたたくことを生み出した。たたきをするためには、ダリルの目がセラピストの方にきちんと向いている必要があった。はずみをつけたのは、*pop!* だった。

しかしダリルは、人との身体接触を避けようとする兆候を示したので、セラピストは、試しにフィンガーベルを使ってみた。ダリルはこのベルが気に入り、両手の中指にはめることを受け入れた。セラピストも自分の中指にひとつずつはめ、次のように歌いはじめた。

> All around the cobbler's bench,
> The monkey chased the weasel,
> The monkey thought 'was all in fun,
> POP! Goes the weasel.

一度歌ったところでは、たいした反応はなかった。そこでセラピストは床にチョークで円を描いた。おそらくこれがダリルの注意を引いたと思われる。次の2回のセッションでは、ダリルは無頓着に足を投げ出し、ほとんど聞こえないぐらいの声で、しかもおうむのように一本調子で、気の向くままに歌詞の単語を口ずさんだ。

意識的に自分のエネルギーを焦点づけする状態へと覚醒する、驚きの要素をダリルに与えるために、セラピストは静かに歌いながら、ゆっくりと円の周りを動いていると、"POP!" という言葉の音に合わせて、素早くはねるように彼の手がポッとあらわれた。

二人は何度も「コブラーのベンチのまわりを回った "went around the cobbler's bench"」。ダリルは "pop!" を予測してだんだん腕を高く上げた。多くのエネルギーがセラピストに**向かって**流れ出し、ついにある日彼は、ためらいながらも焦点を合わせ、自分のフィンガーベルをセラピストのベルに合わせてチン（pop）とした。

この接触ができるようになると、フィンガーベルあそびは何度も同じかたちでくり返された。セラピストは、上下左右への手の位置の変化や、テンポおよびダイナミクスの変化をとり入れ、すでに覚醒している覚識をさらに広げようとした。これらの動きがより自発的になってくると、セラピストは、人の手で、popを試してみることにした。何度か試みたのち、ダリルは、セラピストに自分の手をポン（pop）と出した。これが実質的にはじめての身体接触だった。この接触は、

これから愛情もって育んでいかねばならないところの、今は壊れやすいが非常にはっきりとしたコミュニケーションの道を切り開いた。
　18回目のセッションで、ダリルは自主的にメタロフォンを探し出してきた。セラピストは、そばに座ってじっと見守り耳をすませた。ダリルは、これまで聞いてきた歌を弾きはじめているようだった。音がはっきり出るにつれて、歌っている言葉は以前よりずっと明瞭で、ピッチも正確になった。弾き始めのフレーズは、とぎれとぎれではあったが、言葉のもつリズムパターンをとらえていた。フレーズごとに休みを入れながら続けていくと、ダリルにとっては難しいメロディの部分が出てきた（たとえば6度音程）。ダリルは手を止め、歌い、最初のフレーズに戻った。そして、満足して弾けるようになるまで、メロディラインを集中的にくり返した。
　その次のセッションで、ダリルは、その歌についてト長調の調性の中で音を出し、*pop!* のところは強くたたいた。次にその歌をそっくりヘ長調に移して音を出し続けた。
　セラピストは、かつてかかわっていた、回避的で断片的な少年とはまったく別のダリルを目のあたりにした。ダリルは、この音楽を内在化し、表現することへとつないでいった。相手の言葉をおうむのようにくり返す人間ではなく、（はじめて？）統合感覚を経験する自己と調和している人間として。
　数週間後、ダリルの家族状況が彼に大変動を引き起こした。悶々として混乱した状態で音楽療法の部屋につれてこられたとき、ダリルのなかに徐々に秩序とハーモニーをもたらしたのは、やはりこの歌だった。セラピストは、ダリルが（以前には見せたことのない）儀式的行動をしているあいだ、彼に向かって歌った。その行動とは、部屋の3ヶ所を続けてさわってはセラピストの方に走っていって腕の中に抱きしめてもらうのをくり返すというものだった。ダリルはそのあと、メタロフォンで**自分の**音楽を弾こうと試みた。前のセッションで、非常に流暢に弾いた歌である。その試みに対して何度も失敗を重ねたあと、セラピストがそばに座ってその歌をくり返し歌っている間に、ダリルはエネルギーを集中することができた。そしてふたたび最後まで弾くことができた。我々のコンタクトソングとなったこの歌は、ダリルにとって、安心と安全の源を供給した。なじみがあり、かつ、ギブアンドテイクの関係をもった最初の他者との結びつきのきっかけとなった音楽に、エネルギーを向ける手段が与えられたのだ。
　反響言語から、意思伝達のための言語の使用へと進展する過程で、言葉をそのままくり返すのではなく、問いに対する応答を歌で歌うことをうながすように意図された音楽療法の技法がとり入れられた。問いと応答の形式は、即興で歌うこ

とで作られていった。何ヶ月にもわたるこのプロセスは、色を使うことから始まった。最初は、ダリルやセラピストが着ている服と同じ色を採用した。

> セラピスト：ダリル、あなたのシャツは何色？（彼のシャツと同色の切り抜き細工の紙を見せながら）
> Darryl, what color is your shirt?
> ダリル　　：あなたのシャツ？（おうむ返しに）
> Is your shirt?
> セラピスト：あのねダリル、**あなたの**シャツは何色？（ダリルのシャツをさわりながら）
> Yes, Darryl, what color is *your* shirt?
> ダリル　　：あーか！（自分のシャツを指して）
> Shirt red.

　ダリルとセラピストが戸外を散歩した日は、ダリルの人生にとって記念すべき日（マイルストーン）となった。しばらく歩いたあと、二人はベンチに座ってひとやすみした。突然、ダリルはセラピストの手をぐいと引っ張って、響き渡る大きな声で命令した。「立って、立って」。これが最初の自発的な言語コミュニケーションであった。セラピストはすぐに立ち上がった。ダリルはにっこり笑って彼女の手をとり、手を**つなぎながら**帰っていった。

　一週間後、音楽療法の部屋から教室へと歩いているとき、ダリルはふたたびセラピストの手を引っ張って、今度は嘆願した。「スニッカー（Snicker）がほしい、おねがい」。即座にセラピストは答えた。「はいはい、ダリル、買いにいきましょう」。二人がお菓子の販売機の方に向かったとき、ダリルはセラピストの腕をもっと強く引っ張った。彼の目は興奮してまるくなっていた。そしてさっきよりももっと主張的に、そして自信をもってくり返した。「スニッカーを買って、おねがい」。数分後、ダリルはキャンディバーを満足そうにムシャムシャ食べていた。

　ダリルがひとりの他者と直接に意志を伝える言語を使用したいま、次に目標となるのは、仲間たちとの接触を促すことであった。この目標達成に向けて、セラピストは、週2回のセッションのうちの1回は、子どもを一人加えるよう手配した。ダリルは即座にその子ジミーと仲良くなった。その後は、ぽつんとひとりで運動場にいることが苦痛にさえなった。ダリルは子どもたち同士での遊び方を学んだのだ。

●**ジュアン T.：19 歳**
　重度精神遅滞
　病因：新生児期の感染による脳炎
　　　長期目標：協応動作と正しい発音の向上
　　　音楽活動の形態：歌うこと／チャントすること、楽器演奏、「音楽－動き」
　　　音楽の要素：リズム、ハーモニー、ピッチ、テンポ、歌詞
　　　使用楽器：ハンドベル、ティンパニドラム、マラカス、クラベス、メロディカ、オートハープ
　　　音楽関連の素材：臨床的即興、"The Merry Old Land of Oz"
　　　音楽以外の素材：指人形、スカーフ
　　　方策と技法：反射、リラックスのためのハミング、連続的な（シークエンスのある）動き（オルフメソッドの適用）、1行ごとの呈示による歌唱、問いと応答の形式による歌唱、手に手を添えるアシスト、擬音（声）語、動作をあらわす単語、動作のモデリング

　生まれつき右足首が曲がっていることを除いて、ジュアンは正常に発達をとげているようだったが、生後6ヶ月のとき、脳炎と診断される重い熱病から脳障害を起こし、複合性脳性マヒ（アテトイドと痙性）になった。くねくね動く腕、傾いた頭、下肢のクローヌス（間代）と伸張反射、不安定なガニ股の歩きといった症状がある。ジュアンは介助なしで歩けるようになり、すぐれた言語理解力を示し、自分の欲求を伝えようとして声を出すことがある。ただしその声はほとんど聞こえない。

　アセスメントの過程で、ジュアンはティンパニドラムをたたいてみたが、リズム感が全く欠けていた。またセラピストと一緒に歌おうとした。

　歌詞に対するジュアンのすぐれた理解力は、身ぶりによる反応と笑顔でわかった。セラピストと対人関係をとる能力もすぐれていた。しかし複雑な症状のゆえに、グループに加わることができるようになるまでには、個人セッションを計画する必要があった。

　ジストニー（dystonia；筋失調）が軽度であれ重度であれ、脳性マヒ患者は、筋肉を伸ばし、協応動作を向上させるような方法で、手足を使えるようにならなければならない。リラクセーションを促進することと、動作を任意に統制する力を高めることは、このような状況に役立つ。音楽療法の技法と活動を以下のように計画し、リラクセーションの促進と、筋肉統制力や運動能力、そして協応動作の向上をめざすことになった。

- ゆっくりしたテンポによるさまざまな「音楽−動き」
- リラクセーションのためのハミング
- 粗大運動と微細運動をともなう協応動作の発達のための、楽器や「音楽−動き」の活用
- 肺活量／呼吸を高めるための歌唱／チャント
- リズムパターンを歌うこと／チャントすること
- リズムの反復パターンと動作のくり返しによる、動作の任意的コントロール、および心身の統合を助ける連続的な「音楽−動き」
- 呼吸コントロールのために、フルートフォン、メロディカ、カズーなど、簡単な吹奏楽器を使用すること

　脳性マヒ患者の治療に際しては、熟練した技術と行き届いた注意をもって対応しなければならない。それは、リラクセーションやゆっくりした動作を促進する対称的な動きを保持することから始まる。たとえば、右手が使える人にリズム楽器を差し出すときには、その人と向かい合って、身体の中心線のすぐ左にアプローチする（左手が使える人にはその反対）ことを心がける。そうすると相手は頭をひねる必要がなくなる。頭をひねる動作は、伸張反射や不随意運動を引き起こすことがある。また、楽器をはじめとする音楽関連素材や、フープ、ボール、指人形、スカーフなどの音楽以外の素材を導入する前に、各々を使うのに必要な運動反応が完成されていなくてはならない。歌うこと／チャントすること、リズム楽器を奏すること／使うこと、そして「音楽−動き」は、過度の感覚的負担を避けるよう、ひとつずつていねいに加えながら導入されなければならない。新しい活動要素は、前の要素が完全に同化されたときにのみ導入され積み重ねられていく。また可能なときにはいつでも、音楽療法士は理学療法士に助言を仰ぎながらかかわっていくのがよい。
　ジュアンは週3回、各30分の個人セッションを受けた。ジュアンの協応動作、全般的身体機能、正確な発声を向上させるために、音楽療法の実践は、動作と発声を相互に強化しながら、音楽刺激に反応する運動感覚が発達することを主眼とした。セッションはまず、ジュアンが目を閉じて深呼吸することから始まった。それからジュアンとセラピストは、上下行する3度音程で一緒にハミングをした。これはセッションのたびに毎回くり返されたので、息を吸うこと、吐くことの両方のコントロールがよくできるようになり、呼吸が規則正しくなった。ハミングには三つの効果があった。リラックス状態を促進したこと、声を発する能力を高

めたこと、声の質を向上させたことである。

　最初の1ヶ月のセッションでは、腕と手の粗大運動に働きかけが集中した。最初は手に手を添えるアシストで、それから4拍子の各拍（1－2－3－4）に合わせて、以下のような動作をあらわす擬音語的な言葉を歌う／チャントすることによって支えながら、セラピストを模倣させた。

　　　Clap, clap, clap, clap.（セラピストの手の方に向かって）
　　　Clap, clap, clap, clap.（二人で）
　　　Push, push, pushu, push.（セラピストに向かって）
　　　Push, push, push, push.（両手を交互にしてセラピストに向かって）
　　　Tap, tap, tap, tap.（手で膝を交互にたたく）
　　　Swing, swing, swing, swing.（セラピストと一緒に腕を揺らす）

　ジュアンは、これらの動きに対して任意にコントロールができるようになった。そして声を大きく出せるようになると、足の動きが加えられた（座ったままの姿勢で）。

　　　Stamp, stamp, stamp, stamp.（足（feet）をゆっくり交互に）
　　　Kick, kick, kick, kick.（足（legs）をゆっくり交互に）

　ピアノの力強い重厚な和音の響きが加わると、これらの動きが刺激され、音はジュアンのペースに継続的、支持的に調和した。だんだんに彼の動きはよりなめらかに、協応的になってきた。ジュアンは部屋中を動き回りたくなっていた。

　セッションを開始して2ヶ月目がすぎるころ、起立した姿勢での動きがとり入れられた。もっとも、ジュアンがよろめいたときにはセラピストがいつでも支えられるようにした。ジュアンの熱心さと向上心は、**情緒的にも身体的にも**成功の感覚を獲得するたびに強くなっていった。ジュアンが経験している新しい感覚は、自分が進歩しているという気づきを彼に与えた。この気づきはまた、セラピストの励ましや受容の言葉によって広がっていった。

　以上の活動は、ジュアンが前からよく知っている"The Merry Old Land of Oz"（Harburg & Arlen, 1966）を歌うことと組み合わせた「音楽－動き」のための下地であった（**譜例6-7**参照）。この歌は、あらかじめ考えて準備した一連の動作によって、ジュアンがなめらかに動く能力を高めることが狙いである。動作は歌詞のもつリズムパターンと合致するようになっており、言葉をリズムよくチャント

譜例6-7 The Merry Old Land of Oz

Music by HAROLD ARLEN
Words by E.Y. HARBURG

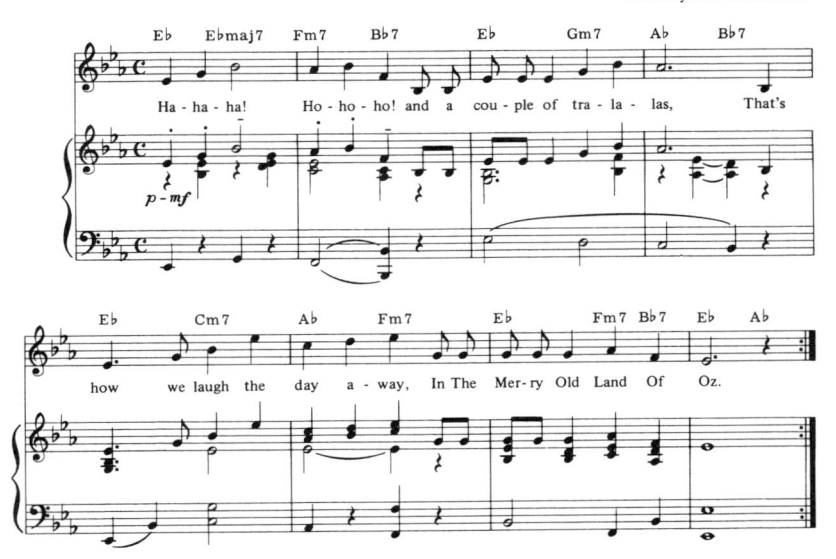

Ha - ha - ha! Ho - ho - ho! and a cou-ple of tra - la - las, That's how we laugh the day a-way, In The Mer-ry Old Land Of Oz.

Source : © 1938, 1939 (Renewed 1966, 1967 by EMI/FEIST CATALOG INC. All rights reserved. Used by permission. Print rights for Japan assigned to YAMAHA MUSIC FOUNDATION

JASRAC 出0301211－301

することも同時に行なわれる。予測可能な動作の反復から引き出されるジュアンの安心感は、まさに決定的な結果を得た（このオルフ音楽教育メソッドの方法は、セラピストとクライエントあるいは両者のアイディアによる、別の歌や動作にも同様に適用された）。プロセスはまず、セラピストがジュアンと膝をつきあわせて座り、手に手を添えるアシストをするところから始まった。ジュアンはごく間近でセラピストの口や動作を見つめた。そしてゆっくり誇張して歌われる言葉をまねて発音し、（必要なときは介助されて）動きを模倣した。

   Ha - ha - ha! Ho- ho - ho!
   And a couple of tra - la -las,
   That's how we laugh the day away,
   In the Merry Old Land of Oz.

第6章　臨床実践：プロセス指向型音楽療法の実際

各行はゆっくりくり返され、粗大運動がともなった。"Ha- ha- ha"のフレーズで、ジュアンの左側で手をたたき、"Ho- ho- ho"のフレーズでは、ジュアンの右側で手をたたいた。動きはゆっくり進行したが、ジュアンがこの動作をうまく模倣できるようになるにつれて、心地よく楽しいものになっていった。4拍子のリズムをくり返すたびに、チャントがよりリズミカルになり、声もしっかり聞きとれるほどになってきた。もっともジュアンは、無理なく言える、そしてリズムパターンの基礎になる大事な言葉だけをチャントしたのであるが（たとえば、ha, ho tra, la, away, Oz など）。

ジュアンのスタミナと決断力は見事なものだった。音楽は、目に見えて彼を覚醒し活性化した。またジュアンは、くり返しに決して飽きることはなかった。というのは、くり返しのたびに、動作と発声のコントロールをより強めていったからである。しかし、ときとして熱中するあまり、歌うことに先走って瞬間的に自己抑制できなくなることもあった。セラピストはそれに対応して、少し間をあけたり、テンポを落としたり、またときには、ジュアンが休息し平静をとり戻せるように、完全に音楽を止めることもあった。これが起こったとき、ジュアンはセラピストを見て、おおらかに笑った。セラピストも笑顔を返し、ジュアンを理解しているということを、言葉を介さずに伝えた。

これほどの著しい進歩を遂げたいま、次の段階に移るときがやってきた。ジュアンの病理に起因する動きのぎこちなさは、連続的な動作をすべて休みなしにやり終えたとき、一時的に減少した。**彼の自己像に対する効果は絶大であった。**

ジュアンは、曲がった足を矯正する手術を受けたために、2ヶ月間セッションを休んだ。セラピーに戻ってきたとき、向上した歩行能力により、移動することや空間を使うことへの働きかけを強化することができた。

粗大運動スキルへの働きかけに並行するように、微細運動スキルも発達してきた。ドラムのマレット、ハンドベル、マラカス、クラベスを使うことは、指先でものをつかむ能力を高めた。メロディカの鍵盤を指で押さえながら、同時にマウスピースの部分を吹くことは、呼吸機能や呼吸のコントロールに効果的であったとともに、微細運動スキルも高めた。

獲得された運動感覚技能を維持するためには、つねに新しい対応を重ねていくことが必要である。ジュアンの発音が改善されると、言語に関する試みは、ジュアンがおそらくできるであろうところの、言葉を機能的に用いる段階へと移った。

翌月になってジュアンは、チャントや、3度や5度の音程で上下行するハミングを続けたことで、少し言葉が言えるようになった。これは、メロディックイントネーションと呼ばれる技法を広義に応用したもので、メロディ、リズム、音

程、旋律の流れをクライエントが模倣することで進められる（Rogers & Fleming,1981, Sparks & Helm, 1973）。その年の暮れまでには、ジュアンは三語文を話せるようになっていた。ときとして理解困難ではあるものの、発話の明確さが増してきた。ジュアンの進歩は確実であった。

●フローレンス D.：27歳

中等度精神遅滞
病因：妊娠中毒症による脳炎
　　長期目標：発音と声質の向上、情緒の安定
　　音楽活動の形態：歌うこと／チャントすること、リズム楽器演奏
　　音楽の要素：リズム、メロディ、ハーモニー、テンポ、ピッチ、ダイナミクス、歌詞
　　使用楽器：ピアノ（セラピストとクライエントが使用）
　　音楽関連の素材：臨床的即興、"Sometimes I Feel Like a Motherless Child"
　　音楽以外の素材：なし
　　方策と技法：反射、1行ごとの呈示による歌唱、声および言葉による合図、タイミングやテンポの調整

　フローレンスは片マヒで、姿勢は片方に傾いている。最近になって歩行が衰退し、左足にはブレース（装具）をつけている。アセスメントのあいだ、フローレンスは、音楽刺激に対して過敏なほどに反応したが、自分が感じ理解したことと体の動きを調和させることはできなかった。まず一番に矯正する必要があるのは、話し方だった。フローレンスの話し方は、発声の仕方にも発音の仕方にも特徴があった。声は低くかすれていて、しかも鼻にかかるような出し方であった。また、必要以上に大きな声で話し、言葉のとぎれも頻繁にあり、ときには話すことが止まってしまうこともあった。

　フローレンスは週1回30分の個人セッションと、同じく週1回30分のグループセッションに参加することになった。

　話す言葉をもちながらも言語障害のある人とかかわるにあたっては、発話と音楽を関連づけることによって、言語表現の質や流暢さを高める道筋ができる。発話と音楽は、共通して構造上の要素と表現の要素、すなわち、リズムパターン、テンポとペーシング、強勢／アクセント、ピッチとその変化、ダイナミクス／強さ、イントネーション／音声の調節、フレージング、音律、カデンツをもっている。そしてまた、個人にとって特別な意味をもつ、歌の情緒的な内容は、鬱積し

た感情を解き放つ原動力となる。

　フローレンスは、よく泣きながらセッションにやってきた。週末を家ですごしたあと、家族との別れに心を乱していたのかもしれない。あるいは、ほかの入居者とのあいだにいさかいがあったのかもしれない。情緒が不安定になると、自分の感情をあからさまに表出した。

　セラピーを始めてまもなく、フローレンスの情緒の大きな揺れは、歌うことによって安定することがわかってきた。歌はフローレンスにとってこの上ない安堵の源であった。悲しさ、喜び、はにかみ、自己主張、気まぐれなど、さまざまに入り交じった感情をあらわし、そのときどきの情緒的欲求を、言語的、非言語的に伝えた。自分は何がしたいか、どのように感じているか、誰にいらだちをもっているか、ということを不必要なまでに長く話し出すことでセッションが始まることがしばしばあった。たとえば次のような会話があった。

　　　　フローレンス：今日はとても悲しいの。（頭をたれて、涙をほほに伝わ
　　　　　　　　　　　らせながら）。わたしはとても悲しいの。
　　　　セラピスト　：そうね、フローレンス。悲しいということはよくわかる
　　　　　　　　　　　わ。泣いているんだもの。
　　　　フローレンス：わたし、週末は家に帰っていたの。おとうさんとおかあ
　　　　　　　　　　　さんとおじさんと一緒だったわ。
　　　　セラピスト　：フローレンス、あなたの大好きな歌を歌わない？
　　　　フローレンス：そうね。わたしの好きな歌を歌いたいわ。ピアノをひい
　　　　　　　　　　　て。そして一緒に歌ってちょうだい。

　フローレンスはいっそう激しく涙を流しながら、不安定な音程で、また早口で不明瞭に"Sometimes I Feel Like a Motherless Child"（Johnson, 1940）を歌った。

　　　　Sometimes I feel like a motherless child,
　　　　Sometimes I feel like a motherless child,
　　　　Sometimes I feel like a motherless child,
　　　　A long way-ay from hoooo-mmmmmme,
　　　　A long way-ay from home.

　くり返しのたびに、発音は明瞭になってきた。それから、セラピストとフローレンスは一緒に歌った。短調の和音とゆっくりした流れは、フローレンスの悲し

みと冗長な話し方に合致した。二人は何度もくり返し歌った。ときにはテンポをさらに落とし、フローレンスが言葉をはっきりと発音するために必要なだけの時間の余地をつくった。またときには、調性の多様性を刺激するために、ダイナミクスを変えることもあった。すなわち弱い音から強い音へ、また強い音から弱い音へと、明確な強弱の対比をつけることもあれば、徐々に音の大きさを変化させることもあった。フローレンスは、自分が「はずれて歌っている」と感じると、歌うのをやめてにっこりと笑った。涙はどこかに消えてしまっていた。いつも悲しそうにたれていた頭も、まっすぐに立ってきた。そして「うー、よい気分だわ。胸のつかえがおりたわ！」と言うこともあった。

　フローレンスがその歌をピアノで「弾くよう」求められたセッションで、彼女は右手を使い、言葉に合ったリズムパターンでクラスター音をならした。セラピストも一緒に弾き、二人の努力をデュエットへと変化させていった。それからフローレンスは、セラピストに自分の左手を鍵盤においてもらうよう頼んだ。両手を使いたかったのだ。一大決心でフローレンスは左手を動かし、弱々しいながらも芯ある音を生み出した。いまや彼女の喜びはとどまるところを知らなかった。フローレンスは、アパートにもどって自分のできたことをみんなに話したいと主張した。セラピストも大喜びした。そこで二人はアパートに戻ることにした。廊下を歩くとき、フローレンスはセラピストの腕に寄りかかっていたが、鐘が響くような声で次のように叫びながら、精いっぱいまっすぐな姿勢で歩いていた。

　　　　わたし、ピアノをひいたのよ。ふたつの手で。**両手でよ！**
　　　　信じないならせんせいにきいて。
　　　　I played the piano – both hands. BOTH HANDS!
　　　　If you don't believe me, ask her ...

● ドナルド L.：24歳
　　軽度精神遅滞
　　病因：小頭症
　　　　長期目標：衝動的行動の統制力、および他者との関係における自己への覚
　　　　　　識の増大
　　　　音楽活動の形態：歌うこと、楽器演奏（ギター）
　　　　音楽の要素：リズム、メロディ、ハーモニー、歌詞
　　　　使用楽器：ギター（クライエントが使用）、ピアノ（セラピストが使用）
　　　　音楽関連の素材："Donald's Blues"（クライエントとセラピストによる

作曲）
音楽の素材：なし
方策と技法：「はじめ、止め、待て」をあらわすハンドサイン、問いと答えの形式の歌唱、セラピーの道具としてのテープレコーダー

ドナルドは、4歳からずっと施設で暮らしているため、発達と機能的スキルにはかなりの不一致があった。幼児のような字や絵を書いた。また、お金の概念は知っているが、その相対的な価値については理解していない。言語スキルはよく発達しているが、観念作用は歪曲し、混乱している。心理社会的な逸脱が何年も続いてはいるが、それでもドナルドの創造的なエネルギーと想像力は前進しており、表現を模索している。しかし、適切な表出手段がいつも使えるわけではないので、表現はしばしば歪んでいる。

アセスメントのあいだに、ドナルドの音楽能力はきわめてすぐれていることがわかった。いろんな歌を最後まで音程をはずさず歌い、リズム楽器を適切に、そして音楽刺激と関連させながら使うことができた。たとえば、さまざまな種類のドラムを、聞こえてくる音楽と完璧に合わせてたたいた。また、粗大運動スキル、微細運動スキル、ダンスと動きは、いずれも優秀であった。しかし、適応行動において、衝動行動の抑制と、年齢にふさわしい社会性の領域に大きな問題があった。

週2回、各30分のグループセッションとは別に、ドナルドは作業プログラムのあと、音楽療法の部屋で、しばらくのんびり時間をすごした。希望して部屋に入り、レコードをかけたり、歌ったり、ギターを掻き鳴らして（簡便化した方法で2つのコードを弾けるようになっていた）楽しんだ。音楽療法の部屋は、ドナルドの避難所となった。そして、彼の生き生きとした想像力に積極的な表現をもたらす場所となった。セラピストはドナルドになるべく自由に部屋を使えるよう配慮した。

その部屋に座ってギターを掻き鳴らしていたある日、ドナルドはかまってほしくてそわそわしだした。セラピストは、報告書を書いている最中で、5分間待つように話し、時計の長い針が5分後に指すところを示した。ドナルドは、いやいやながらも待つことに合意した。そのときセラピストは、彼に衝動行動を抑制する力を獲得させるという目標にかなうように、すばやく言い足した。

  セラピスト：自分でオリジナルな歌をつくってみない？
  ドナルド　：どんな歌？

セラピスト：いままでやったことについてとか、いままで行った場所の
　　　　　　　　こととか。
　　　ドナルド　：なにも考えられないよ。
　　　セラピスト：それじゃいいわ、ドナルド。5分間しずかにしててね。
　　　　　　　　時計を見ててちょうだいね。

　グループセッションにおいても、こうしたセラピー外での場面でも、かかわりの多くは、他者への覚識を高め、即時的満足への欲求を減らすことを狙いとした。長年の社会的逸脱のゆえに、この種の欲求はドナルドのなかに深くしみこんでいた。それゆえ、音楽療法のプロセスを通じて、行動上の問題に対処するだけでなく、それらの問題について、二人でしばしば話し合うこともあった。ドナルドは実際、自己の目標を立てることにかかわってきており、自分の行動を変えていくことに積極的に努力していた。二人は、ドナルドをずっと困らせてきた衝動行動を抑制する必要性について話し合った。ドナルドは、どうすれば人に対してもっと配慮ができるようになるか、どうすれば人と協力することができるかについて学ぶことを助けてほしいと言った。このドナルドの意欲は、音楽療法にとっては、肥沃な土壌であった。

　セラピストが報告書を書き上げた（制限時間内に！）とき、ドナルドのところへ行こうと、彼が座って時計を眺めている場所を横切った。そして、

　　　セラピスト：何か思いついた？
　　　ドナルド　：なんにも。
　　　セラピスト：そう、じゃ何か一緒に考えてみましょう。
　　　ドナルド　：うん、一緒にね。
　　　セラピスト：このあいだレストラン・ジョゼに行ったときのことを思い
　　　　　　　　出してみましょうか。
　　　ドナルド　：うん、ぼくあそこに行くのとっても好き。行ったらいつも
　　　　　　　　先生がサンドイッチとかの読み方を教えてくれるから。
　　　セラピスト：ドナルド、このまえ私たちが帰ってきたとき何が起こっ
　　　　　　　　た？　一緒に歩いているとき、**たいてい何が起こる？**

　ドナルドは口をすぼめ、上目遣いになり、ひたいに手をおいて（「追いつめられた」と感じたときに彼がいつも示す特徴的な回避的身ぶり）考えに考えた。

ドナルド　：道を走っている自動車の名前を全部言うよ。自動車の名前、みんなおぼえてるから。
セラピスト：ドナルド、それはすごいことだと思うわよ。でもちょっと別のことを、いまわたしは話しているの。わかる？
ドナルド　：ぼくが先生の前を走っていて、先生の目の前でドアをバタンと閉めたこと？
セラピスト：そうね。そのことについて一緒に歌ってみましょうか。

　ギターの開放弦がホ長調になるように調弦してから、セラピストはピアノのところに座り、ブルースイディオムでE_7コードを弾き始めた。つぎに、セラピストがA_7コードを弾くと、ドナルドも、ギターでA_7コードが鳴るようにフレットを押さえた。こうして二人で作曲した"Donald's Blues"の和声構造ができていった（譜例6-8参照）。
　ドナルドは、この歌からたくさんのことを学んだ。いろんな機会に何度も歌ったり、テープレコーダーに録音して、スタッフやグループの仲間たちにそれを聞かせたりした。しかし最も重要なことは、それが行動パターンの変化への触媒となったことだ。他者に対する意識や感受性をもつようになった（集団療法の場においても普段の生活の場においても）だけでなく、衝動行動を抑制する力も身についてきた。
　行動上の問題がこのまま減り続けるならば、グループホームへの入居を考慮しようとソーシャルワーカーが報告した日は、ドナルドにとって、まさに祝祭日だった。
　ドナルドの社会的スキルは順調に向上し、ついに6ヶ月後、自信をもって自立的に生活することのできるグループホームに受け入れられることになった。

●アンジェラN.：26歳
中等度から重度の精神遅滞
病因：仮死出産による脳症
　　長期目標：左手の機能的使用、言語スキルの再獲得
　　音楽活動の形態：歌うこと、楽器演奏
　　音楽の要素：リズム、メロディ、ピッチ、ダイナミクス、歌詞
　　使用楽器：オートハープとギター（クライエントとセラピストが使用）、シェーカー
　　音楽関連の素材：臨床的即興、"Sing"

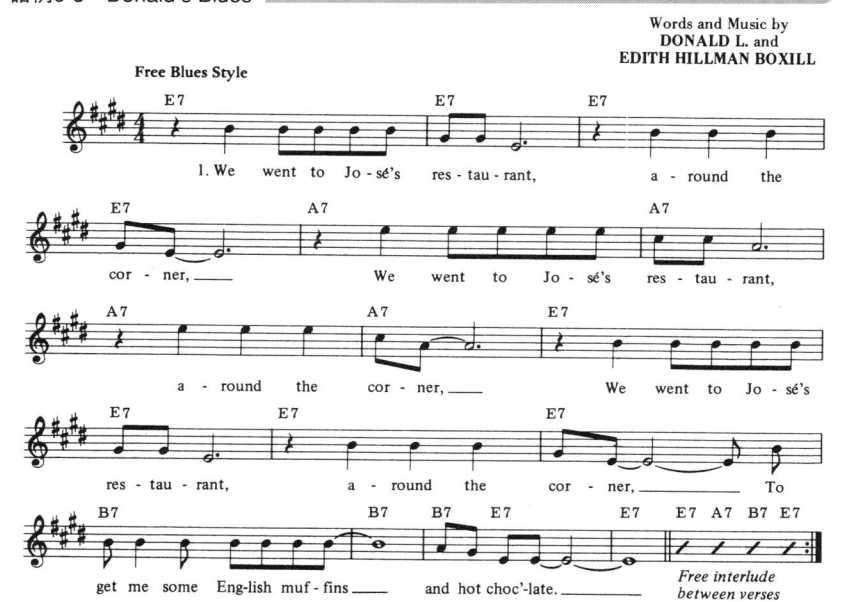

譜例6-8　Donald's Blues

Words and Music by
DONALD L. and
EDITH HILLMAN BOXILL

Free Blues Style

1. We went to Jo-sé's res-tau-rant, a-round the cor-ner,—
We went to Jo-sé's res-tau-rant, a-round the cor-ner,—
We went to Jo-sé's res-tau-rant, a-round the cor-ner,—
To get me some Eng-lish muf-fins— and hot choc'-late.—

Free interlude between verses

2. I love the taste of those English muffins,
   Yes, I love the taste of those English muffins,
   Mmm, I love the taste of those English muffins,
   They're so delicious with hot choc'late.

3. When we got back from José's restaurant,
   Yes, when we got back from José's restaurant,
   When we got back from José's restaurant,
   I ran ahead and slammed the door in Edi's face.

4. And what do you think Edi said?
   Yes, what do you think Edi said?
   Mmm, what do you think Edi said?
   She said, "Donald, let's sit down and talk it over."

5. So we sat down and we talked it over,
   Yes, we sat down and we talked it over,
   Mm, we sat down and we talked it over,
   And now I won't do it NO MORE!

音楽以外の素材：ゴムボール（理学療法士と一緒に）
方策と技法：手に手を添えるアシスト、メロディックイントネーション、問いと答えの形式の歌唱、改造したリズム楽器とメロディ楽器の使用

　入所時のアンジェラは、右手はよく機能している軽度の片マヒだった。のろくて鈍い足どりだったが、一人で歩き、かなり明瞭に話すことができた。（ただしときどきジャーゴンが混じっていた。また、仲間ともスタッフともよく交流することができた。大てんかん発作の病歴がある。入所して数ヶ月たったころ、脳卒中を起こし、歩行能力を失い、左側の腕から先の自由がほとんどきかなくなり、言語能力もほぼ喪失した。車椅子生活を余儀なくされ、身体はだらしなく前屈みになり、頭は憂鬱そうに垂れ下がっていた。この劇的な変化が起こる以前は、音楽療法グループで積極的に活動していた。セラピストがオートハープのコードバーを押すと、アンジェラは夢中になって、左手でしっかりとリズムよく弦を掻き鳴らしていたものだった。また、楽しそうに生き生きして、歌詞の単語やフレーズを歌っていた。大好きな"Sing"（Raposo & Moss, 1971）を、オートハープを鳴らしながら歌ったとき、アンジェラ自身の喜びとアシスタントの喜び（アシスタントは、アンジェラがそんなにもエネルギーにあふれ、生き生きとしているのをめったに見たことがなかった）は、非常に望ましい活気を、セッションにもたらした。

　さていまや、個人セッションが必要だった。リハビリテーションのための活動は集中的に毎日実施されることになった。はじめは音楽療法士と言語療法士だけがかかわったが、後になって、実践的なトランスディシプリナリーアプローチをとる理学療法士が加わった。アンジェラは、体を動かすことに急にしりごみし（理学療法士による表現）、どんな試みも受けつけなかった。理学療法士は、アンジェラが音楽に対して反応することや、オートハープやギターをまた弾けるようになろうとする彼女の努力を目のあたりにして、音楽療法士とともに治療プランを立てたいと希望した。そして、音楽を動機づけの手段として利用しながら、アンジェラの左手の機能回復に働きかけようとした。オートハープとギターを主に導入することにした。どちらも手の機能回復のために適していることと、アンジェラがお気に入りだったからである。また、車椅子のテーブルの上で転がる円筒状のシェーカーも加えた。

　アンジェラの左手の機能は回復する見込みがあり（脳卒中のあとも残存感覚があった）、また、アンジェラがオートハープやギターの弦の振動する感覚を楽しんだことから、アンジェラは、手にはめている改造ピックを使わず、素手でそれ

らを掻き鳴らすよう助けられ、励まされた。

　アンジェラは、音を出しながら、音楽療法士が歌っているメロディのリズムパターンを拾って、la-la や da-da の音節を声に出そうとしていた。以前アンジェラは、曲の調性に合わせることができていたが、いまは一本調子の声しか出すことができなかった。しかしこのことさえも、彼女の気持ちと、体までも高揚させた。姿勢良く座り、頭をまっすぐにして、かつてのように歌ったり、楽器を使ったりできるように、並々ならぬ努力を始めていた。理学療法士は、音楽に合わせて、アンジェラの腕と足を注意深く動かした。理学療法士は、いまの状態はどうであれ、アンジェラが音楽によって動機づけられれば、リハビリテーションに自主的に臨むだろうと考えた。左の腕から先を活性化するために、手に手を添えるアシスト技法も用いたが、指の筋力と感覚が少しもどってくると、そのアシストは段階的に取り除いていった。ギターの弦を掻き鳴らしたり、はじいたりする力が強くなってきた。そして音がたくさん出てくるにつれて、アンジェラは、自信と精神的安定をとり戻した。

　神経的障害／脳卒中のクライエントの言語回復を促進するため、音楽療法士と言語療法士が共有する技法を利用して、メロディック・イントネーションが適用された。(メロディックイントネーションについては本章の「ジュアン」の記述を参照)。アンジェラの言語は少しずつ回復し始めた。こうしたトランスディシプリナリーセッション、すなわち理学療法士や言語療法士が参入するセッションは毎日実施され、インターン生もセッションのいくつかを引き受けた。5ヶ月後には、アンジェラの左手機能はかなり進歩した。ものをつかむこと、握ること、スプーンを口までもっていくことができるようになった。発話や全般的なコミュニケーションも頻繁になった。さらに3ヶ月後、アンジェラは、重複障害の人々のためのグループホームに入居することになった。このトランスディシプリナリーアプローチは継続され、リハビリテーションプログラムを続け、さらにはそのレベルを上げていくことになった。

結論

　おそらく、手続きを重視する専門家にとっては、こうしたセッションのさまざまな場面やできごとは、非構造的で偶発的なものに見えるだろう。なぜなら、人間学的指向のセラピーは、クライエントとセラピストのあいだに起こる相互作用

を中心に据えているからである。もっとも、ここで「〜に見える（appear）」という言葉が鍵である。断定的な言い方をしないわけは、熟練したセラピストが行なういっさいのことは、クライエントに対して、自己の成長に積極的にかかわりをもつよう導くことによって、はじめて治療的な意味をなすからである。

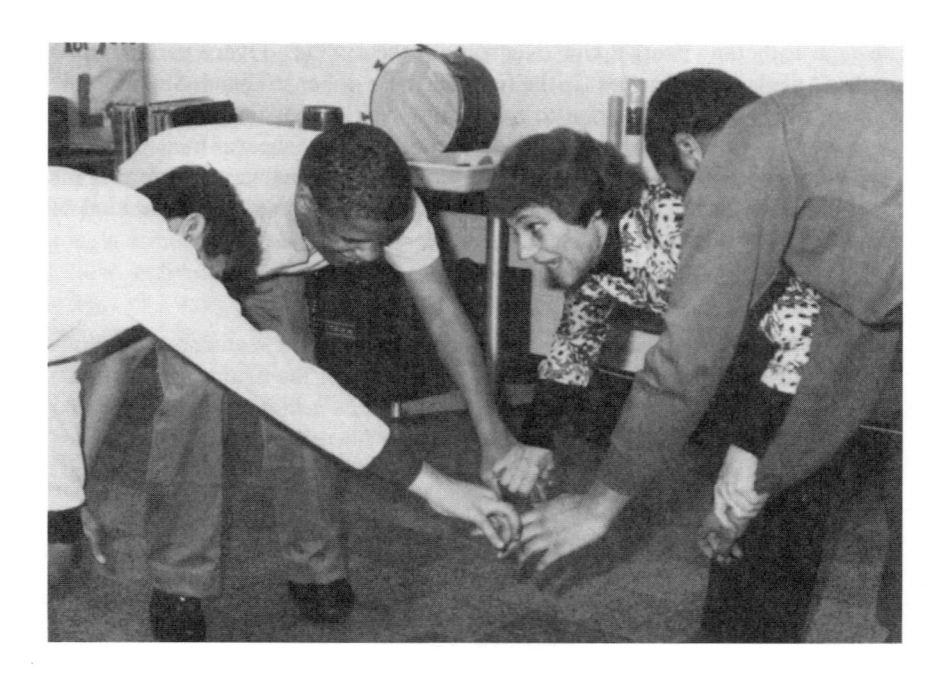

第7章
音楽療法の資源となる素材

　書物の一番の効果は、読者の自己活動をうながすことである。

Thomas Carlyle

はじめに

　音楽療法の実践者は、適当な音楽素材を見つけては試すことをつねに怠ることなく、クライエントの欲求に応え、セラピスト自身の創造力を生み出し続けなければならない。音楽療法を職業としてめざす人は、セラピーのプロセスを豊かにするために、広く多彩な音楽素材のレパートリーを蓄積することを、早くから始めなければならない。本章に集めた音楽療法の資源となる素材は、療法的音楽活動のデザイン楽譜（付録7-A参照）、ディスコグラフィー（付録7-B参照）である。これらは、素材を探し出す助けになるだけでなく、対象者の注意を引き、彼らの特別なニーズや問題に応えるために創意に富んだ方法で用いることができるその他の素材を選ぶ指針ともなるだろう。

療法的音楽活動のデザイン

　音楽療法の過程では、音楽は創造的、治療的につくられ、変形される。作曲作品であれ、即興で生まれた音楽であれ、替え歌となったものであれ、音楽は、娯楽や気晴らし的な活動としてただ歌ったり演奏したりするだけのものではないのである。療法的音楽活動をあらかじめ構築することにより、セッションに流れとペースができる。本章に紹介するデザイン、すなわちアイディアは、発達障害の

人々に対して明らかに効果的な活動の中の、ほんの一部である。それらは、ここに紹介した通りに使うことも、応用して使うことも、他の活動の媒体として使うこともできるだろう。どのデザインも、個人療法と集団療法のいずれにも適している。

それぞれの活動は、歌や器楽作品を、年齢的なふさわしさや、設定した目標の達成への有用性という点から考えられている。既成の作品、即興、替え歌のうち、一つの形態のみを使っても、二つあるいは三つ全部の形態を組み合わせてもよいだろう。しかし、どのひとつが各デザインの狙いの基礎に選ばれるにせよ、残りの二形態も、活動の中から有機的にあらわれる可能性がある。以下に挙げる療法的音楽活動は、すべて、次の諸項目により構成される。「音楽」、その音楽活動がもっともふさわしいと考えられる「機能と年齢のレベル」、到達可能な「目標」、活用される「音楽の要素」、「デザインの概要」。

デザイン1

音楽

"Little Betty Martin" [*1] 伝承歌（替え歌）ト長調、4拍子

```
                B    GG   ED    ED   ED
Verse A: Come, Betty Martin, tiptoe tiptoe,

                B    GG   ED    BG   A
         Come, Betty Martin, tiptoe he,

                B    GG   ED    ED   ED
         Come, Betty Martin, tiptoe tiptoe,

                B    GG   ED    EF#  G
         Come, Betty Martin, tiptoe fine.

                F#   E    D    G    A    B
Verse B: Swing your arms, swing your arms,

                A    F#   E    D    B    G    D
         Swing and swing and swing your arms,

                F#   E    D    G    A    B
         Swing your arms, swing your arms,

                E    E    F#   G    A    D    D
         Swing and swing and swing your arms.
(Return to Verse A)
```

機能と年齢のレベル
- 中程度から高度の機能をもつ小児
- 低度から中程度の機能をもつ青年や成人

目標
- 粗大運動スキルの向上
- 移動スキル／運動スキルの向上
- 身体の覚識の向上
- 理解力の向上
- 記憶／想起／保持の向上
- 言語の向上と刺激づけ
- 対人的な覚識や社会性の向上

音楽の要素
- テンポ：動作の変化や運動能力の向上のため
- ダイナミクス：動作の質の変化のため（例、静かにつま先立ちする、力強く足を踏みならす）
- 歌詞：理解力、記憶、身体部位の覚識の向上のため

デザインの概要
　この「音楽－動き」の活動の基礎は、円形である。アフリカ文化やアメリカンインディアンの文化においてよく知られているように、円はエネルギーを人へ伝える凝集的な力をもつ。この種の活動に使われる歌はたくさんある。この音楽の全般的構造としてのABACADA.....のロンド形式は、輪になってのアクションソングとして向いている。Aの部分は、セラピストが導入したものであれ、クライエントが思いついたものであれ、いろいろな身体動作（移動をともなう動きと、ともなわない動き）がひとつずつなされる介入的部分のあとに、必ずくり返される。ダイナミクスやテンポやリズムの変化は、活動経験をさらに豊かなものにする。身体楽器（楽器を使わず、手たたきなど体から出る音を楽器音としてとらえる）発声も、特定の動きや連続した動きにとって不可欠な要素とし

＊1　Langstaff, N., & Langstaff, J.(Compilers). *Jim along, Josie*. Ney York: Harcourt Brace Jovanovich, 1970.

て活用される。さらに、この音楽の構造は、Aの部分にもどるという予測によって、記憶を刺激するのに役立つ。

　機能レベルの低いクライエントにとって、実際に輪を形成すること、すなわち、とぎれのない円形の連鎖をつくって手をつなぐという行為は、しばしば困難である。クライエントの中には、手のつなぎ方がわからない人や、一瞬であればつなげるが、すぐに手をはなしてしまう人や、握ることができない身体的な障害をもつ人もいる。（このような人のために、セラピストやアシスタントは、その人の手や手首をもっていなければならない。）あるいはまた、接触に対して防衛的な人もいる。（この人の場合には、手をつなぐ場面のあるグループ活動に加わっていけるように、まず個別的な働きかけが必要である。）そしてまた、情緒的な面で反抗的な人もいる。したがって、この活動を進めるためには、数名のアシスタントが必要となる。いったん輪ができあがれば、動きの活動が始められてよい。何度も中断したり、動きを再開したり、輪を再形成したりするだろうが、円形を維持しようとするグループの動きは、このプロセスの重要な部分となる。セラピストとアシスタントは、「手をつなぎましょう」「丸くなりましょう」「〜さん、〜さんの手をつないでね」「そうそう、こうやって手をつなぐのよ」というような、言葉による指図をくり返すだけでなく、身ぶりや手ぶりによる指図も与える必要があるだろう。この音楽によるロンドの構造は、次のようになっている。

- セラピストとクライエントが輪になって、Aの歌詞を歌う。（セラピストはAにもどるたびに、「ベティ・マーチン"Betty Martin"」のところを、クライエントの名前と置き換えることができる）
- セラピストとクライエントは、ふさわしいアクションをつけてBの歌詞を歌う。
- セラピストとクライエントは、Aにもどってくるたびに、そのあとに来るC、D、E．．．．．の部分についてアクションを提案する。くるっと回ったり、飛んだりはねたり、膝を曲げたりダンスをしたり、というような適切なアクションが考えられる。また、そうしたアクションや音楽のリズムにぴったり合う言葉を、即興でつくる。
- セラピストとクライエントは、新たな歌詞が一つ一つ加えられた後、Aにもどる。
- ロンド形式の構造が示すとおり、この活動はAの歌詞で終了する。

デザイン 2

音楽

"He's Got the Whole World in His Hands" [*2] ゴスペルソング、変ロ長調、4分の4拍子

```
              F  F  F   F   D B♭ F G   F
  Verse :   He's got the whole world in his hands,

              F  F  F   E♭  C A F G   F
            He's got the whole world in his hands,

              F  F  F   F   D B♭ F G   F
            He's got the whole world in his hands,

              F  F  F   F   F E♭ C  B♭
            He's got the whole world in his hands ...

  Verse :   He's got you and me brother in his hands ...

  Verse :   He's got you and me sister in his hands ...

  Verse :   He's got the little bitty baby in his hands ...
```

機能と年齢のレベル

- すべての機能レベルとあらゆる年齢層

目標

- 自己と他者への覚識の向上
- 言語／発話の刺激と向上
- 微細および粗大運動スキルの向上
- 理解力／記憶力の向上
- 常同行動（手の動き）の減少
- 相互作用／対人関係／社会性の発達

[*2] Ginglend, D.R., & Stiles, W.E (Compilers). *Music activities for retarded children*. New York: Abingdon Press, 1965.

音楽の要素
- リズム：グループを一体化するため
- メロディ：なじみの歌を歌うという心地よい音楽経験を手段として感覚を刺激するため
- ハーモニー：ゴスペル音楽のスタイルにおける、重厚な伴奏のため
- テンポ：歌詞の内容が変化するときに、音楽の質を変化させるため
- ダイナミクス：気分や歌の特性を変えるため
- 歌詞：言語理解力、発話、パントマイムのため

デザインの概要

　手や指への覚識と手指を使う能力は、全般的な発達にとって非常に重要である。したがって、療法的音楽活動を通して、手の機能を発達させ、改善し、強化することは大切である。リズム楽器を操作することによって握力を強化することから、楽器を正しく演奏することに至るまで、手を使う能力を発達させる方法は多様である。それゆえ、手を話題にした歌は、セラピストのレパートリーの一部として価値があり必要なものである。ここに挙げた音楽は、セラピーの中だけでなく、特別なイベントのとき（交流会、おたのしみ会など）に、グループで歌う出し物としても広く応用できる。この活動は次のようなかたちで進められる。

- セラピストは、ゆっくりしたテンポで歌全体を歌い、演奏することによって、ゴスペル音楽の雰囲気を伝え、またクライエントにできるだけ多くの言葉を歌う機会を提供する。クライエントは、歌いながら手をたたくように指示される。
- 2回目に歌うときには、セラピストは、「手」という言葉が歌詞に出てくるたびに強調する。
- セラピストは、「手」という言葉が歌の中に登場するたびに、自分の手をあげながら「みんなの手を見せて」という。
- セラピストは、グループの全員が手をあげるまでこれをくり返す。
- セラピストは、言語をもつクライエントに、各行の終わりの言葉を歌うこと、または、言葉に近い音声で歌うこと（1行ごとの歌唱）を励ます。
- セラピストは、言語をもたないクライエントに対して、手をあげる動作に合わせて何か声を出すことを励ます。
- セラピストは、歌詞の意味が変わるときに、テンポとダイナミクスを変

化させて、その歌の特性が変化したことを伝える。たとえば、「小さなかわいい赤ちゃんを抱いているよ "He's got the little bitty baby in his hands."」のところでは、子守歌のように歌う。
- セラピストは、歌詞の内容をパントマイムすることを通して、言語理解力を向上させる。たとえば「あなたとわたし "you and me"」（クライエントと自分を指さしながら）や、「小さなかわいい赤ちゃん "little bitty baby"」（指人形をあやしたり、赤ちゃんを抱くまねを示し）の歌詞を利用する。
- セラピストは、活動を多様化してクライエントの手の動きのレパートリーを増大し、常同的な動きを減少させるために、さまざまな手の動きや使い方を呈示したり、相手に提案させたりする。（たとえば、手をぶらぶら振る、開いたり閉じたりする、ほかのクライエントと手合わせをしてたたくなど）。
- セラピストは、たとえば「〜さんをつかまえたよ "He's got (client) in his hands."」というような歌詞をつけ加える。
- セラピストは、「みんなをつかまえたよ "He's got everybody in his hands."」のフレーズのときに、手をさっと動かしてこの歌を閉じる。

　リズム楽器は、"We're playing (instrument) with our hands," "I'm playing (instrument) with my hands."
　"(Client) is playing (instrument) with his/her hands."のようなフレーズに合わせて使えるだろう。これは手の重要性を強調するだけでなく、手の機能を経験することへの覚識を高めていく。
　「音楽−動き」もまた、上記のような活動のいずれからも有機的に立ちあらわれてくる。クライエントは、部屋中を動き回り、円や半円を作って手をつなぐ。あるいは歌いながら、足を左から右、右から左とゴスペル風にステップを踏むだろう。そのとき手は、handsという言葉にあわせて、一人で、あるいは隣の人とともに上に伸びる。この活動は、発話、発声、記憶、粗大運動スキル、相互作用／社会性の助けとなる。

デザイン3

音楽

"Pat-A-Pan" *3 伝統的なフランスのキャロル　ト短調　4分の4拍子

```
        G   G   D   DCD   B♭
        Now we'll play upon the drum,

         A  B♭   C   A  B♭ B♭ A
         And we'll make our voices hum,

         A  B♭ A F♯ G  A  B♭
         We'll be joyous as we play,

        G A B♭C D    C D C B♭ A
        Pat-a-pat-a-pan, pat-a-pat-a-pan,

         A  B♭ A F♯ G  A  B♭
         We'll be joyous as we play,

         A B♭ C A D  A   G
         On a merry christmas Day.
```

機能と年齢のレベル

- 中程度から高度の機能の青年と成人

目標

- 言語／発話の刺激
- 注意的行動の向上
- 聴覚機能の向上

音楽の要素

- (ゆっくりとした) テンポ：発話における発音や抑揚のため
- 歌詞：発話や聴覚機能のため
- ピッチ：イントネーションや調性のため

---

*3　Boni, M.B. (Ed.), *Fireside book of folk songs*. New York: Simon & Schuster, 1947.

デザインの概要

　このデザインを参考にすると、さまざまな治療目標を達成するにあたり、セラピストが歌の構造上の要素をどう抽出し、応用すればよいかについての、独創的な方法をたくさん得るだろう。ここに挙げた作品は、歌うこと自体を楽しめる歌のひとつであり、韻を踏んでいる単語をおおよそ「正確に」歌えると、達成感が味わえるようになっている。セラピストあるいはクライエントたちがこの歌を歌ったり、ピアノ、ギター、オートハープ、またはカシオトーンなどで、歌をしっかり支えることができると、リズム楽器も付け加えることができるだろう。リズム楽器を使って韻を踏む単語を強調することは（セラピストが指示したり手本を示したりする）、聴覚能力の獲得や向上の動機づけとなる。

- セラピストは、ゆっくりしたテンポで、韻を踏む言葉を強調しながら、歌全体を演奏し、歌う。
- セラピストは、クライエントに、韻を踏む言葉を歌うよう励まし、助ける。
- クライエントは、韻を踏む言葉のたびに、上下左右の位置で手をたたいたり、指を鳴らしたりする（聴覚能力を高めつつ、微細運動スキルを刺激し、言語学習を強化する運動機能を活性化する）。
- クライエントは、セラピストを手本にしながら両腕を左右に振り、音楽のリズムの流れに合わせる。
- クライエントは、セラピストの手本を聞いて歌のフレーズを歌い、音楽のリズムの流れに合わせる。
- クライエントは、セラピストを手本にしながら、腕を上下に動かし、さらにメロディを口ずさんで、言葉の抑揚を把握する。
- セラピストとクライエントは、フレーズの最後の言葉を歌う、またはチャントするにあたって、誇張した方法で（誇張の程度は、対象者ひとりひとりの言語発達段階に合わせる）口を動かす。そのとき、1行ごとに呈示する歌唱技法を用いる。
- セラピストとクライエントは、テンポやダイナミクスにさまざまに変化をつけて、歌をくり返す。
- セラピストとクライエントは、特徴的なリズムパターンを手たたきしたり、ドラムなどの打楽器でたたく。

- クライエントは、楽器を交代で使ったり交換するよう指示される。また順番にグループを指示する役を担当する（とくに言語がかなり明瞭な人には）。リーダーシップをとる機会も提供される（必要な場合にはインターン生やアシスタントやセラピストに助けられながら）。

デザイン4

音楽

"Shoo Fly" *4 伝承歌　ハ長調　4分の4拍子
（白鳥馬：訳注：動物をかたどった子どもの揺り椅子）

```
              E  C  D  E F  D
Phrase 1: Shoo fly don't bother me,
              D  B  C  D E  C
Phrase 2: Shoo fly don't bother me,
              E  C  D  E F  D
Phrase 3: Shoo fly don't bother me,
              D  G G F   E D C
phrase 4: 'Cause I belong to somebody.
              E E E E  E E
Phrase 5: I do, I do, I do,
              E  E  E E  F  E  D
Phrase 6: I'm not gonna tell you who
              D D  D  D  D D
Phrase 7: I belong to somebody,
              G   G F D C
Phrase 8: Yes! indeed I do.
```

機能と年齢のレベル

- 中程度から高度の機能の小児

---

*4　Boxill, E.H. *Music adapted, composed, and improvised for music therapy with the developmentally handicapped.* New York: Folkways Records, (Record FX 6180, booklet included)

- 低度から高度の機能の青年や成人

目標
- 微細および粗大運動スキルの向上
- 協応動作、移動動作、非移動動作スキルの向上
- 運動性の記憶を含む、記憶力の向上
- 言語（抑揚と発音）、発声、全般的コミュニケーションの向上
- 自己および他者に対する覚識の向上

音楽の要素
- ピッチ：抑揚や発音のため
- テンポ：ひとりひとりのペースを反射／調和するため
- 歌詞：発話刺激のため

デザインの概要
　この歌の全体構造は、オルフの手法のような、連続動作や擬音語の特質を有している。たとえばシュー shooという声が、音や発話に勢いをつけている。協応動作、微細運動スキルおよび粗大運動スキルを向上させるために、たとえば指を開いたり閉じたりすることや、指を一本一本動かすこと（微細運動）や、腕を上げたり足踏みをすること（粗大運動）などの動作をとり入れることができる。動作は単純にすることもできるし、クライエント個々の身体状況や、機能および年齢のレベルに応じて複雑にしていくこともできる。高度の機能をもつクライエントは、セラピストの助けや支えを受けながらも、自分で動作の流れをつくっていくことを励まされる。ペースや能力（あるいは障害）は、人によってみな違うので、音楽的な流れの中に、多くの選択の余地を残しておく必要がある。たとえば、始める、止める、部分的にくり返す、動きをともなわせる、同化するのを待つ、などである。連続した動作ができるようになるには、長い時間（何回ものセッション）を要するだろう。しかしながら、そのプロセスが発展してくると、大目標を包含する小さな諸目標が蓄積される。そして、一つの動作から別の動作への予測は、心身に、安定したそして統合的な効果をもたらすことができる。

　歌う／チャントすることや動作をすることは、ユーモアのある、楽しい雰囲気の中で行なわれる。楽しいという感覚は、言葉が理解されてもされなくても伝わっていく。愉快な動きは、歌うことを楽しくし、セラピーを退屈な作業でなく喜んでとり組めるものにする。連続的な動作は、ひとつの歌のフレーズ／言葉のフ

レーズに対してひとつの動作がつけられて成り立つもので、セラピストが指示をするか、手本を示す。

1. クライエントは、セラピストと向かい合って、半円形になって座る、あるいは立つ。
2. クライエントとセラピストは、動作をつけながら歌ったりチャントしたりする。
   - 第1フレーズで、セラピストとクライエントは、リズミカルに右の方で手をたたく。
   - 第2フレーズで、セラピストとクライエントは、リズミカルに左の方で手をたたく。
   - 第3フレーズで、セラピストとクライエントは、リズミカルに腕を前に押していく。
   - 第4フレーズの「わたしは誰かのもの "I belong to somebody"」のところで、セラピストとクライエントは、リズムに合わせて人差し指で自分の胸を指す。
   - 第5フレーズの「そう、そう、そう "I do, I do, I do."」のところで、セラピストとクライエントは、膝をたたいてから胸を指す。
   - 第6フレーズの「誰かとは言わないけど "I'm not gonna tell you who."」のところで、セラピストとクライエントは、リズムに合わせて足を踏みならしたり、指を鳴らしたり、あるいは身ぶりで頭を振ったりする。
   - 第7フレーズの「わたしは誰かのもの "I belong to somebody"」のところで、セラピストとクライエントは、リズムに合わせて人差し指で胸を指す。
   - 第8フレーズで、セラピストとクライエントは「そう！ "Yes!"」の言葉にあわせて大きく手をたたき、「もちろん "Indeed I do"」のところで腕を高く振り上げる。

デザイン5

音楽

"Who Has a Nose?" [5] "Frère Jacques" のメロディ　ニ長調　4分の2拍子

```
        D   E E F# D
        Who has a nose?

        D   E  EF# D
        I have a nose,

         F#  G  A
        Who has toes?

        F#  G  A
        I have toes,

        A B A G  F#  D
        Who has fingers?

        A G A G  F#  D
         I   have fingers,

        D   A  D   D   A D
        Now we know, now we know.
```

機能と年齢のレベル
- 低度の機能あるいは重複障害の小児や青少年

目標
- 身体の覚識の向上
- 対象物（簡単なリズム楽器）を操作する能力の向上
- 手と目の協応動作／感覚運動スキルの向上
- 視覚機能と模倣動作の向上

音楽の要素
- 歌詞：歌に含まれる動作を指示するため、言語をもつクライエントの場合には、問いと答えの形式の歌唱のため
- メロディ：美的表現やなじみによる安心感のため、発声を刺激するため
- ハーモニー：音楽つくりの豊かな経験を創造するにあたって、楽器演奏における重厚な伴奏を供給するため

＊5　Nelson, E.L. (Compiler). *Dancing games for children of all ages*. New York: Sterling Publishing Co., 1974.

デザインの概要

- セラピストは、はじめに、自分の、そしてクライエントひとりひとりの鼻、目、指などを指さして手本を示しながら、歌に含まれる身体の各部位を歌う／チャントする。
- セラピストは、クライエントの前に鏡を差し出す。クライエントが車椅子に座っている場合は、壁鏡あるいは立て鏡の前にクライエントを移動する。また、絵画や描画、指人形などの視覚素材を、働きかけている身体部位を確認する補助物として用いる。
- セラピストは、歌っている身体部位を特定することが困難なクライエントには、個別的に歌いかけたり近づいたりしながら、手に手を添えるアシストをする。言葉への覚識がいつもあるわけではないが、身体を運動感覚的に経験することは、ある程度の自己意識を与え、くり返しによって覚識を高めるであろう。

セラピストはまた、このプロセスを簡単なリズム楽器を使って応用することができる。(「ベル／ドラム／タンバリン／マラカス／リズムスティックを持ってるのはだれ？ "Who has a bell/drum/tambourine/maracas/rhythm sticks, etc?"」という具合に)。こうした楽器は、即時的なフィードバックを与えるとともに、扱いがきわめて簡単である。意識的な手の操作ができない人や、握ることが困難な人にかかわるときには、手に手を添えるアシストによって、楽器を使うことを刺激し、音楽を体験する機会を提供する。

デザイン6

音楽

"Freedom Train" *6 伝承歌　変ロ長調　4分の4拍子

```
            F  F  DFDF   F G   D B♭
Verse 1: Oh what is it I see yonder coming?

            F  F  DFCF   F G   D B♭
         Oh what is it I see yonder coming?

            F  F  FGB♭G  G F   D B♭
         Oh what is it I see yonder coming?
```

```
              B♭ B♭   D   C  C   B♭
              Git on board! Git on board!

                    F  D   F  F    D  F F G D B♭
    Verse 2:  It's the freedom train I see a-coming,

                    F  D   F  F    C  F F G D B♭
              It's the freedom train I see a-coming,

                    F  D   F  G   B♭ G G F D B♭
              It's the freedom train I see a-coming,

              B♭ B♭   D   C  C   B♭
              Git on board! Git on board!
```

機能と年齢のレベル
- 高度の機能レベルの小児

目標
- 環境／交通手段への覚識の向上
- 注意持続力の向上
- 衝動的行動のコントロール力の増大
- 発声／発音／発話（言語の機能レベルと障害によって異なる）を刺激する
- 聴覚機能と聴覚識別力の向上
- 知覚−運動スキルの向上
- 理解力の向上
- グループ統合の促進

音楽の要素
- テンポ：聴覚、知覚−運動スキル、「音楽−動き」、演技の刺激のため
- 歌詞：発声／発話、理解力、演技の刺激のため
- ダイナミクス：聴覚機能、知覚−運動スキルのため
- 音色：聴覚識別力のため

＊6　Boxill, E.H. *Music adapted, composed, and improvised for music therapy with the developmentally handicapped.* New York: Folkways Records, 1976. (Record FX 6180, booklet included)

デザインの概要

- はじめに、クライエントたちが「トゥッ・トゥー "toot, toot,"」という汽笛の声を発する。そのとき、セラピストまたはクライエントのひとりが汽笛を吹くか、セラピストがピアノで汽笛の音を弾き、声も同時に出す。（全員が汽笛の声を出せるようになるには、セラピストがくり返し手本を示したり、発声を誇張して助ける必要がある。手を口の周りにおおう動作は、発声を促すだろう）。

- セラピストは、遊び心いっぱいの雰囲気と楽しい感じを演出して、「みんな乗って、乗って！"All aboard! All Aboard!"」（言語をもつクライエントは一緒に言うことを指示される）や「さあ出発だ "Now get ready to start."」と叫ぶ。

- セラピストは、エンジンのバスンバスンという音の効果を出すために、低音を（完全5度と6度の和音を交互に繰り返して）安定したオスティナートの形式で演奏し、汽車の音楽を開始する。クライエントは、このオスティナートリズムに合わせて、手を前後にこするか、バスンバスンやシュッシュッという音を口ずさみながら、サンドブロックをこすって音を出すよう指示される（オスティナート形式を理解する能力には開きがあるため、セラピストやアシスタントは、反射や確認の技法を使ったり、手に手を添えるアシスト、あるいは身ぶりや動作による合図を与えることによって、クライエントと密接にかかわる必要がある）。

- 活動が進展すると、汽車の音を表現できるような、あるいはクライエントがグループでの音楽づくりを経験するのにふさわしい楽器が加えられる。たとえば、カバサ、ギロ、シェーカー、ティンパニドラム、ハンドドラム、ハンドシンバルなどである。セラピストは、「さあ出発だ "Now get ready to start."」と言ってから、汽車の動きを示す次のような歌を即興的に歌う／チャントする。

    The train is starting slowly, slowly,
    Now it is getting faster, faster, faster,
    Now it is getting slower, slower, slower,
    Now it is going to STOP!

- セラピストは、この歌を、長くしたり短くしたり、よく知っている場所

や駅の名前を織り込みながら、くり返し歌うことができる。「ソウルトレインが来たよ "It's the soul train I see a-coming."」「地下鉄が来たよ "It's the subway I see a-coming."」「貨物列車が来たよ "It's the freight train I see a-coming."」というように、単語を変えることもできるだろう。また、トンネルに入ったり橋を渡ったりといった、やや複雑な演技も加えることができる。さらには、ダイナミクスの変化の活用、すなわちディミュニエンドやクレッシェンドを組み合わせながら、汽車が遠くなったり近づいてきたりするイメージが演出できる。

デザイン7

音楽

"Here We are Together" 臨床的即興　ト長調、4分の2拍子

```
 B  B  A  D C B   A  A  C B A
Here we are together, here we are together,

 G  G  G  G G A  G D
Here we are together, today.

 B  B   D C B   A A   C B A
Singing together, singing together,

 G G   G G A   G D
Singing together, today.
```

機能と年齢のレベル
- すべての機能レベルおよび年齢層

目標
- 社会性／グループ凝集性の向上
- 微細および粗大運動スキルの向上
- 記憶力の刺激
- 身体部位の覚識、および身体各部位使用の向上
- 発話の刺激
- 注意力の喚起と保持

音楽の要素
- リズム：グループ統合のため
- テンポの変化：運動スキルのため、またクライエントの機能レベルに適応するため
- ダイナミクスの変化：微細および粗大運動スキルのため
- 歌詞：認知力（理解力、記憶力）と言語能力のため

デザインの概要
- セラピストは、歌いながら手をたたく。そしてクライエントの機能レベルに応じて、テンポを調整し、反復フレーズの安定した拍に調和するようクライエントに働きかけ、歌いながら手をたたけるようにする。
- セラピストは、新しい言葉を加える。たとえば "Here we are dancing together, marching together, walking together, running together, skipping together, snapping fingers together, holding hands together,"（ダンスする、行進する、歩く、走る、スキップする、指を鳴らす、手をつなぐ）などである。また、歌いながら、ふさわしい動作をつける（クライエントの発言や身ぶりをヒントにして、その他の動きも加えることができる）。
- セラピストとクライエントは、"today" のたびに、"to" のところで手をたたき、"day" のところで腕をぱっと広げる（この運動は発話、発声、記憶力を刺激する）。
- セラピストとクライエントは、"Here we are playing (instrument) together" などを歌いながら、リズム楽器を加える。また、注意力の喚起と保持のために、"today" のたびに楽器を大きくならす。

デザイン8

音楽

"Haitian Song of Possession"*7 ハイチ民謡に基づく器楽作品（**譜例7-1**参照）
ヘ長調　4分の2拍子

---

*7　Boxill, E.H. *Music adapted, composed, and improvised for music therapy with the developmentally handicapped.* New York: Folkways Records, 1976. (Record FX 6180, booklet included)

譜例7-1 Haitian Song of Possession

FRANTZ CASSÉUS and
EDITH HILLMAN BOXILL

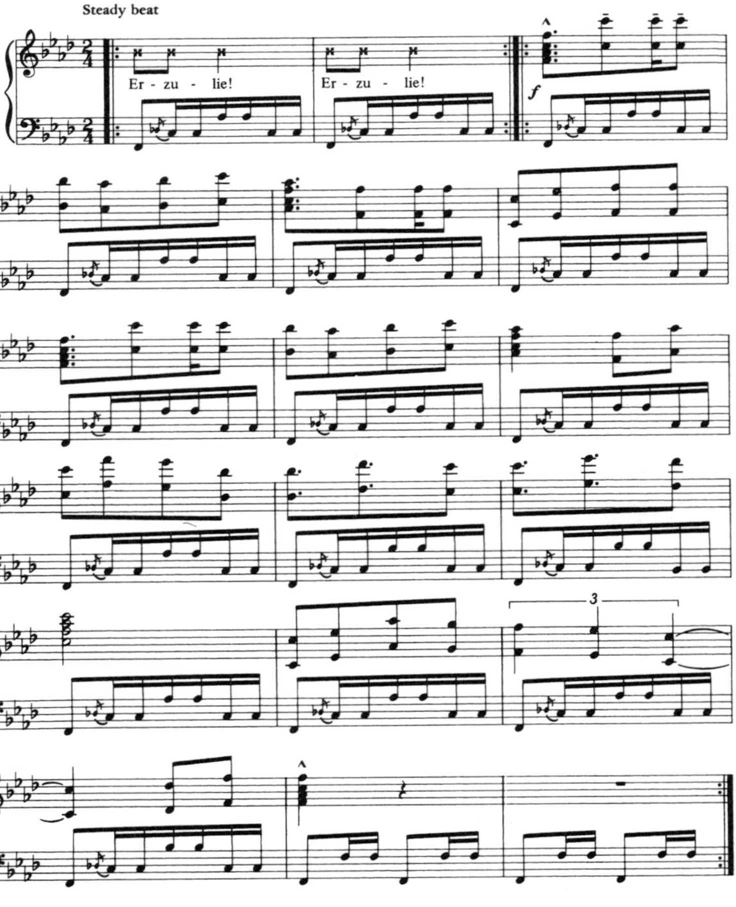

© 1976, Frantz Casséus and Edith Hillman Boxill.

機能と年齢のレベル
- 高度の機能の青年と成人

目標
- 個人、あるいはグループのエネルギーレベルの喚起
- 情緒の解放手段の提供
- 聴覚刺激
- 創造的な動きの刺激
- グループ統合、および相互関係性の確立

音楽の要素
- リズム：グループ統合のため
- メロディ：音楽の雰囲気と、その情緒的要素を提供するため
- ハーモニー：気分や感情を刺激し、リズムパターンの動きに合わせて動作を喚起するところの、重厚で豊かな響きを提供するため
- ダイナミクス：楽器や動作を通して、気分や感情を喚起するため
- テンポの変化：集中力を維持し、聴覚を刺激するため

デザインの概要
- クライエントは各々、ラテン系打楽器とアフリカ系打楽器の中からひとつを選ぶ。コンガドラム、ボンゴドラム、マラカス、クラベス、カバサ、カリンバ、"トーキング"スリットドラムなどがある。ハイチ音楽に不可欠である、ピッコロのような管楽器を似せるために、フルートフォンまたはソングフルートも加えられる。
- セラピストは、この音楽を催眠的なリズムをもつ伴奏をつけながらピアノで演奏する。また伴奏には、"Ezulie! Ezulie!"というチャントのところで、ハイチ音楽のイディオムを喚起する効果音をつける。
- クライエントたちは、楽器演奏を始める前に、"Ezulie! Ezulie!"の言葉を交換し（問いと応答）、チャントする。
- セラピストは、必要に応じてクライエントに合図を送りながら、音楽を少しずつ変化させてピアノを続ける。（リズムの要素は支配的であり、クライエントを凝集的な統合体へと向かわせる力となる。駆り立てるようなメロディは、勢いと力を獲得するにつれて、音楽表現を生き生きし

たものにする。この効果は気分を引き立て、生まれてくるエネルギーは、セラピストからクライエントへ、クライエントからクライエントへ、クライエントからセラピストへと伝えられる。

- セラピストが音楽的に支えることよって、クライエントは個々に自由に、あるいはリズムパターンやメロディに合わせて交代で楽器を鳴らす（これは自尊感情をもたらす）。
- セラピストの合図によって、ひとりのクライエントが演奏しているテンポやダイナミクスに、ほかの全員が合わせていく。これは、クライエントひとりひとりを受容していくことにつながる。
- セラピストは、クライエントに「～さんのようにやってみましょう」「さあ静かにならしてみましょう」「大きくたたいてみましょう」などと話しかけ、メンバー同士が互いに気づきあうきっかけを与える（聴覚能力にほぼ問題のないクライエントについては、セラピストはこうした変化を導くための刺激として、言葉でなく、直接に音楽を使う）。
- 最後のカデンツは全員で演奏し、劇的な表現で終結する。

この音楽を使うと、演技のようなダンスと動き、といった「音楽－動き」が自然に生まれ、情緒の解放を促す。動きのひとつひとつは、セラピストが呈示するか、あるいはクライエントが音楽に反応して自発的に主導するか、のいずれかであろう。その動きは、構造的な円舞になることも、拘束される動作のない自由なダンスになることもあるだろう。

デザイン9

音楽

"Thursday Night is Disco" 元来はクライエントの作曲作品　ヘ長調　2分の2拍子

```
                 F  F  A A  F    F
    Verse :  Let's put on our best clothes,

                 F   FF  FF   DF
             We're going to the disco,

                 F    F    A A A  F
             That's where everyone goes,

                 F   AF   F
             On Thursday night.
```

```
            F C B♭  A G
  Chorus : It's disco tonight,

            F C B♭  A G
            It's disco tonight,

            F C B♭  A G
            It's disco tonight,

             F   F
            All right!
```

機能と年齢のレベル
- 高度の機能の小児
- 中程度および高度の機能の青年や成人

目標
- 社会性の向上
- 創造力の刺激
- 自尊感情の高揚

音楽の要素
- リズム：エネルギーの源として、またディスコビートの気分を喚起するため
- ダイナミクス：多様な精神運動反応を促進するため
- ハーモニー：ディスコイディオムの効果を生み出すため
- 歌詞：歌にとり入れる言葉や、演技や社交的歌唱に必要なイメージを刺激するため

デザインの概要

　この歌は、クライエントたち自身が作曲できる例をして示している。セラピストは、クライエントの関心ごとから引き出したアイディアやテーマをヒントにすることができる。ここに挙げた作品は、クライエントが施設で毎月催される「ディスコナイト」に興味をもっていることから生まれたものである（機能レベルの高いクライエントは、このようなイベントでディスクジョッキーをつとめる）。この歌の活動は次のように行なわれる。

- セラピストあるいは一人のクライエントは、1行目の言葉とメロディを先にチャントし、歌って、全員が歌い始めるきっかけをつくる。
- クライエントたちは、セラピスト、またはひとりのクライエントが言った言葉について、問いと応答の形式で歌う／チャントする。
- セラピストは、クライエント全員に、ひとつあるいは複数の言葉やアイディアをつけ加えることを励ます。そしてセラピストは、それらを歌のかたちにまとめていく。
- クライエントたちがこのようにして歌を作曲し続けると、セラピストは、テープレコーダーにそれを録音し、それぞれクライエントの言葉やアイディアが組み込まれるたびにみんなで聞き返すことによって、このプロセスを促進することができるだろう（このように、クライエントは歌をつくることに貢献すると、音の再生反復を通して、自分の声を聞いたり、承認を受けたりする機会をもつ。また、言葉やメロディをくり返し聞くと、歌を覚え、さらには歌が発展し完成したときに、達成感と誇りをもつようになる）。
- この歌では、セラピストとクライエントは、バースコーラス（訳注：詩の一行ずつを歌う）形式でリズム楽器の伴奏をつけながら歌う。全員で歌詞を歌い、そしてひとりひとりがティンパニドラム、スタンド付きシンバル、コンガドラムや、調達できればスネアドラムセットのような特定の楽器で、ソロ（またはコーラス）を演奏し、拍子を維持する。
- 希望により、クライエントはソロで歌うことができる。ここでは、ディスココンボ（訳注：コンボ＝小編成の楽団）やソロ歌手のような効果が得られるよう、マイクを使うか、使うふりをして歌う。
- クライエントは、楽器を自由にもって部屋を動き回り、セラピストの歌や演奏に支えられながら、一人あるいはパートナーと組んでダンスをする。これは「ディスコナイト」の本番で試してみることのできるような、ディスコダンスのステップを学ぶ機会となる。

デザイン10

音楽
"Mary Wore a Red Dress" *8 アメリカ民謡　ニ長調　4分の2拍子

```
          D E  G A͡B   B͡D A  A͡B G   G E
          Mary wore a red dress, red dress, red dress,
          D E  G A͡B   B͡D A A B G
          Mary wore a red dress, all day long.
```

機能および年齢レベル
- 中程度または高度の機能の小児
- 低度の機能の青年

目標
- 色の認識力の向上
- 自己への覚識の向上
- 視覚機能の向上
- 衣服の種類の学習

音楽の要素
- 歌詞：理解力のため

デザインの概要
　この歌は、民謡に典型的な、簡素性と反復性をもつ。したがって、認知力（この例では色の認識）に働きかけることに特に適している。

- セラピストは、クライエントをひとり選び、歌の構造に合わせて言葉を入れ替えながら歌う者を決める。たとえば、「〜さんは（服の色と種類を3回繰り返して）を着ている"(Client) is wearing a (color and article of clothing, repeated three times)"」というように。
- セラピストは、これから歌に取り上げようとしている色の色カード1枚または数枚や、人形、服、あるいは布きれなどを見せながら、次のよう

なチャントを即興する。「これは何色？（これは？ これは？ これは？）"What color is this (or this, or this, or this, etc.)?"」
- セラピストあるいはクライエントは、歌って答える。「〜色 "It is (color)."」
- セラピストあるいはクライエントは、次のように歌全体を通して歌う。「(Client) is wearing a (color and article of clothing).」または「I am wearing a (color and article of clothing).」(訳注：主語や服の種類と色を変えていく)
- セラピストは、全員（インターン生、アシスタント、教師、セラピスト、見学者も含む）のことが歌詞に含まれるように、そして、赤いテンプルブロック、黄色いマラカス、青いコンガドラムなどの楽器に至るまで、部屋の中にあるさまざまなものも含まれるように、歌を拡張する。

セラピストあるいはクライエントは、この活動をゲームにしていくことができる。

デザイン11

音楽

"Angel Band" [9] 伝承歌　ヘ長調　4分の4拍子

```
              C   D   F   C   D   F
Verse : There was one, there were two,

              C   D   F  AA  A G
         There were three little angels,

              C   D   F   C   D   F
         There were four, there were five,

              C   D   F AA  A G
         There were six little angels,

              C   D  FF   C   D   F
         There were seven, there were eight,
```

---

[8] Langstaff, N., & Langstaff, J.(Compilers). *Jim along, Josie*. Ney York: Harcourt Brace Jovanovich, 1970.

[9] Ginglend, D.R., & Stiles, W.E (Compilers). *Music activities for retarded children*. New York: Abingdon Press, 1965.

```
         C   D   F A A G
    There were nine little angels,

       A C C   A F D C   F
    Ten little angels in that band.

            A A G   A G F
Chorus : Oh wasn't that a band,

        A A   A G F   G G   G F G   A A   A G F
     Sunday morning, Sunday morning, Sunday morning,

         A A G   A G F
    Oh wasn't that a band,

       A A   A G F   G G   A G F   F
    Sunday morning, Sunday morning, Soon!
```

機能と年齢のレベル
- 中程度または高度の機能の小児や青年
- 低度の機能の成人

目標
- 算数と数の概念の理解の向上
- 曜日と時間の学習
- 互いに覚識をもちあうことの向上
- 音楽的関連性と表現の促進

音楽の要素
- テンポの変化：個人のペースを映し返すため
- ダイナミクスの変化：聴覚機能のため、くり返しのたびに音楽的表現に変化をもたせるため、そしてひとりずつ順番に演奏する歌詞の部分と、全員で元気よく演奏するコーラスの部分に対比をもたせるため。

デザインの概要
　この歌の生き生きとした特性は、絡み合っている目標（数の概念、曜日、時間）を楽しい経験にする。

- クライエントたちは、半円形になって座る。（通常のセラピーグループではメンバーは4名から6名、補助的なセラピーグループは12名までである。）
- クライエントは、ひとりずつリズム楽器を選ぶか、あるいは手渡され、セラピストは、それぞれのクライエントの前に膝をついて座り、歌いかけたり手を貸したりしながら、彼らが順々に音を出していけるよう働きかける。
- セラピストは、歌詞やコーラスを次のように替える。「"There is *one*, there are *two*, there are *three* little children（or boys and girls）... in this band" "Oh isn't it a band, Tuesday *afternoon*（Wednesday evening, etc.）Tuesday *afternoon*, Tuesday *afternoon*, Oh isn't this a band, Tuesday *afternoon*, Tuesday *afternoon*,」。ここで、斜字体の言葉を誇張することにより、発話能力、模倣的歌唱、数の概念や曜日の理解力の発達を促す（さらに、"(Client) is playing (instrument)"のように替えることができる。クライエント全員の名前が入るまでくり返し、最後は"Everyone is playing in this band"で終わり、コーラス部分につないでいく）。
- セラピストはクライエントに、歌の中に数が出てきたときに、その数の分だけ楽器をならすよう指示する。また、曜日や時間については、「今日は何曜日？」と尋ねられたとき、クライエントが自発的に答えるか、もしくはセラピストが「今日は火曜日（水曜日など）」と歌うのを模倣することを促す。
- クライエントは、音楽的に統合された、まとまった雰囲気の中で、コーラスの部分を全員で歌うか、もしくはリズム楽器を演奏する。

デザイン12

音楽

"Rookoobay" トリニダードトバゴのカリプソソングの替え歌（訳注：カリプソソング＝トリニダード島の原住民の即興的な歌に基づくジャズの一種）　ニ短調　4分の4拍子

```
          D A G F E D
Verse :   Come sing with me,
```

第7章　音楽療法の資源となる素材

```
            G  G  G  G  A B♭ G
            Sing and play the maracas,

            ⌒      ⌒
            G  A   G F  E   D
            Come sing with me,

               G   G  E  F C♯ D
               And play the conga too,

             A   G   F   E
             Yeh, yeh, yeh, yeh.

              D   D   A
   Chorus :  Roo-koo-bay,

              D   D  ⌒
                     A G
              Roo-koo-bay,

              A   A   D
              Roo-koo-bay.
```

機能と年齢のレベル
- 中程度から高度の機能の若者や成人

目標
- 注意持続力の向上
- エネルギーレベルの増大
- 相互作用／対人関係の促進
- 情緒の解放と音楽表現の提供
- 発話上の音律の改善

音楽の要素
- リズム：感覚－運動スキル、エネルギーの覚醒、自己内統合および対人間統合のため
- ダイナミクス：情緒的統制と気分の変化のため
- テンポ：注意的行動の増大と、エネルギーレベルの変化のため
- ハーモニー：情緒反応や音楽的表現を刺激するための、豊かな音楽的響きと音楽的イディオムの雰囲気をつくるため
- ピッチ：発話の音律と、調性に関する聴覚機能の発達のため

デザインの概要

"Rookoobay"は、簡単なチャントのようであるが、気分や情緒の変化に応じてますます広がる豊かな音楽的身体的経験へと変化させることができる。基礎となるリズムパターンが勇壮にあらわれると、身体的、情緒的な覚醒への原動力となる。セラピストは、曲全体を通して、音域、ダイナミクス、テンポを多様に変化させたり、またさまざまな伴奏形態をともなって、豊かな和声進行を実現したりする。

- セラピストは、はじめに鍵盤楽器を使い、乖離5度の重音で、勇壮で安定した拍を生み出し、オリジナルの歌詞どおりに歌う。クライエントは、音楽に合致した音の大きさで、あるいはセラピストが指示、または手本を示したように手をたたくことによって、拍を把握するよう励まされる。
- セラピストは、拍が確立してくると（クライエントの機能レベルの程度に応じて）、リズミカルに"Roo-koo-bay"とチャントし始める。クライエントは、そのチャントにできるだけリズムに乗って加わるよう励まされる。そのときセラピストは、たえずリズムを調整することによって、クライエントとセラピストのあいだに同調感覚が生まれるようにする。
- セラピストとクライエントは、テンポやダイナミクスを多様に変化させながら、歌う／チャントすることを続ける。
- 歌が継続するようになると、リズム楽器、とくに、コンガドラム、ボンゴドラム、カウベル、ギロ、マラカス、カバサ、クラベス、タンバリンのような、ラテンパーカッションの楽器を配る（木製のオルフシロフォンが加わると、音色の多様性がさらにふくらむ）。
- セラピストは、クライエントひとりひとりに向かって、歌全体を歌う。そのとき、"Come"部分をクライエントの名前に入れ替え、マラカス"maracas"やコンガ"conga"の部分を、クライエントが使っている楽器名に入れ替える。
- セラピストとクライエントは、コーラス部分を一緒に歌う。
- セラピストが伴奏し、グループ全員でリズム楽器を演奏する。最初は、楽器で基本の拍を保持し、その後、機能レベルに応じてチャントのリズムパターンをたたく。
- セラピストとクライエントは、問いと応答の形式で、"Roo-koo-bay"の部分を楽器演奏またはチャントする（"Roo-koo-bay"は、クライエント

にとって、本質的にナンセンスシラブルであり、セラピストとクライエント、あるいはクライエント同士の、遊び心をもった相互交流になる）。
- セラピストは、楽器の名前を確認しながらさまざまな組み合わせをつくり、クライエントのうちの二人を指名して、楽器で対話することを促す。

「音楽－動き」は、クライエントが輪になって小さな楽器を使い、リズムに乗って体を動かしたりチャントしたりすることからあらわれるだろう。そこでは、自分でステップを考えながら、輪になって踊りたいと思う人もいるかもしれない。

付録 7-A
楽曲集

以下の楽曲集のリストには、さまざまなスタイル、イディオム、起源、テーマの音楽が含まれている。

American Folk Songs for Children（Ruth Crawford Seeger）. Doubleday & Company, Inc., 1948.

American Rock & Roll: The Big Hits of the Late 50's and Early 60's（Vol.4）. Creative Concepts/Dover Publications, Inc., undated.

Beatlemania. ATV Music Publications, 1980.

Best of the 80's（so far）Continues. Cherry Lane Music Co., 1983.

The Best of Jazz. Hansen House, undated.

The Best Singing Games（Edgar S. Bley）. Sterling Publishing Co., Inc., 1957.

The Book of American Negro Spirituals（James Weldon Johnson）. The Vail-Ballou Press, Inc., 1937.

Children Discover Music and Dance（Emma D. Sheehy）. Henry Holt and Company, Inc., 1959.

Children's Playsongs with Resonator Bells. Theodore Presser Company, 1968.

Country: The Top 50 of 1982. Columbia Publications, undated.

Creative Rhythmic Movement for Children（Gladys Andrews）. Prentice-Hall, Inc., 1954.

Dancing Games for Children of All Ages. Sterling Publishing Co., Inc., 1974.

Easy Listening Favorites. Hal Leonard Publishing Corporation, undated.

Echoes of Africa in Folk Songs of the Americas（Beatrice Landeck）. David McKay Company, Inc., 1961.

An English Songbook. Anchor Books, Doubleday & Company, Inc., 1963.

The First Book of Children's Play-Songs（Paul Nordoff and Clive Robbins）. Theodore Presser Company, 1962.

Folk Dances of the United States and Mexico. The Ronald Press Company, 1948.

The Folk Song Book I (David Goldberger). Consolidated Music Publishers, Inc., 1963.

Folk Song USA (John A. Lomax and Alan Lomax). Duell, Sloan and Pearce, 1947.

The Folk Songs of North America (Alan Lomax). Doubleday & Company, Inc., 1959.

Folk Songs of the Caribbean. Bantam Books, 1958.

Fun for Four Drums (Paul Nordoff and Clive Robbins). Theodore Presser Company, 1968.

Fun with the Classics. Magnus Organ Company, 1958.

Good Old Standards (Vol. 2). United Artists Music, undated.

Great Songs Through the Years: The Golden Oldies. Columbia Pictures Publications, undated.

I'd Like to Teach the World to Sing. Charles Hansen Educational Music & Books, 1974.

The Incredible 88 Super Hits. Bradley Publications, undated.

Jim Along, Josie: A Collection of Folk Songs and Singing Games for Young Children. Harcourt Brace Jovanovich, Inc., 1970.

Making Music Your Own (Vol. 3). Silver Burdett Company, 1964.

More Songs to Grow On (Beatrice Landeck). Edward B. Marks Music Corporation/William Sloane Associates, Inc., 1954.

Music Activities for Retarded Children (David R. Ginglend and Winifred E. Stiles). Abingdon Press, 1965.

Music for Early Childhood (Osbourne McConathy). Silver Burdett Company, 1952.

Music Time (Evelyn Hunt). The Viking Press, 1958.

The New Very Best of Pop & Rock. Charles Hansen Music & Books, Inc., undated.

150 American Folk Songs to Sing, Read and Play. Boosey & Hawkes, 1975.

106 Great Songs of the 20th Century. The Big 3 Music Corporation, undated.

1000 Jumbo: The Magic Song Book. Charles Hansen Music & Books, Inc., undated.

Orff-Schulwerk: Music for Children (Carl Orff and Gunild Keetman). Schott & Co. Ltd., 1956.

Primitive Song. Mentor Books, 1963.

Rhythms Today! Silver Burdett Company, 1965.

Sally Go Round the Sun (Edith Fowke). Doubleday & Company, Inc., undated.

The Second Book of Children's Play-Songs (Paul Nordoff and Clive Robbins).

Theodore Presser Company, 1968.

The Sesame Street Song Book. Simon & Schuster, 1971.

Sing and Learn. John Day Co., 1965.

Songs for All Seasons and Rhymes without Reasons. Edward B. Marks Music Corporation, 1968.

Songs in Action. McGraw-Hill, 1974.

Songs My True Love Sings (Beatrice Landeck). Edward B. Marks Music Corporation, 1946.

Songs of the Caribbean. Peer International Corporation, 1964.

Songs to Grow On (Beatrice Landeck). Edward B. Marks Music Corporation/William Sloane Associates, Inc., 1950.

Spirituals for Children to Sing and Play (Paul Nordoff and Clive Robbins). Theodore Presser Company, 1971.

Thirty Negro Spirituals (Hall Johnson). G. Schirmer, Inc., 1949.

Timeless Standards. Columbia Pictures Publications, 1983.

Top Hits of 1983 (Vol.1). Warner Brothers Publications, Inc., undated.

A Treasury of American Folklore (foreword by Carl Sandburg). Crown Publishers, 1944.

A Treasury of American Song (Elie Siegmeister). Consolidated Music Publishers, Inc., 1943

A Treasury of Folk Songs. Bantam Books, 1951.

World's Best Loved Songs of the 60's. Columbia Pictures Publications, 1983.

World's Best Loved Songs of the 70's. Columbia Pictures Publications, 1983.

World's Greatest Golden Oldies. Hansen House, undated.

World's Greatest Hits of the Christmas Season. Charles Hansen Educational Music & Books, 1973.

Your All-Time Favorite Songs. Shapiro, Bernstein & Co., Inc., undated.

付録 7-B

ディスコグラフィー

以下にリストアップしたレコードは、(a) フォーク、トラディショナル、民俗音楽、(b) 特殊なニーズのための音楽、(c) アクションソング、ゲーム、ダンス、(d) 休暇や季節の歌、(e) 現代曲、(f) ラグタイム、ジャズ、ロック、ディスコのカテゴリーに分けられる。前述のように、本書において示した音楽療法へのアプローチにとっては、生（なま）の音楽が基礎となる。したがって、これらのレコードは、セッションで実際に使うためというよりも、主として材料としての意図を持つ。セラピーの有機的なプロセスにおいては、常にクライエントの「いま・ここで」に合わせて音楽を調整することが求められる。

フォーク、トラディショナル、民俗音楽

Abiyoyo and Other Story Songs for Children (Pete Seeger). Folkways Records FTS 31500.

African Musical Instruments. Folkways Records 8460.

African Songs and Rhythms for Children: Orff-Schulwerk. Folkways Records 7844.

Afrikana Children's Folk Songs. Folkways Records 7201.

American Favorite Ballads (Pete Seeger). Folkways Records FA 2321.

American Folk Songs. Folkways Records 2005.

American Folk Songs for Children (Pete Seeger). Folkways Records FC 7601.

American Negro Folk & Work Song Rhythms (Ella Jenkins). Folkways Records FC 7654.

Ancient Echoes. Halpern Sounds HS 783.

Animal Folk Songs: Birds, Beasts, Bugs & Fishes (Pete Seeger). Folkways Records FC 7610.

The Artistry of Greece. Prestige/International Records LP 13080.

Brazilian Songs for Children. Peripole Records PR 8005.

Camp Songs (Pete Seeger and Erik Darling). Folkways Records FC 7028.

Children's Songs. Folkways Records FC 7036.
Creole Songs of Haiti. Folkways Records 6833.
Drums of Haiti（Harold Courlander）. Folkways Records FE 4403.
English Folk Songs. Folkways Records 6917.
Folk Song Carnival（Hap Palmer）. Activity Records AR 524.
Folk Songs and Ballads of the British Isles. Folkways Records 8719.
Folk Songs for Young People（Pete Seeger）. Folkways Records FC 7532.
Folk Songs from Czechoslovakia. Folkways Records 6919.
French Folk Songs. Folkways Records 6832.
Greensleeves and Other Songs of the British Isles（Kenneth McKellar）. London International TW 91389.
Hawaiian Chant, Hula, and Music. Folkways Records 8750.
Hebrew Folk Songs. Folkways Records FW 6928.
Hi Neighbor（Songs and Dances of Brazil, Israel, China, Japan, Turkey）. CMS UNICEF 2.
Hungarian Folk Songs. Folkways Records 4000.
Irish Jigs, Reels, and Hornpipes. Folkways Records 6819.
Italian Folk Songs and Dances. Folkways Records 6915.
Jamaica Calypso Rock. Folkways Records 31308.
Jump Up Calypso（Harry Belafonte）. RCA Victor LPM 2388.
Jungle Calypso（Duke of Iron）. Stinson Records 10.
Kenya Folk Songs. Folkways Records 8503.
Leadbelly: Take This Hammer. Folkways Records 31019.
Little Calypsos. Peripole Records PP 9085.
Mahalia Jackson: The World's Greatest Gospel Singer. Columbia CL 644.
Melodies and Rhythms of Arabic Music. Folkways Records FW 8451.
More Songs to Grow On（Beatrice Landeck）. Folkways Records FC 7676.
Mountain So Fair: Folk Songs of Israel. Folkways Records 31305.
The Musical Heritage of America（Tom Glazer）. CMS Records CMS 650/4L.
Negro Folk Songs for Young People（Leadbelly）. Folkways Records 7533.
Odetta at Town Hall. Vanguard Stereolab BSD 2109.
Russian Folk Songs. Folkways Records 6820.
Sing a Spiritual with Me（Tennessee Ernie Ford）. Capitol STAO 1434.
Sea Song Favorites. Folkways Records SFX 2（cassette）.

Seasons for Singing (Ella Jenkins). Folkways Records FC 7656.

Simplified Folk Songs (Hap Palmer). Activity Records AR 518.

Songs and Dances of Brazil. Folkways Records 6953.

Songs and Dances of Greece. Folkways Records 6814.

Songs and Dances of Haiti (Harold Courlander). Folkways Records FE 4432.

Songs and Dances of Spain. Westminster WP 12005.

Songs of Mexico. Folkways Records 6815 (Vol. 1), 6853 (Vol. 2).

Songs to Grow On (Woody Guthrie). Folkways Records FC 7005 and FT 531502.

Songs to Grow On: School Days (Pete Seeger, Charity Bailey, Leadbelly, Adelaide Van Way, Cisco Houston). Folkways Records FC 7020.

Sounds of Animals. Folkways Records 6124.

Spirituals. Folkways Records 31042.

This Land is My Land. Folkways Records FC 7027.

Traditional Chilean Songs. Folkways Records 8748.

Two-Way Trip: Scottish and English Folk Songs. Folkways Records 8755.

Work and Dance Songs of Kenya. Folkways Records 8715.

World Tour with Folk Songs. Folkways Records 2405.

You'll Never Walk Alone (Mahalia Jackson). Harmony Records HS 11279.

特殊なニーズのための音楽

Activities for Individualization in Movement and Music. Activity Records AR 49.

Auditory Training with Use of Rhythm Band Instruments. Developmental Learning Materials DLM 138.

Body-Space Perception through Music. Think-Stallman Productions Ltd./Stallman Educational Systems Inc. TSR 2810.

Call-and-Response (Ella Jenkins). Scholastic Records SC 7638.

Coordination Skills: Rhythmic Eye-Hand and Patterned Movement Activities. Activity Records KEA 6050.

Creative Movement and Rhythmic Exploration (Hap Palmer). Activity Records AR 533.

Daily Living Skills. Kimbo Records KIM 8057.

Developmental Motor Skills for Self-Awareness. Kimbo Records KIM 9075.

The Development of Body Awareness and Position in Space (Dorothy B. Carr and

Bryant J. Cratty). Activity Records AR 605 (guide included).
Discovery through Movement Exploration. Activity Records AR 534.
Dynamic Balancing Activities (Dorothy B. Carr and Bryant J. Cratty). Activity Records AR 658 (guide included).
Early Childhood, Rhythms Songs-Skills: Signs-Shapes-Colors-Houses-Feelings-Sounds Nursery Rhymes. Kimbo Records LP 7011 (Series 12).
Early Early Childhood Songs (Ella Jenkins). Scholastic Records SC 7630.
Finger Play and Hand Exercises. Kimbo Records KIM 7051.
Fun Activities for Fine Motor Skills. Kimbo Records LP 9076.
Innovative Rhythmic and Tonal Textures for Developing Creative Motor Skills Activities. Folkways Records FC 7535.
Learning Basic Awareness through Music. Stallman-Susser Educational Systems LPED 121A.
Learning Basic Skills through Music (Hap Palmer). Activity Records AR 514.
Learning Basic Skills through Music: Vocabulary (Hap Palmer). Activity Records AR 521.
Listening and Moving (Dorothy B. Carr and Bryant J. Cratty). Activity Records LP 606-7.
Mod Marches (Hap Palmer). Activity Records AR 527.
More Learning as We Play (Winifred E. Stiles and David R. Ginglend). Folkways Records FC 7658.
More Music Times & Stories (Charity Bailey). Folkways Records FC 7528.
Music, Adapted, Composed, and Improvised for Music Therapy with the Developmentally Handicapped (Edith Hillman Boxill). Folkways Records FX 6180 (booklet included).
Music Time (Charity Bailey). Folkways Records 7307.
Perceptual Motor Development (Dorothy B. Carr and Bryant J. Cratty). Activity Records AR 605-607, 655-658 (10 LP records with guides).
Play Your Instruments and Make a Pretty Sound (Ella Jenkins). Folkways Records FC 7665.
Sensorimotor Training in the Classroom. Activity Records LP 532.
Sesame Street. Columbia CR 21530.
Special Music for Special People. Kimbo Records EA 85.
This is Rhythm (Ella Jenkins). Scholastic Records SC 7652.

You'll Sing a Song & I'll Sing a Song（Ella Jenkins）. Folkways Records FC 7664.

アクションソング、ゲーム、ダンス

Action Songs & Rounds. Activity Records LP 508.

Activity and Game Songs（Tom Glazer）. CMS Records CMS 657（Vol. 1）, CMS 658（Vol. 2）.

American Indian Dances. Folkways Records 6510.

American Play Parties（Pete Seeger）. Folkways Records FC 7604.

Around the World in Dance. Activity Records AR 542.

Children's Dances Using Rhythm Instruments. Activity Records KR 9078.

Circle Dances for Today. Kimbo Records KEA 1146.

Counting Games and Rhythms for the Little Ones（Ella Jenkins）. Scholastic Records SC 7679.

Dances of the World's Peoples. Folkways Records 6501（Vol. 1）, 6502（Vol. 2）, 6503（Vol. 3）.

Honor Your Partner. Activity Records 23.

Latin American Children's Game Songs of Mexico and Puerto Rico. Folkways Records 7851.

Let's Square Dance. RCA Victor LE 3000, 3001, 3002, and 3003.

Popular and Folk Tunes for Dancing and Rhythmic Movement. Hoctor Dance Records HLP 4074. Rhythm Activities. RCA/Children's Record Guild 1004 and 1019.

Rhythm and Game Songs for the Little Ones（Ella Jenkins）. Scholastic Records SC 7680.

Simplified Folk Dance Favorites for Exceptional Children. Activity Records EALP 602.

Singing Action Games. Activity Records HYP 507.

Singing Games. Activity Records LP 510.

Song & play-Time（Peter Seeger）. Folkways Records FC 7526.

Square Dances（Piute Pete）. Folkways Records 2001.

休暇や季節の歌

Carols and Holiday Songs. Peripole Records PP 9384.

Early Childhood, Rhythms-Songs-Skills: Christmas Fantasy. Kimbo Records LP 7005.

Holiday Action Songs. Activity Records K 3080.

Holiday Songs for All Occasions（Christmas, Hanukkah, Easter, Halloween）. Kimbo Records KIM 0805.

The Little Drummer Boy: A Christmas Festival. Springboard International Records MLP 1201.

The Phil Spector Christmas Album. Apple Records C10398.

Traditional Christmas Carols（Peter Seeger）. Folkways Records FAS 32311

現代曲

The Beatles: Revolver. Capitol Records ST 2576.

The Beatles: Yellow Submarine. Capitol Records SW 153.

Blessed Are . . .（Joan Baez）. Vanguard VSD 6570/1.

Carpenters：Now & Then. A&M SP 3519.

Colors of the Day: The Best of Judy Collins. Elektra EKS 75030.

The Freewheelin' Bob Dylan. Columbia CS 8786.

Godspell. Arista Records 400l.

John Denver's Greatest Hits. RCA CPL1-0374.

Johnny Mathis' All-Time Greatest Hits. Columbia PG 31345.

Kismet. RCA LSO 1112.

The Manhattan Transfer. Atlantic SD 18133.

Oklahoma. Columbia OS 2610.

Paul Simon in Concert: Live Rhymin'. Columbia PC 32855.

Peter, Paul, and Mary. Warner Bros. WS l449.

Poems, Prayers & Promises（John Denver）. RCA Victor LSP 4499.

The Sound of Music. RCA LSOD 20005.

The Wizard of Oz. MGM S3996 ST.

ラグタイム、ジャズ、ロック、ディスコ

Afro American Jazz Rhythms. Kimbo Records KIM 8040.

Art Blakey and the Jazz Messengers. Blue Note Records 4003.

Children's Disco. Kimbo Records KIM l220.

Disco. RCA PD-11213.

Disco Dances and Games. Kimbo Records KIM 9069.

Disco Party. Adam VIII Ltd. A-8021.

Disco Single. RCA YD-12299.

The Golden Age of Rock N' Roll. Kama Sutra Records, Inc. KSBS 2073.

Panorama Disco. RCA PD-12244.

Rock's Danceable Side. K-Tel International PTU 2860.

Scott Joplin: The Red Back Book（The New England Conservatory Ragtime Ensemble）. Angel S 36060.

Soul Train Super Tracks. Adam VIII Ltd. A22-4052.

第8章
音楽療法プログラムの組織化

豊かな音楽療法プログラムは、セラピールームを超えて広がる

はじめに

　グループセッションと個人セッションは、多面性をもつ音楽療法プログラムの核である。この核から、充実した豊かなプログラムが確立され、クライエントに音楽療法独自の恩恵をもたらすことができる。音楽療法プログラムは、本質的に、音楽の普遍様式を通して、コミュニケーション、学習、表現力（音楽的および非音楽的）の手段となり、また、社会交流や余暇の有効利用の機会を提供する。まさに生きるための音楽療法と言うことができるだろう。すなわち音楽療法は、クライエントができる限り通常に、できる限り生産的に、生活を送ることを援助するのである。環境療法（milieu therapy）の概念（Jones, 1953）は、このようなプログラムのなかで具現化されるだろう。

　音楽療法のプログラムは、それぞれの施設の構造と全般的な治療哲学に則って計画される。したがって、音楽療法士は、その責任において、治療方針や手続き、管理組織、処遇の対象となるクライエントの特徴、提供されるサービスと治療、専門家および準専門家スタッフの義務について熟知しなければならない。もっとも重要なことは、治療哲学について知ることである。すなわち医学モデルと非医学モデルのどちらを指向しているのか、学際的アプローチまたはトランスディシプリナリーアプローチによる治療が行なわれているかどうか、音楽療法は全体の治療プログラムにおいて不可欠な一部になっているのかどうか、ということである。

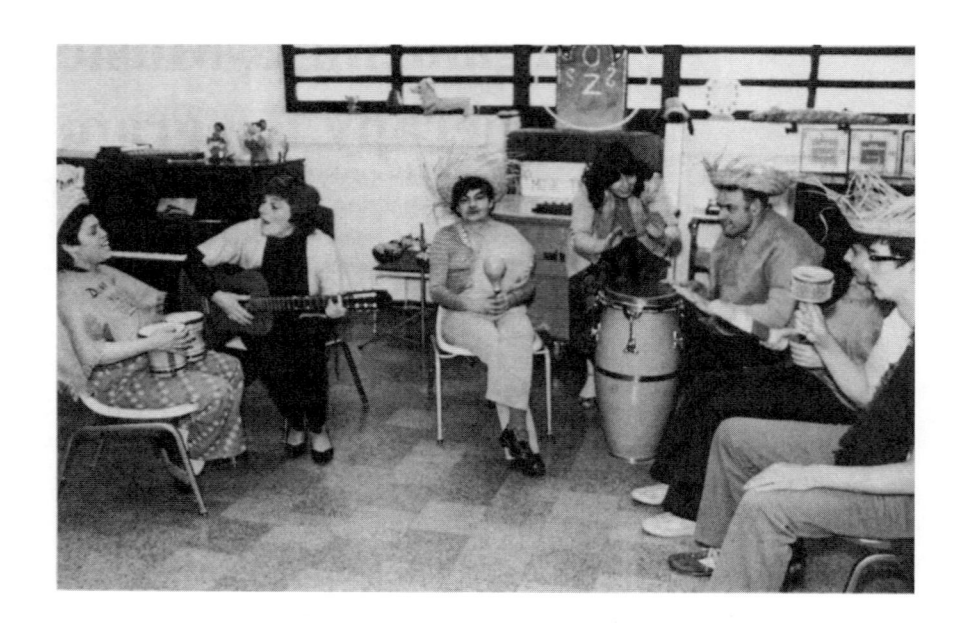

組織上の計画

　この組織上の計画は、以下の点に関して論じている。プログラムが実施される環境、グループおよび個人セッション、補足的な集団療法セッション、セラピー指向型音楽イベントの構想や計画、要員配置、インターンシッププログラム、関連する専門職やスタッフのための現職教育、プログラム設定に必要な設備や素材。トランスディシプリナリーアプローチによる治療は、比較的新しいので、このアプローチの特徴や、音楽療法の実践とこのアプローチとの関係については、本章の終わりに、別に議論することにする。音楽療法士は、自分のかかわる施設でトランスディシプリナリーアプローチによる治療が行なわれているか否かにかかわらず、その治療アプローチの特徴を採用することはできるだろう。

環境

　我々が環境について語るときは、物理的な環境だけではなく、心的態度を含む包括的な環境を考えている。こうした環境を創造するということは、明るく通気

性のよい、(可能であれば)防音された、そして、多面的な療法的音楽活動ができて、必要な備品を設置するに十分な空間のある部屋を選ぶということを含む。発達障害の人々の生活には、安定性、目的、生産性、そして自己志向の機会が欠落していることが多いので、音楽療法の環境は、美的で構造化された設定のなかで、すなわち、感覚や感情を刺激し、自己や自己をとりまく環境を統御する機会が提供される設定のなかで、情緒的な安全性を育むものでなければならない。このように、周到に準備された安全な環境は、行動を起こすための健康的な条件を提供すると同時に、模索し、学習し、自己への覚識や自己感覚を成長させる自由をも提供する。

セラピーセッションの構想と計画

集団療法セッションと個人セッション

　グループによる音楽療法セッションは、4名から6名以下のクライエントで構成するのがふさわしく、1グループにつき、少なくとも週2回、各30分の配分で計画される。グループのメンバーは、なるべく同質性をもつよう選択される。発達上は同じレベルであっても、各々の問題や状況は当然さまざまである。グループ編成がどのようなものであれ、またグループが同質的であれ異質的であれ、強い相互関係のあるグループを作ることと、グループの目標とメンバー個々の諸目標を絡み合わせながら、ひとりひとりのニーズにとり組むことが、セラピストの挑戦となる。全日制の特殊教育プログラムを内部でもっている施設では、グループメンバーは、全員または一部、クラスメートで構成することができる。対応できる音楽療法スタッフの人数によっては、共同作業所で働くクライエントや、外部のプログラムに出席しているクライエントが、定期的なグループセッションまたは個人セッションに送られてきたり、夕方や夜間や週末などに不定期に実施する補助的なグループセッションに出席するよう計画されることがある。大規模施設では、明らかに、グループセッションはもっともよく行なわれるセラピー形態である。

　個人セッションも、少なくとも週2回各30分で計画される。一対一のプロセスは、当然ながら集団療法よりも深く、集中的であるので、クライエントの人選は、障害や問題の特質と深刻さをアセスメントした上でなされるのがふつうである。また、クライエントがグループ設定に耐える能力がない場合や、特殊な問題やニーズをもつということで他の専門スタッフや学際治療チームから照会された場合にも、個人セッションの対象として考慮され、それらが決定の要素となる。

学際治療チームは、クライエントが一対一のセラピーと集団療法の両方を受けるよう薦める場合がある。しかしクライエントのなかには、あるときには集中的な注目を受け、別のときにはセラピストを他の人たちと共有するということに混乱する人もいる。したがって、音楽療法士の裁量で、状況の変化に耐えられない人には、グループ設定のなかに入ることができるまで、個人療法のみを受けさせることが必要かもしれない。他方、この二種類のセッションを要するクライエントのなかには、異なる設定を心地よく感じ、この二つの形態の組み合わせから恩恵を受ける人もいる。

補足的な集団療法セッション

　施設外のプログラムに出席しているクライエントのための補足的な集団療法セッションは、夕方、夜間、週末のプログラムの重要な要素の一つである。これらが補足的と考えられるのは、正式なアセスメントや治療プランをふまえていないことと、定期的なグループまたは個人セッションに比べて、個人的にあまり深く関わらないということにおいてである。したがってこのようなセッションは、形式ばらない設定のなかで、グループのニーズや関心を引き出す。入居型治療施設においては、各グループは8名から10名で構成され、同一の入居ユニットからメンバーを選ぶこともできる。継続性は日誌をつけることによって維持される。

セラピー指向型音楽イベント

　多面性をもつ音楽療法プログラムは、その核を構成するグループセッションや個人セッション以外にも、多くの次元を含む。プログラムを増やす、あるいは拡張するために、セラピストは、通常の音楽療法から自然に発展する、セラピー指向型音楽イベントを考えに入れることができる。それらは、音楽療法のセッションのなかで起こる音楽活動、アイディア、演技の延長といえる。イベントの形態としては、自発的グループもしくはソロによる、セラピストに支えられての歌唱やリズム楽器演奏が考えられるだろう。あるいは、あるテーマや祝祭日に基づいて計画されると、寸劇やパントマイムやセラピストとのピアノデュオが計画されるかもしれない。基本的な目的は、クライエントが音楽表現を通して、成功の体験を少しでも多くもつことができるようにするということと、通常の音楽療法のプロセスが一般化している効果を例証するということである。こうしたイベントは、セラピールームという枠を超えてプログラムを拡張する機会をセラピストに提供するだけでなく、クライエントの生活に新たな次元を加える。機能レベルの低い人から高い人に至るまで、すべてのクライエントに、彼らが獲得したものを

様式8-1　特別なテーマに基づいて計画されたセラピー指向型音楽イベントのプログラム

お楽しみ夜会
多国籍の歌とダンス

入場の歌 ……………………………………………………………………………… 全員
- "When Everyone Comes Marching In"
  ("When the Saints Go Marching In" の歌で)

歌 …………………………………………………………………………………………… 全員
- "Ev'rybody Loves Home Talent Nite"
  ("Ev'rybody" の歌で)
- "Jamaica Farewell"
- "This Little Light of Mine"
- "Zinga Za!"

リズム楽器演奏 ………………………………………………………………… 歌手／演奏家
- "Guantanamera"
  (コンガドラム、ボンゴドラム、クラベス、カバサ、
  　柄つきカスタネット、マラカス、タンバリンによる伴奏と歌)

セラピストとのピアノデュオ
- "La Cucaracha" ………………………………………………… Magarita D.
- "Russian Melody" (異なる4つの調で) ………………………… Philip S.
- "Hora" …………………………………………………………… Raymond P.

独唱
- "This Land Is Your Land" ……………………………………… Pablo R.
- "Wade in the Water" …………………………………………… Brenda N.
- "Ave Maria" ……………………………………………………… Rolanda Y.

音楽-動き
- "Haitian Song of Possession" "Mexican Dance"
  踊り手とラテンパーカッションコンボとともに
  (マラカス、クラベス、ボンゴドラム、タンバリン、コンガドラム)
  　　踊り ………… Shirley B., Robert C., Ramona D., Michael M.,
  　　　　　　　　　Harry R., Laurette S., Joyce T., Ronald Y.,
  　　コンボ ……… George B., Ellis D., Linda E., Angel N., Jimmy V.

退場の歌 ……………………………………………………………………………… 全員
- "When Everybody Goes Marching Out"
  ("When the Saints Go Marching In" の歌で)

「生かす」ため、他者と共有するため、自己価値を高めるため、自己をとりまく世界への覚識を広げるため、そして仲間やスタッフからの評価を受けるための機会が提供されるのである。さらに、イベントにおいては、両親など家族も、楽しい音楽体験を共有し、音楽療法の恩恵を目で確かめることができる。

　様式8-1と**8-2**（次頁参照）に、特別なテーマに基づいて計画されたセラピー指

様式8-2　祝祭日のために計画されたセラピー指向型音楽イベントのプログラム

お楽しみ夜会
クリスマスソングの集い

入場の歌……………………………………………………………………全員
- "When Everyone Comes Marching In"
  ("When the Saints Go Marching In" の歌で)

歌……………………………………………………………………………全員
- "Ev'rybody Loves Christmas Day" ("Ev'rybody" の歌で)
- "Silent Night"
- "Deck the Halls"
- "Rudolf, the Red Nosed Reindeer"
- "We Wish You a Merry Christmas"

リズム楽器演奏
- "Jingle Bells"
  (歌と、ハンドベル、トライアングル、スレイベルによる伴奏)
  ……………………………………Marla K., Ricky D., Pamela R.
- "Deck the Halls"（歌と6つのリゾネーターベルによる伴奏）
  ……………………Marry C., Torre R., Larry M., Kenny A., Juan D.
- "Pat-a-Pan"
  (歌と、ティンパニドラム、スタンディングシンバル、コンガドラム、
  ボンゴドラム、マラカスによる伴奏)
  ………………………Steven T., Andre C., Ronnie L., Stgella M., Elsie B.

クリスマスの夢
　"Silent Night" と "White Christmas" をもとにした
　パントマイムによる創作劇
　　　　ナレーター………………………………………………セラピスト
　　　　メアリー………………………………………………Sarah L.
　　　　雪山………………………………………Barbara J., Evelyn P.
　　　　雪たち………………………………Rita A., Florence M., Santa P.
　　　　"White Christmas" の独唱……………………………Angel G.
　　　　レコードプレーヤー技術…………………………………Gloria T.

独唱
- "Jingle Bell Rock"（コンガドラムとともに）………………Ernest K.
- "The Lord's Prayer"……………………………Laura B., Henry C.

フィナーレ……………………………………………………………………全員
- "The Little Drummer Boy"
  (歌と、ティンパニドラム、コンガドラム、
  ボンゴドラム、テンプルブロックによる伴奏)
　　　　楽器担当………………Andre B., Wilson D., Lewis N., Maria R.

退場の歌……………………………………………………………………全員
- "When Everybody Goes Marching Out"
  ("When the Saints Go Marching In" の歌で)

向型音楽イベントプログラムと、祝祭日のために計画されたプログラムを示している。

要員配置

　大規模施設では、音楽療法部門は、音楽療法ディレクターを長とする複数の音楽療法士と、複数のインターン生、それに音楽療法士を補助するよう訓練されている複数のアシスタントで構成されている。

　音楽療法プログラムのためのスタッフ層を厚くするために特別に訓練されたアシスタントたちは、定期的なグループセッションと補助的なグループセッションのいずれをも手伝うことを求められている。彼らの力は**特に**、重度の行動障害をもつ人々や重複障害の人たちとのセラピーにおいて、また大規模なセラピー指向型音楽イベントにおいて、重要である。アシスタントを希望する人は、音楽療法のプロセスやプログラムに貢献する方法をふまえた現職教育を受ける必要がある。

　次に示す項目は、音楽療法ディレクターと音楽療法士の義務、およびアシスタントを選抜する基準である。

音楽療法ディレクターの義務

- 包括的な音楽療法プログラムを計画し、実施する
- 音楽療法スタッフの雇用面接を行ない、推薦する
- 音楽療法アセスメントを実施する。他の音楽療法士によって実施されたアセスメントについては、スーパーバイズする
- 部門で対応するクライエントひとりひとりについて、治療プランを作成する
- 個人セッションおよびグループセッションを指揮する
- 施設外プログラムに参加するクライエントのための、夕方、夜間、週末の補助的な集団療法セッションを指揮する
- 拡張された音楽療法プログラムの一環として、セラピー指向型音楽イベントを指揮する
- すべての音楽療法プログラム報告と評価書類を作成する。あるいは、他の音楽療法士が作成したものをスーパーバイズする
- 音楽療法の学生やインターン生を訓練し、スーパーバイズする

- すべてのケース会議と、個別に対応しているすべてのクライエントのための学際治療チームの会議に出席する
- 専門スタッフ、準専門スタッフの現職教育を提供する
- 施設内の社会的行事においては、音楽療法を離れたスタッフの一員となる。またクライエントが参加する施設内もしくは地域での音楽プログラムの構想にあたって、その相談役となる
- 音楽療法の備品や設備を選定、整理、維持する

音楽療法士の義務

- 対応するすべてのクライエントのための音楽療法アセスメントを実施する
- 対応するすべてのクライエントのための治療プランを作成する
- 個人セッションとグループセッションのいずれをも指揮する、あるいはアシストする
- 要請に応じて、補助的集団療法セッションを指揮する、あるいはアシストする
- 要請に応じて、セラピー指向型音楽イベントに参加する
- 対応するすべてのクライエントのための進度報告書、またはその他要求される報告書を書く
- すべてのケース会議と、個別に対応しているすべてのクライエントのための学際治療チームの会議に出席する

音楽療法アシスタントの選抜基準

- 定期的な職務に就けること
- 音楽療法のプロセスを促進することに積極的にかかわる能力と意志があること
- セッションのなかで、セラピストの言語的・非言語的合図／指示に明らかに反応できること
- 歌うときの心地よい声質と、正しい音程で歌える能力を有していること

インターンシッププログラム

　大学におけるインターンシッププログラムは、多くの点で施設にとって有用である。それは、治療計画の立案に重要な貢献をし、音楽療法士になるための訓練

の場を提供しながら実質的に施設の信望を加えている。さらに、インターン生が、スーパービジョンを受けつつクライエントの治療に責任をもつ能力を向上させるにつれて、より多くのクライエントに対処できるようになる。インターン生が登録する大学のプログラムの必修事項として、インターン生は、グループセッションと個人セッションのどちらも指揮するよう訓練され、大学のアカデミックスーパーバイザーによる現場観察によって評価される。評価は、AAMTに加盟している大学の場合は、各セメスターにつき2回実施される（第1章参照）。インターン生の義務は以下の通りである。

- グループおよび個人セッションを、単独で指揮するに先立ってアシストする
- スーパービジョンで指示されたように、グループおよび個人セッションを主導する
- 要請に応じて、セラピー指向型音楽イベントに参加する
- 担当するすべてのクライエントについての音楽療法の進度報告書を書く
- 参加した個人セッションおよびグループセッションについての日誌を書くこと
- 担当するすべてのクライエントについてのケース会議に出席すること

現職教育

　管理職や他の治療分野の専門家、さらには関連する準専門家スタッフのための現職セミナーは、音楽療法についての理解と知識を深めるために必要である。音楽療法は、精神遅滞、その他の発達障害をもつ人々に対する第一義的な治療手段として使われていることや、音楽療法の理念は、学際的特徴を有していることを知ってもらうのである。このような訓練では、少なくとも、音楽療法方法論、全般的な治療目標、方策や技法についての基礎を学ぶように構成されるべきである。

設備と素材

　音楽療法士が雇用されている施設の管理者は、音楽療法の実践に不可欠な、特殊な設備と楽器を提供する必要性を理解していなければならない。ピアノ調律などを含む、備品の補充や修理、また、レコード、楽譜、音楽以外の素材などの備品を、費用勘定に組み込むことは、プログラムの計画の段階で必要である。また、

楽器は、音質についても耐久性についても、プロ仕様のものであるべきである。（多目的用に一揃えをセットされたリズム楽器は、薄っぺらで、おもちゃのようで、音楽的に満足できないものがほとんどである）。訓練されていない、あるいは知覚のない耳に対してでさえ、よい音質であれば、情緒的にも身体的にも深いインパクトを与えることができる。音の質がよければよいほど、反応や影響は大きいだろう。また、発達障害の人々に往々にして見られる破壊的行動のために、長く使えて頑丈な楽器を慎重に選択することは重要である。クライエントに、楽器に対する健全な尊敬をもってもらうこと、そして、修理や補充のための十分な予算を組むことは不可欠である。

　音楽療法士の個人的な好みはあるにせよ、音楽に関連するものもそれ以外のものも含めて、以下の設備や備品が音楽療法の実践のために必要であると考えられる。

1　ピアノ
2　ギター
3　オートハープ／ミニハープ
4　カシオトーン
5　リズム楽器（打楽器、音盤、吹奏）
　●打楽器
　　　ティンパニ
　　　ハンドドラム（タンブール、タムタム、バレル／タブ、柄付きハンドスネア）
　　　スネアドラム
　　　"トーキング"スリットドラム
　　　ラテンパーカッション（コンガドラム、ボンゴドラム、カバサ、クラベス、ビーター付きカウベル、マラカス、シェーカー、ギロ、柄付きカスタネット）
　　　シンバル（フィンガーシンバル、ハンドシンバル、スタンディングシンバル）
　　　タンバリン（木製とアルミニウム製）
　　　トライアングル
　　　テンプルブロック（スタンド付き5個セット）
　　　ベル（ハンドベル、スレイベル、リストベル、スイス風（Swiss-tuned）ベル、ジングルベル、スプレイベル）

　　　　リズムスティック
　　　　サンドブロック
　　●音盤楽器
　　　　リゾネーターベル／教育用トーンバー（全音と半音のセット）
　　　　スタンドつきトーンバー
　　　　シロフォン
　　　　メタロフォン（音盤の取りはずせるオルフ楽器）
　　●管楽器
　　　　ソングフルート／フルートフォン／リコーダ
　　　　メロディカ
　　　　汽笛ホーン
　　　　バードホイッスル
　　　　カズー
 6　多種類のマレット、ドラムスティック、ビーター
　　●木先のマレット（ウッドブロック用）
　　●ゴム先のマレット（シロフォン、メタロフォン用）
　　●柔らかいフェルトおよびラムウールのマレット（ティンパニとタムタム用）
　　●複数の先のあるマレット（2, 3, 4本の先のあるもの）、幅広で平らな柄付きで木製のもの
 7　ブラシ（スネアドラムとスタンドつきシンバル用）
 8　レコードプレーヤーとレコード
 9　カセットテープレコーダーとテープ
10　楽譜
11　マイクロフォン
12　音楽以外の素材：たとえば、フラッシュカード、絵、写真、鏡、スカーフ、薄紙（リボン用）、指人形、フープ、ボール、動物のぬいぐるみ、クレヨン、紙

注釈付き楽器リスト

　以下の楽器は、発達障害の人々に共通するところの、感覚運動、知覚－運動、行動、身体、社会、情緒に関する多くの問題にとり組むにあたって、とくに有用と考えられるものである。

1 ティンパニドラム

　ティンパニドラム（オルフ楽器による）は、直径10インチから20インチのものまであり、さらに調節可能な脚がついている。フェルト製のマレットでたたくと、共鳴的で残響のある音が出て、どのような機能レベルの人もすぐれたフィードバックが得られる。広い打面は、ドラムの周りに輪になって座っているクライエントが順番にたたいたり同時にたたいたりすることによって、グループ参加の焦点となる。たとえば、音楽への反応を通して、発達上、全員がそれぞれ異なる楽器を演奏する準備ができていないグループでは、この基本的な楽器ははじめての演奏体験として導入され、聴覚、注意行動、模倣スキル、相互作用スキルなどの向上のために用いられるだろう。セラピストとクライエントが周囲に一堂に集まるという親密な経験ができるので、このドラムは、グループの安定性と安全性を導き出すのにとくに効果的な楽器である。

2 コンガドラム

　コンガドラムは、およそ20インチの高さで、8インチの皮の打面をもち、硬質の木材またはプレキシガラス（訳注：アクリル酸樹脂）でできている。手のひら、指、あるいはさまざまな種類のフェルトマレットで演奏することができる。その大きさ、材質、音色、そしてプロ仕様の質は、機能レベルの低い成人にとって実用的であるのはもちろんのこと、機能レベルの高い成人にとくに好まれる。また、この楽器は、プロのコンボやオーケストラでも用いられるため、これを通して自己表出するクライエントにとっては、自尊感情の源になる。

3 "トーキング"スリットドラム

　古代アフリカの楽器を再現した"トーキング（話す）"スリットドラムは、さまざまな音程の歯が埋め込まれた空洞の木製共鳴箱が本体であり、ゴム先のマレットで演奏する。この柔らかな音色は鎮静効果があり、クライエントを穏やかな気分にする。音調の微妙な変化は、聴覚感覚の道を開き、また、音楽的対話やグループ参加を通して、コミュニケーションを刺激する。

4 バレル／タブドラム

　バレルドラムは、ラッカー仕上げの硬質の木材でつくられており、厚い皮の打面をもつ。フェルトマレット、手、あるいはドラムスティックで演奏する。この耐久性と適当なサイズ（これは肘の曲がりの中におさまって、体にぴったりと沿う）は、楽器全体から響き出る音によって、皮膚接触や聴覚刺激を促進し、安全

性の感覚を供給する。

5　ボンゴドラム
　ボンゴドラムは、サイズが若干異なる二つのドラムがボルトで固定されている。手を交互に使ってたたくと、自然な身体リズムである2拍子（1-2）が喚起され、協応動作や数の数え方（1と2の数の概念）に働きかけられる。

6　ハンドドラム
　ハンドドラムは、直径6インチの木製の柄付き楽器で、小さなゴムのマレット、もしくは手で奏する。あらゆる機能レベルのクライエントに役に立つが、とくに、握力の強化が必要なクライエントに有用である。

7　タンブール
　タンブールは、手でもつ薄いドラムで、直径10インチから16インチの大きさの打面が一重と二重のものがある。10インチから12インチの一重面のものが、クライエントにはとくに扱いやすい。また手軽にもち運べるため、移動能力や「音楽－動き」の活動に働きかけるのに都合がよい。

8　スチールドラム
　トリニダードトバゴに起源をもつスチールドラムは、槌打ちされて音階が出るようになっているハンドメイドの楽器であり、音楽療法で用いるのにもっともふさわしいのは、直径11.5インチ、深さ3インチの大きさである。2本のマレットと、首にかけられる吊革がついていて、楽器をつかんだり握ったりできないクライエントに対して、知覚－運動能力を高めるのにとくに有用である。その音色と音調の変化は、感覚に訴えるものがあり、クライエントに即時的な音楽的満足を供給する。

9　クラベス
　クラベスは、ラテンアメリカ音楽において、リズムを明確に刻む、一対棒の打楽器である。きめが細かく、よく乾燥させた固い木材でできており、打ち合わせると、鋭く乾いた音が響く。きわめて丈夫であるため、あらゆる年齢層と機能レベルの人々に有用である。知覚－運動や音楽の能力を磨くには、それぞれの手に、親指と4本の指にはさむように握って打ち合わせるようにする。

10　タンバリン

　タンバリンは、カチャカチャ鳴る丸い金属で縁どられた、フレーム付きのドラムで、木製とアルミニウム製のものがある。また、打面のないものもある。アルミニウムのタンバリンは、ものをつかんだり握ったりするのが困難なクライエントにとって、とりわけ有用である。

11　テンプルブロック

　中国に起源をもつテンプルブロック（木魚）は、球状、または四角い（オルフ楽器では）木製の楽器で、サイズや音の種類は多様である。この楽器は、1個を単独で使うか、もしくはスタンドに取り付けられたアルミニウムの竿に固定して、3個、4個、あるいは5個セットで使う。聴覚識別力や協応動作、数え方や数の概念に働きかけるのに有用である。

12　リズムスティック

　リズムスティックは、なめらかな、あるいは細かい溝のある、長さ12インチの一対の棒で、打ち合わせて鋭い音を出す。溝のあるスティックは、こすり合わせたりひっかき合わせたりすると、やわらかな、ひょうたんのような効果が生まれる。グループにおいて、メンバーが個々に、たとえば方向性を含む模倣的動作（上下、左右でたたくなど）をするときに有用である。また、軽く、扱いが比較的容易であるほか、通常はあざやかな色（赤または青）がついており、視覚刺激を与える。

13　カバサ

　カバサは、円筒状の木、またはひょうたんで、外側がビーズで覆われている。片方の手のひらに乗せ、もう一方の手でビーズをすべらすように動かすことによって、ジャージャーという音を出す。また、マラカスのように振っても音が出る。触覚刺激と聴覚識別力のためにきわめて有用である。

14　マラカス

　マラカスは、乾燥した種あるいは小石が中に入った、一対の空洞ひょうたん（あるいはひょうたんのような球状のもの）の楽器である。機能レベルの低いクライエントにも使いやすい。ものを握る能力を発達させる狙いから、2拍子に合わせて手を交互に振って安定したリズムビートを続ける活動まで、さまざまなレベルで活用できる。

15　ギロ

アフリカに起源をもつギロは、畝のある柄が突き出したようなかたちの、大きな中空のひょうたんである。畝の上を、木製か金属のひっかき棒でこすって音を出す。ハンドメイドのギロは、硬質の木材でできており、あざやかな色模様がついているのが一般的である。したがって、触覚や視覚に対してきわめて刺激的である。

16　カリンバ／サンサ／親指ピアノ

アフリカに起源をもつカリンバは、木板あるいは共鳴箱の表面に渡した橋に取り付けられた何本もの金属の細い片／歯をはじいて音を出す楽器である。両手で挟むようにもち、両手の親指ではじくことで音を出す。デリケートで穏やかな音色をもつ。とくに微細運動スキルに働きかけるにおいて有用である。

17　ハンドルカスタネット／クラッパー（舌鳴子）

ハンドルカスタネットは、平たい中心板に取り付けられた、一対の固い木の鳴子である。柄を小さく揺することによって「ロール（訳注：震えるような連打）」ができる。また、片方の手でもち、もう片方の手のひらでたたいて音を出すこともできる。最重度精神遅滞の人や重複障害の人も、介助なしに操作できるので、積極的に活動に参加するきっかけとなる基本の楽器である。

18　ハンドベル

ハンドベルは、多くのサイズと種類がある。たとえば房のようなスレイベル、小枝にくっついたようなジングルベル、柄のないスイス風ベルなどである。機能レベルの低いグループにおいても、セラピストが構造的な音楽刺激で支えると、メンバーたちは、これらの楽器でさまざまな音や効果を生み出し、参加することができる。機能レベルの高いグループでは、あらゆる種類のベルを使って、特殊な音楽効果をつくり出すことができ、スイス風ベルを使えばメロディをつくることもできる。ベルを振るという行為そのものが、情緒面で健全な影響をおよぼす。同様に、音色についても生理的、情緒的な効果が考えられる。

19　リゾネーターベル

リゾネーターベルは、教育用トーンバーとも呼ばれる旋律打楽器の一種である。アルミニウムの音盤が、木製またはプラスチックの共鳴箱の上に取り付けられて

いる。明瞭な音程をもち、中央ドから始まる全音階、および半音階のセットがあり、音数は、8音、20音、25音である。音をひとつずつ鳴らすときは、硬質のゴムあるいはネオプロン製のマレットを用いる。また、いくつかのベルを一度にならすときには、先が複数個ついたマレットを用いる（和音をつくる）。柔らかで響きわたる優美な音色は、非常に心地よく、気持ちを落ち着かせ、前項の楽器と同様の効果をもつ。また、全音階あるいは半音階の完成されたセットとして、シロフォンのように演奏したり、あるいは各人がひとつずつ持って、単独で、あるいは何人かで一緒に演奏したりすることもできる。さらに、セットの中から音の数を適当に選び、聞こえてくる音楽とうまく溶け合うよう、調性関係を工夫することができる。このようにして、音楽経験の成功が保証される。楽器は、セラピーの場面で幅広く活用される。たとえば、美的経験から引き出される情緒的満足、という基本的なことから、片方の手でベルを持ち、もう片方の手でマレットを持ってたたく（あるいはテーブルの上にベルを置いて）ことによって、目と手の協応動作など特定の技能を発達させる、あるいは、高度な音楽表現（メロディ、メロディのもつリズムパターン、音程などを奏すること）を発達させることまで、さまざまな目的で用いられる。他の音盤楽器や鍵盤楽器と同様に、リゾネーターベルのセットは、数の概念、聴覚識別力、方向性理解のために使うことができる。あらゆる年齢層と機能レベルの人々に対してきわめて用途が広いので、音楽療法プログラム**必須**の楽器のひとつである。

20　カウベル

　カウベルは、ラッカー仕上げの銅でできており、幅広い柄がついている。硬質のゴム製のマレットでたたくと、鈍い金属音が出る。その大きさと材質は、目と手の協応動作を発達させるのにすぐれている。

21　フィンガーシンバル

　フィンガーシンバルは、ゴムひものついた二対のシンバルで、親指と人差し指に、向かい合わせになるようにはめる。（セラピストとクライエントがそれぞれ一対ずつをはめて）お互いに打ち合わせることにより、クライエントとの穏やかな接触をすることや、微細運動の協応動作の向上のために有用である。

22　ハンドシンバル

　ハンドシンバルは、直径が5インチから8インチで、革またはプラスチック製のひも、または木製の取っ手がついている。中心をややずらして打ち合わせると、

クラッシュ音効果が得られる。また、フェルト製マレットでたたくと、ゴングのような響きがする。覚醒的な効果があるのに加え、二人で片方ずつ同時に使うと、相互作用が促進される。

23　スタンディングシンバル

スタンディングシンバルは、スタンドに取り付けられた、直径8インチから22インチのシンバルである。ブラシで、あるいは羊皮またはフェルト製のマレットで演奏される。さまざまなレベルの聴覚および視覚能力をもつクライエントに有用である。この特徴的な音色は、覚醒、目と手の協応動作、自尊感情（オーケストラ／プロフェッショナルの楽器としてなじみがあるため）といったセラピー上の目的だけでなく、純粋な音楽表現を追求する目的のためにも用いられる。

24　スタンディングトーンバー

スタンディングトーンバーは、高さ約15インチのスタンドに取り付けた木箱（共鳴箱）に、金属または木の音盤が並んだ楽器である。C、F、G音の組み合わせがよく選ばれる。豊かな振動や共鳴は、聴覚障害の人にとっての有効な感覚刺激の源になり、その大きなサイズと打面は、重複障害や視覚障害の人や、目と手の協応動作に障害のある人が使うのに適している。

25　シロフォン

シロフォンは、丈夫な一体型フレームをもつ旋律打楽器で、二つの種類がある。（a）全音階一列型で、通常8から12個の音盤のあるモデル、（b）半音階二列型で、20から25個の音盤がピアノの鍵盤と同じ配列で並ぶモデル。シロフォンは、どのようなクライエントにも扱いやすく、気のおもむくまま自由に音を出すことも、高度に構造的なメロディを演奏することもできる。

26　オルフシロフォン

オルフシロフォンは、取り外し可能な木製の音盤が、一つの共鳴箱に据えられている旋律打楽器である。音域の違いにより、三種類に分けられ（ソプラノ、アルト、バス）、それぞれに全音階（16音）と半音階（22音）のモデルがある。主な特徴は、セラピストの演奏する音楽の調性に溶け込めるように、使う音盤の数を任意に選べることであり、それよって、クライエントの成功的な音楽活動が保証される。

27 オルフメタロフォン

オルフメタロフォンは、取り外し可能な密度の高いアルミニウム製の音盤が、ひとつの共鳴箱の上に据えられている旋律打楽器である。前項のシロフォンと同様に、音域の異なる三種類があり、セラピストの音楽の調性に溶け込むように音盤の数を選択でき、それによってクライエントの成功的な音楽活動が保証される。加えて、オルフシロフォンとオルフメタロフォンは、使用する音盤の数を変えることによって、算数の世界に働きかけることができる。（先が複数あるマレットを使うと、リゾネーターベルやシロフォン／メタロフォンの音盤を2個、3個、4個同時にたたいて和音や音程をつくることができる。このマレットは、単一先のマレットよりも握りやすいので、重複障害の人や、握る機能に障害をもつ人に適している。）

28 ソプラノメロディカ

メロディカは、ピアノの鍵盤をまねた管楽器で、半音階25音（一点ハから三点ハまで）、または半音階20音（一点ハから二点トまで）のいずれかの音列をもつ。微細運動スキルや呼吸のコントロールの向上、口部筋系や発音の発達のために有用である。

29 ソングフルート／フルートフォン／リコーダ

ソングフルート、フルートフォン、リコーダは、円筒形であること、口で吹くこと、8個の指穴のあることが共通した特徴の管楽器であり、縦向きにもって奏する。ソングフルートとフルートフォンは、プラスチック製で、盛り上がってついている指穴板が触覚を刺激する。リコーダは、プラスチック、または西洋ナシの木でできており、穴をふさいで音をつくる。これらの楽器は、もっとも基本的なレベルにおいては、発音、口部筋系、呼吸コントロールの発達のために用いられる。機能レベルの高いクライエントは、簡単なメロディを吹くことや、即興演奏として自由に吹くこともできる。

30 オートハープ

オートハープは、ボタンを押さえて和音を選択し、弦を掻き鳴らして音を響かせる楽器であり、音楽療法にとって活用価値が高い。さまざまな使い方ができる。まず、セラピストが単独で（歌唱やリズム楽器演奏、そして「音楽－動き」の伴奏楽器として、基本的で、かつ用途の広い楽器として）、また、セラピストとクライエントが一緒に、さらにはクライエントが単独で使うことができる。もっと

もよく使われる種類は、15個のコードバー（E♭、D、F7、G-min、B♭、A7、C7、D-min、F、E7、A-min、C、D7、G）をもつモデルである。ボタンのついたコードバーを下に押し、指またはピック（プラスチックまたはフェルト製）で弦を掻き鳴らすことによって音を出す。オートハープは、音楽的に満足が得られる音を生むと同時に、触覚を刺激する。聴覚障害や聾の人のための感覚刺激としてとくに有用であり、耳のそばや、体のいろいろな場所に近づけて、弦の振動を感じることができる。

31　ミニハープ

ミニハープは、5つのコード（C、F、B♭、G7、C7）のみをもつオートハープである。限られた数のコードバーのみを操作すればよいため、さまざまなクライエントに有効である。サイズが小さいので、とくに小児のクライエントにふさわしい。また、ストラップがついていて、フルサイズのオートハープよりも簡単に扱える。前項のオートハープと同様の目的を満たす。

32　カシオトーン

カシオトーン電子キーボードは、ポータブルの鍵盤楽器であり、多彩な音響効果や音色をもつだけでなく、各種ボタンを操作することで、自動リズム伴奏ができる。サイズも多様であり、セラピストもクライエントも使うことができる。さらなる利点は、電池で機能するので携帯に便利であり、いろいろな状況下で使用できる。

33　オムニコード

オムニコードは、小さく軽量で、ギターの形をした電子楽器であり、その大きさにもかかわらず多くの特徴がある。指先を滑らすだけで、あるいは軽くタッチプレート（音を発する弦）をさわるだけで、ハープのような効果が即時に得られる。特記すべき特徴は、高度な電子回路機能と、合計27個ものメジャーコード、マイナーコード、セブンスコードからなる和音機能である（いずれの機能もボタンを押して操作する）。オムニコードは、セラピストにも、重複障害を含むあらゆる機能レベルのクライエントにもきわめて有用である。なぜならこれは、感覚刺激の豊かな原動力となり、協応動作のスキルを高める手段となり、創造性豊かな音楽的探索や音楽的発見へと導くからである。機能レベルの高いクライエントにとっては、伴奏楽器としても使いやすい。

治療のためのトランスディシプリナリーアプローチ

　近年、学際的処遇における新しい概念が導入されている。この新しい概念をもっともよく言いあらわしている言葉は、トランスディシプリナリー（transdisciplinary）*1 である。これは、各分野がそれぞれの展望において広い度量をもち、個々人の問題への対処に協力的な努力をもって協同しなければならないという、情緒的な合意だけでなく知的な合意をも要求されるアプローチである（Haynes, Patterson, D'Wolf, Hutchison, Lowry, Schilling, & Siepp, 1976）。トランスディシプリナリーアプローチは、とくに重度および最重度の障害、重複障害をもつ人々に対する効果的な対応の必要性から生まれたものである。さまざまなモデルが模索されており、そのいくつかは文献で紹介されている。*2

　このアプローチの要件は、各分野の準備と能力、そして、他のサービス提供者とともに作業をする協力体制である。協力体制は、他の分野について学ぼうとする意志や、これまでの問題を新鮮な視野でとらえ直し、新しいアイディアをさまざまなかたちで採用しようとする意志になってあらわれる。専門家たちは、個人やグループのために協同で計画したプログラムを発展させるために、機能を共有化して働きかけたり、伝統的な分野の枠を超えて情報や技術を蓄積したり交換することによって、互いに他の分野についての知識や理解を獲得し、知識や能力の共通の核を広げる。McComick と Goldman（1979）は、次のように述べている。「トランスディシプリナリーアプローチにおいてはそれぞれの分野が……それぞれの分野において、最初のアセスメントの責任をとる。加えて、各分野は、包括

---

*1　元来、この概念をあらわすのにクロスモダリティ（cross modality：交差様式）という言葉が使われていた。その後、この方法による作業や目的の特徴をより的確に表す語として、トランスディシプリナリーの用語が出現した。トランスディシプリナリーアプローチに関連する語には、ほかに、シンセサイザー synthesizer（統合する人）というのがある。この用語は、さまざまな分野の専門家からふさわしい情報や技法を求め、効果的な介入方策や技法を発展させるためにそうした情報を適用し、さらに、問題に対処し、新しいスキルの獲得を促進するためにそのような方策を実行する人をあらわしている。

*2　Hart, 1977; Haynes et al., 1976; Hutchison, 1974; Hutchison & Haynes, inpress; Lyon & Lyon, 1980; McComick & Goldman, 1979; Miller, 1980; Sirvis, 1978. 参照

的な個別治療プログラムの発展に寄与するよう期待されている。」(p.154)。強調すべきことは、トランスディシプリナリーアプローチを採用するにあたって、セラピストとクライエントの関係が犠牲にされる必要は全くないということである。

　第2章で、発達障害の人々を対象とする音楽療法に用いる音楽の特質は学際的であることを述べた。したがって、音楽療法は、理想としては選択的にトランスディシプリナリーアプローチを適用することがふさわしい。それは、音楽療法士と、学際治療チームが決定した目標に沿って個人やグループとかかわる複数のチームメンバーが、協同して実施する、コ・セラピー（cotherapy）またはハンズオン・セラピー（hands-on therapy）の形態となる（Boxill, 1982）。この種の協同セラピーは、あらゆる機能レベルの発達障害の人々に対する治療において、明らかに価値がある。なぜなら、機能的音楽が治療プロセスのなかでエネルギーの源になるとき、理学療法や作業療法や言語療法がクライエントに受け入れられやすくなるということがわかっているからである。実際、音楽が活動や学習を刺激したり動機づけたりするために用いられると、「退屈な仕事」に要するスタミナや努力が、しばしば快い経験に変わるのである。さらなる価値は、各分野のセラピストが、議論や発表を通じて、それぞれの分野独自の方策や技術を提供することである。こうした交叉－様式的な相互作用は、啓発的で有益な洞察に寄与し、精神生物的な問題に働きかける道筋となる。（第6章のプロセス指向型の治療についての記述のいくつかは、他の分野との協同作業あるいは協同セラピーの有効性を示している。）

　トランスディシプリナリーアプローチが施設内で行なわれていない場合でも、創意工夫に富んだ音楽療法士なら、セラピー効果を高めると判断した場合には、かならずこのアプローチに行き着くだろう。たとえば、言語療法士あるいは心理専門家との、ハンズオン協同セラピー（hands-on cojoint therapy）は、打ち合わせや議論などの負担を増やすことなく、セラピープロセスに新たな次元や利益を付与することができる。

　以下の記述は、関連分野のいくつかと連携することによって、音楽療法が、このアプローチの共同作用的効果を生み出す理由について論じている。

言語療法

　言語と音楽には、言語療法と音楽療法による学際的アプローチとトランスディシプリナリーアプローチをとくに効果的にする自然な同盟がある。言語に関連する音楽的要素、すなわちメロディ、リズム、テンポ、ダイナミクス、ピッチ、歌詞は、気のおもむくままの発声や、前言語活動や発話を直接刺激するために使わ

れる。聴覚能力、発音、発声、声質は、歌うこと／チャントすること、簡単な管楽器を奏すること（呼吸や発音）、身体を動かすことなどの療法的音楽活動を通して向上する。発達障害をもつ人の言語の障害は、多種多様である。構音障害、失語症、発音障害、省略などがほんの一例である。言語障害の多くは、伝統的な言語療法（聴覚言語の病理学者が述べるような）よりも、音楽療法の中で扱われるのがよい。なぜなら、音楽は、発話のきっかけとなる言葉や音声を引き出しやすいからである。トランスディシプリナリーアプローチを基盤として協同的に働きかけることは、言語の領域にとってきわめて価値の高い貢献である。

特殊教育

特殊教育におけるトランスディシプリナリーアプローチは、事実上無限の広がりをもつ。音楽を使うことによって強化され刺激される学習能力や認知能力には、たとえば次のようなものがある。

(a) 楽器の多様な使い方を通して、あらゆる学習領域を向上させる、聴覚能力と聴覚識別力
(b) 歌詞の反復や音楽の構造を通じての、記憶／想起／保持
(c) 歌詞の内容やリズムをつけたチャントを利用した音楽療法活動による、色や事物に対する認識
(d) 音楽療法活動のあらゆる形態、すなわち、歌うこと／チャントすること、楽器演奏、「音楽－動き」、に含まれる知的プロセスの刺激を通しての理解力

理学療法

音楽は、リズムやハーモニーのある運動機能を発達させる助けとなる。音楽を機能的に活用することにより、次のような理学療法領域における向上が期待できる。粗大運動スキル、目と手の協応動作、感覚－運動能力、運動性、敏捷性、平衡感覚（動的および静的）、姿勢、歩行、身体調整。また、アクションソングや動作をあらわす言葉は、身体統制力の増大や、移動動作と非移動動作への動機づけに対して、きわめて有用である。

作業療法

作業療法士と連携することによって、創意に富む音楽療法士は、楽器の使用や「音楽－動き」の活動を通して、微細運動スキルを発達させるアイディアを試み

たり、その糸口を見つけたりする。精神遅滞の人々の多くは、握ったり指を使ったりして小さなものを扱うことが困難である。マレット、リズムスティック、フルートフォンを導入すると、彼らはしばしば聞こえてくる音楽刺激に反応して、こうした楽器を使うことを動機づけられる。微細運動活動を指示する歌を歌うことも非常に有益である。

心理学

クライエントの情緒的生活は、音楽療法の中でそのときどきに対処される。音楽には、非言語的、非脅威的な様式特性がある。したがって、さまざまな感情は、ある特質をもつ歌を歌うことを通して、また多彩な方法でドラムをたたいたり、音楽に合わせた動きをしたりすることを通して、安全な環境の中で表現される。音楽療法士は心理専門家と連携して、あるいは協議しながら、音楽療法の技法を用い、楽器を選択し、療法的音楽活動のあらゆる形態を活用する。そして、衝動行動の抑制、注意持続力、情緒の解放などに働きかけていく。

創造的芸術療法

創造的芸術療法士（音楽、ダンス、絵画、演劇）について、はじめの三者、すなわち音楽療法士、ダンスセラピスト、絵画療法士、の接点は、その非言語的特性である。これらの非言語的芸術は、言語による意思伝達に大きな障害をもつ人々の発達やリハビリテーションのための、きわめて重要な手段になる。療法目的のために、さまざまな媒体が音楽と組み合わせて使われると、多彩な行動／表現の機会となる。それはたとえば、勇壮なマーチのテンポに合わせてスクリブルする（訳注：線画を描く）ことから、スペイン舞踊の様式で創造的に踊ることや、歌詞から抱くイメージを演技することまで考えられる。セラピストから発した音楽に応答することは、自発的な行動や学習につながる。すなわち、ひとつの表現形態が、別の表現形態を高める。音楽療法がダンスセラピーと連携すると、音楽行動と身体表現の融和によって、心身の統合が起こり、またグループが活気づくきっかけともなる。絵画療法と連携すると、音楽刺激によって喚起された色や形の活用が、学習にさらなる次元や意味を加え、運動システムと認知システムの新たな連関の触媒となる。ドラマセラピーとの連携では、対象となる人々の機能レベルによるが、音楽は、ごっこ遊びからパントマイムや心理劇に至るまで、さまざまな活動を刺激し補足する。

結論

　音楽療法プログラムを計画するにあたっては、セラピストは、状況が求めていることやクライエントが要求していることに、いつでも応えられなければならない。管理者の理解、責任、協力は不可欠であるが、音楽療法士は、彼らと密接にかかわっていくにあたって、音楽療法プログラムがトータルな治療プランにとって欠くべからざる要素であることを彼らに確信させるだけでなく、彼らに革新的なアイディアやアプローチを提供することができる。管理者と音楽療法士によってなされる、このような相互努力と慎重な計画立案は、音楽療法が第一義的な治療形態として成功することを促進する。

エピローグとむすびの言葉

　音楽療法を通して発達障害の人々ひとりひとりの生活を個別的なものにすることは、深く感動的であるとともに挑戦的でもある。私は、私の多くのクライエントとかかわることを通して、個人あるいは集団としての彼らについて、また、私自身について、たえず啓示を受けている。ほんの小さな達成でも、それを目撃することは、ひとつの至高体験である。飛躍のための闘いの時間を共有するのは、ひとつのスリルである。人が前進するための鍵を探すのは、ひとつの苦行である。

　「覚識の連続体」という文脈のなかで、私は音楽療法の実践において、発達障害のある人々が自己実現を獲得することを援助をするアプローチを提供する。
　彼らの生活の原動力となり、治療に通じるこのアプローチを通して、可能性は現実化する。創造的な人間学的プロセスにおいては、先入観や早まった判断の余地、つまり、何かを当然であると考える余地はない。なぜなら、我々の探索には終わりがなく、追求には限界がなく、とるべき新たな道があるという確信はつねに塗り替えられるからである。
　あなたのこころとたましいが解放されていれば、あなたの視界や展望が広がっていれば、そして、あなたの探索や追求が音楽療法を通して発達障害の人々の生活を個別的なものにするならば、本書はその目的を満たすであろう。

覚識の連続体

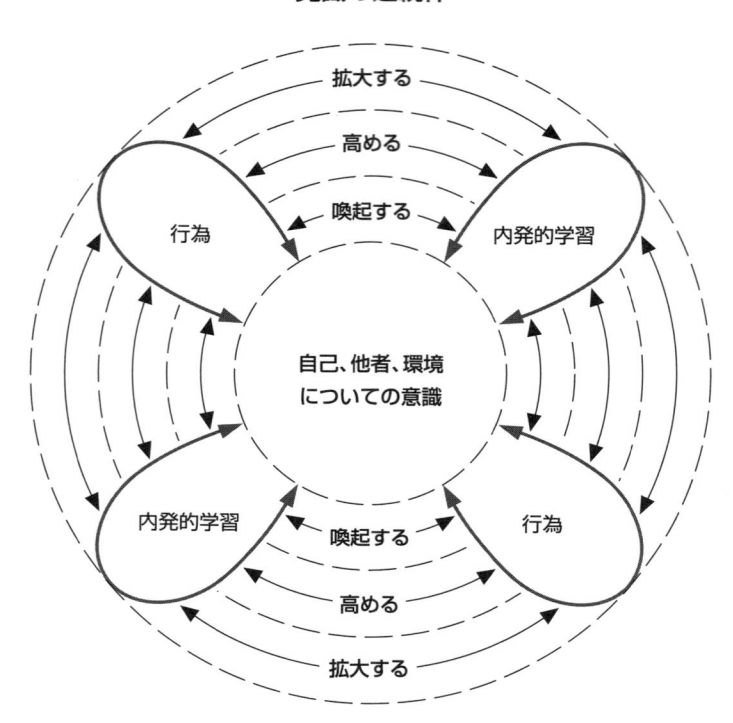

- 拡大する
- 高める
- 喚起する
- 行為
- 内発的学習
- 自己、他者、環境についての意識
- 内発的学習
- 喚起する
- 行為
- 高める
- 拡大する

参考文献

第1章

Alvin, J. *Music Therapy*. London: John Baker Publishers, 1966.

American Association for Music Therapy, Inc. *Brochure*. New York: Author, 1982.

Anderson, W. Introduction. In W. Anderson (Ed.), *Therapy and the arts: Tools of consciousness*. New York: Harper Colophon Books, 1977.

Binder, V., Binder, A., & Rimland, B. (Eds.). *Modern therapies*. Englewood Cliffs, N.J.: Prentice-Hall, 1976.

Boxill, E.H. A continuum of awareness: Music therapy with the developmentally handicapped. *Music Therapy*, 1981, *1*(1), 17-23.

Bruscia, K., Hesser, B., & Boxill, E.H. Essential competencies for the practice of music therapy. *Music Therapy*, 1981, *1*(1), 43-49.

Clendenin, W.R. *Music: History and theory*. Garden City, N.Y.: Doubleday & Company, 1965.

Disereus, C.M. *A psychology of music: The influence of music on behavior*. Princeton, N.J.: Princeton University Press, 1926.

Gaston, E.T. (Ed.). *Music in therapy*. New York: Macmillan, 1968.

Gerard, R.W. Education and the imagination. In I. Kaufman (Ed.), *Education and the imagination in science and art*. Ann Arbor, Mich.: University of Michigan, 1958.

Jones, M. *The therapeutic community*. New York: Basic Books, 1953.

Ludwig, A.J. Music therapy. In P.J. Valletutti & F. Christoplos (Eds.), *Interdisciplinary approaches to human services*. Baltimore: University Park Press, 1977.

Meinecke, B. Music and medicine. In D. Schullian & M. Schoen (Eds.), *Music and medicine*. New York: Henry Schuman, 1948.

National Association for Music Therapy, Inc. *A career in music therapy*. Lawrence, Kans.: Author, 1975. (Brochure)

Nordoff, P., & Robbins, C. *Music therapy in special education*. New York: John Day, 1971.

Nordoff, P., & Robbins, C. *Creative music therapy* (audiocassette included). New York: John Day, 1977.

Raposo, J. Sing. In J. Raposo and J. Moss, *The sesame street song book*. New York: Simon & Schuster, 1971.

Rowley, G. (Ed.). *The book of music.* Englewood Cliffs, N.J.: Prentice-Hall, 1978.

Wolberg, L.R. *The technique of psychotherapy.* New York: Grune & Stratton. 1954.

第2章

Alvin, J. *Music therapy.* New York: Humanities Press, 1966.

Boxill, E.H. *Music therapy as a primary treatment modality for the developmentally disabled.* Paper presented at the 105th annual meeting of the American Association on Mental Deficiency, Detroit, Michigan, May 1981.

Boxill, E.H. Music therapy: A primary treatment modality for the developmentally disabled. In J.M. Levy, P.H. Levy, N. Liebman, T.A. Dern, R. Rae, & T.-R. Ames (Eds.), *From the 60s into the 80s: An international assessment of attitudes and services for the developmentally disabled- papers from a conference organized by the Young Adult Institute & Workshop, Inc. in support of the International Year of Disabled Persons, April 6-10, 1981.* New York: Young Adult Institute & Workshop, Inc., 1982.

Brown, A.L. The development of memory: Knowing, knowing about knowing, and knowing how to know. In H.W. Reese (Ed.), *Advances in child development and behavior* (Vol. 10). New York: Academic Press, 1975.

Calder, N. *The mind of man.* New York: Viking Press, 1970.

Hudson, W.C. Music: A physiological language. *Journal of Music Therapy*, 1978, *10*, 137-140.

Langer, S.K. *Philosophy in a new key.* New York: Mentor Books, 1942.

Lundin, R.W. *An objective psychology of music* (2nd ed.). New York: Ronald Press, 1967.

Menolascino, F.J. Emotional disturbance and mental retardation. *American Journal of Mental Deficiency*, 1965, *70*, 248-256.

Menolascino, F.J. Emotional disturbances in mentally retarded children. *American Journal of Psychiatry*, 1969, *126*, 168-176.

Menuhin, Y. *Theme and variations.* New York: Stein and Day, 1972.

Nordoff, P. , and Robbins, C. *Therapy in music for handicapped children.* New York: St Martin's Press, 1971.

Rose, S. *The conscious brain.* New York: Alfred A. Knopf, 1973.

Sperry, R. The great cerebral commissure. In N.R. Chalmers, R. Crawley, & S.P.R. Rose (Eds.), *The biological bases of behavior.* London: Harper and Row Ltd. , 1971.

Weigl, V. Functional music. A therapeutic tool in working with the mentally retarded. *American Journal of Mental Deficiency*, 1959, *63*, 672-678.

第3章

Barsch, R. *Achieving perceptual-motor effciency*. Seattle: Special Child Publications, 1967.

Bentley, A. *Musical ability in children and its measurement*. London: Harrap, 1975.

Bitcon, C.H. *Alike and different: The clinical and educational use of Orff-Schulwerk*. Santa Ana, Calif.: Rosha Press, 1976.

Boxill, E.H. *Music therapy assessment form*. New York: Author, 1983.

Bruscia, K.E. The musical characteristics of mildly and moderately retarded children. In L.H. Kearns., M.T. Ditson, & B.G. Roehner (Eds.), *Readings: Developing arts programs for handicapped students*. Harrisburg, Pa. : Arts in Special Education Project of Pennsylvania, 1981.

Bruscia, K.E., Hesser, B., & Boxill, E.H. Essential competencies for the practice of music therapy. *Music Therapy*, 1981, *1*(1), 43-49.

Cohen, G. , Averbach, J., & Katz, E. Music therapy assessment of the developmentally disabled. *Journal of Music Therapy*, 1978, *15*, 88-99.

Cohen, G. , & Gericke, O.L. Music therapy assessment: Prime requisite for determining patient objectives. *Journal of Music Therapy*, 1972, *9*, 161-189.

Cratty, B.J. , & Martin, Sister M. *Perceptual-motor efficiency in children*. Philadelphia: Lea & Febiger, 1969.

Doll, E.A. *Social maturity scale*. Circle Pines, Minn.: American Guidance Service, 1965.

Erikson, E.J. *Childhood and society*. New York: W.W. Norton, 1963.

Flavell, J.H. *The developmental psychology of Jean Piaget*. New York: Van Nostrand Reinhold, 1963.

Fristoe, M., & Lloyd, L.L. Nonspeech communication. In N.R. Ellis (Ed.), *Handbook of mental deficiency: Psychological theory and research* (2nd ed.). Hillsdale, N.J.: Lawrence Erlbaum Associates, 1979.

Garrard, S.D. , & Richmond, J.B. Diagnosis in mental retardation and mental retardation without biological manifestations. In C.H. Carter (Ed.) , *Medical aspeas of mental retardation*. Springfield, Ill.: Charles C Thomas, 1965.

Gesell, A., & Ilg, F.L. *The child from five to ten*. New York: Harper Brothers, 1946.

Grossman, H.J. (Ed.). *Manual on terminology and classification in mental retardation*. Washington, D.C.: American Association on Mental Deficiency, 1977.

Hedrick, D.L. , Prather, E.M., & Tobin, A.R. *Sequenced inventory of communication development*. Seattle: University of Washington Press, 1975.

Hilgard, E.R. *Theories of learning*. New YorF: Appleton-Century-Crofts, 1948.

Inhelder, B. *The diagnosis of reasoning in the mentally retarded*. New York: John Day, 1968.

Johnston, R.B. Motor function: Normal development and cerebral palsy. In R.B. Johnston & P.R. Magrab (Eds.) , *Developmental disorders : Assessment, treatment, education*. Baltimore: University Park Press, 1976.

Kahn, J.V. Applications of Piagetian literature to severely and profoundly mentally retarded persons. *Mental Retardation*, 1979, *17*(6), 273-280.

McCandless , B.R. *Children and adolescents: Behavior and development*. New York: Holt, Rinehart & Winston, 1961.

Mussen, P.H. *The psychological development of the child*. Englewood Cliffs, N.J. : Prentice-Hall, 1965.

Nihira, K. , Foster, R. , Shellhaas, M. , & Leland, H. *AAMD Adaptive Behavior Scale*. Washington, D.C.: American Association on Mental Deficiency, 1974.

Nordoff, P. , & Robbins, C. *Therapy in music for handicapped children*. New York: St Martin's Press, 1971.

Nordoff, P., & Robbins, C. *Creative music therapy*. New York: John Day, 1977.

Petzold, R.G. Auditory perception of music sounds by children in the first six grades. *Journal of Research in Music Education*, 1963, *11*, 21-54.

Piaget, J. *The origins of intelligence in children*. New York: International Universities Press, 1952.

Reid, A.H. Psychoses in adult mental defectives: Manic depressive psychosis. *British Journal of Psychiatry*, 1972, *120*, 205-212.

Révész, G. *Introduction to the psychology of music*. Norman, Okla. : University of Oklahoma Press, 1954.

Richmond, P.G. *An introduction to Piaget*. New York: Basic Books, 1970.

Rider, M.S. The assessment of cognitive functioning level through musical perception. *Journal of Music Therapy*, 1981, *18*(3), 110-119.

Rivinus, T.M. Psychopharmacology and the mentally retarded patient. In L.S. Szymanski & P.E. Tanguay (Eds.) , *Emotional disorders of mentally retarded persons: Assessment, treatment, and consultation*. Baltimore: University Park Press, 1980.

Stone, L.J. , & Church, J. *Childhood and adolescence* (2nd ed.). New York: Random House, 1957.

Szymanski, L.S. Psychiatric diagnosis of retarded persons. In L.S. Szymanski & P.E. Tanguay (Eds.), *Emotional disorders of mentally retarded persons: Assessment, treatment, and consultation*. Baltimore: University Park Press, 1980.

Tanguay, P.E. Cognitive development: Neuropsychological basis and clinical assessment. In L. S. Szymanski & P.E. Tanguay (Eds.) , *Emotional disorders of mentally* retarded persons: Assessment, treatment, and consultation. Baltimore: University Park Press, 1980.

Waite, K.B. *The trainable mentally retarded child.* Springfield, Ill.: Charles C Thomas, 1972.

Wasserman, N., Plutchil, R., Deutsch, R., & Taketomo, Y. A music therapy evaluation scale and its clinical application to mentally retarded adult patients. *Music Therapy Journal,* 1973, *10*, 64-77.

Woodward, W.M. Piaget's theory and study of mental retardation. In N.R. Ellis (Ed.), *Handbook of mental deficiency: Psychological theory and research.* Hillsdale, N.J.: Lawrence Erlbaum Associates, 1979.

Zimmerman, M. *Musical characteristics of children.* Washington, D.C.: Music Educators National Conference, 1971.

第4章

Allport, G.W. *Becoming: Basic considerations for a psychology of personality.* New Haven: Yale University Press, 1955.

Ashton-Warner, S. *Teacher.* New York: Bantam Books, 1964.

Bandura, A. *Principles of behavior modification.* New York: Holt, Rinehart & Winston, 1969.

Boxill, E. H. *Developing communication with the autistic child through music therapy.* Paper presented at the meeting of the American Association for Music Therapy, New York, November 1974. (ERIC Document Reproduction Service Nos. ED 149 534 and EC 103 762)

Boxill, E.H. "Margarita" *Music adapted, composed, and improvised for music therapy with the developmentally handicapped* (side 2, band 6). New York: Folkways Records, 1976. (Record FX 6180, booklet included)

Boxill, E.H. A continuum of awareness: Music therapy with the developmentally handicapped. *Music Therapy,* 1981, *1*(1), 17-23.

Ellis, A. *Humanistic psychotherapy: The rational-emotive approach.* New York: Julian Press and McGraw-Hill Paperbacks, 1974.

Erikson, E.H. *Childhood and society* (2nd ed.). New York: Norton, 1963.

James, W. *Principles of psychology* (3 vols.). (F.H. Burkhardt, Ed.). Cambridge, Mass.: Harvard University Press, 1981.

Köhler, W. *Gestalt psychology.* New York: Liveright, 1929.

Landeck, B. (Compiler). *Songs to grow on.* New York: Edward B. Marks Music Corporation, 1950.

Maslow, A.H. *Motivation and personality.* New York: Harper & Brothers, 1954.

Maslow, A.H. Lessons from the peak-experiences. *Journal of Humanistic Psychology,* 1962, *2,* 9-18.

Maslow, A.H. Neurosis as a failure of personal growth. In W.S. Sahakian (Ed.), *Psychopathology today: Experimentation, theory and research.* Itasca, Ill. : Peacock, 1972.

Maslow, A.H. *The farther reaches of human nature.* New York: Penguin Books, 1976.

Maslow, A.H. *The creative attitude.* In W. Anderson (Ed.), *Therapy and the arts.* New York: Harper Colophon Books, 1977.

Moustakas, C.E. *The self: Explorations in personal growth.* New York: Harper Colophon Books, 1974.

Perls, F.S. Gestalt therapy and human potentialities. In H.A. Otto (Ed.), *Explorations in human potentialities.* Springfield, Ill.: Charles C Thomas, 1966.

Perls, F.S. *Gestalt therapy verbatim.* New York: Bantam Books, 1974.

Perls, F.S. Group vs. individual therapy. In J.O. Stevens (Ed.), *Gestalt is.* New York: Bantam Books, 1977.(a)

Perls, F.S. Theory and technique of personality integration. In J.O. Stevens (Ed.), *Gestalt is.* New York: Bantam Books, 1977 (b).

Perls, F.S. *The gestalt approach & eyewitness to therapy.* New York: Bantam Books, 1978.

Rogers, C.R. *Client-centered therapy: Its current practice and theory.* Boston: Houghton Mifflin, 1951.

Rogers, C.R. A theory of therapy, personality, and interpersonal relationships as developed in the client-centered framework. In S. Koch (Ed.), *Psychology: A study of a science* (Vol. 3). New York: McGraw-Hill, 1959.

Rogers, C.R. *On becoming a person.* Boston: Houghton Mifflin, 1961.

Rogers, C.R. Toward a science of the person. In T.W. Wann (Ed.), *Behaviorism and phenomenology: Contrasting bases for modern psychology.* Chicago: University of Chicago Press, 1964.

Rogers, C.R. *Client-centered therapy.* Boston: Houghton Mifflin, 1965.

Ruesch, J. D*isturbed communication: The clinical assessment of normal and pathological communicative behavior.* New York: Norton, 1972.

Ruesch, J., & Bateson, G. *Communication: The social matrix of psychiatry.* New York: Norton, 1951.

Severin, F.T. (Ed.). *Humanistic viewpoints in psychology.* New York: McGraw-Hill, 1965.

Stevens, J.O. *Awareness: Exploring, experimenting, experiencing.* New York: Bantam Books, 1980.

Sullivan, H.S. *The interpersonal theory of psychiatry* (H.S. Perry & M.L. Gawel, Eds.). New York: Norton, 1953.

Watson, J.B. *Behaviorism*. Chicago: University of Chicago Press, 1930.

Zinker, J. *Creative process in gestalt therapy*. New York: Vintage Books, 1978.

第5章

Ashton-Warner, S. *Teacher*. New York: Bantam Books, 1964.

Boxill, E.H. " The people in the room today." *Music adapted, composed, and improvised for music therapy with the developmentally handicapped* (side 1 , band 1). New York: Folkways Records, 1976. (Record, FX 6180, booklet included)

Boxill, E.H. " This little light of mine." *Music adapted, composed, and improvised for music therapy with the developmentally handicapped* (side 2, band 3). New York: Folkways Records, 1976. (Record, FX 6180, booklet included)

Bugental, J.F.T. *Psychotherapy and process: The fundamentals of an existential-humanistic approach*. Reading, Mass. : Addison-Wesley Publishing Company, 1978.

Clark, C. , & Chadwick, D. *Clinically adapted instruments for the multiply handicapped: A sourcebook*. St. Louis: Magnamusic-Baton, 1980.

Cratty, B.J. *Movement behavior and motor learning*. Philadelphia: Lea & Febiger, 1964.

Cratty, B.J. *Motor activity and the education of retardates*. Philadelphia: Lea & Febiger, 1969.

Detterman, D.K. Memory in the mentally retarded. In R. Ellis (Ed.), *Handbook of mental deficiency: Psychological theory and research* (2nd ed.). Hillsdale, N.J.: Lawrence Erlbaum Associates, 1974.

Dubos, R. *Man adapting*. New Haven: Yale University Press, 1980.

Erikson, E.H. *Childhood and society* (2nd ed.). New York: Norton, 1963.

Jaques-Dalcroze, É. [*Rhythm, music, and education*.] (H.F. Rubenstein, trans.). New York: Arno Press, 1976.

Johnson, J.W. (Ed.). *The book of American Negro spirituals*. New York: Viking, 1940.

Landeck, B. (Compiler). *More songs to grow on*. New York: Edward B. Marke Music Corporation, 1954.

Landeck, B. (Compiler). *Echoes of Africa in folk songs of the Americas*. New York: David McKay Company, 1961.

Madsen, C., Madsen, C., & Cotter, V. A behavioral approach to music therapy. *Journal of Music Therapy*, 1968, 5(3), 69-72.

Maslow, A.H. *The farther reaches of human nature*. New York: Penguin Books, 1976.

Menuhin, Y. *Theme and variations*. New York: Stein and Day, 1972.

Montessori, M. *The absorbent mind* (3rd ed.). New York: Dell, 1967.

Moss, J. " The people in your neighborhood." In J. Raposo & J. Moss, *The sesame street song book*. New York: Simon & Schuster, 1971.

Orff, C., & Keetman, G. *Music for children: Orff-Schulwerk* (Eng. adaptation by D. Hall & A. Walker). New York: Schott Music Corp., 1956.

Orff, G. *The Orff music therapy: Active furthering of the development of the child* (M. Murray, trans.). London: Schott & Co. Ltd., 1974.

Pearce, J.C. *The crack in the cosmic egg*. New York: Pocket Books, 1971.

Piaget, J. *The psychology of intelligence*. New York: Harcourt Brace, 1950.

Raposo, J., & Moss, J. "I've got two." In J. Raposo & J. Moss, *The sesame street song book*. New York: Simon & Schuster, 1971.

Rogers, C.R. *On becoming a person*. Boston: Houghton Mifflin, 1961.

Rogers, C.R. Characteristics of a helping relationship. *Canada's Mental Health*, 1962, *27*, 1-18.

Yalom, I.D. *The theory and practice of group psychotherapy*. New York: Basic Books, 1970.

Zinker, J. *Creative process in gestalt therapy*. New York: Vintage Books, 1978.

第6章

Agay, D. (Compiler). *Best loved songs of American people*. New York: Doubleday, 1975.

Boxill, E.H. *Music adapted, composed, and improvised for music therapy with the developmentally handicapped*. New York: Folkways Records, 1976. (Record FX 6180, booklet included)

Ginglend, D.R., & Stiles, W.E. (Compilers). *Music activities for retarded children*. New York: Abingdon Press, 1965.

Harburg, E.Y., & Arlen, H. *Vocal selections: The Wizard of Oz*. New York: Leo Feist, 1966.

Johnson, W.J. (Ed.). *The book of American Negro spirituals*. New York: Viking Press, 1940.

"Kum ba ya" (H. Dexter, arranger). Torrance, Calif.: California Music Press, 1971. (Sheet music)

Langstaff, N., & Langstaff, J. (Compilers). *Jim along, Josie*. New York: Harcourt Brace Jovanovich, 1970.

Raposo, J., & Moss, J. *The Sesame Street song book*. New York: Simon & Schuster, 1971.

Rogers, A., & Fleming, P.L. Speech therapy for the neurologically impaired. *Music Therapy*, 1981 , *1*(1),33-38.

Sparks, A.M., & Helm, N. Melodic intonation therapy for aphasia. *Archives of Neurology*, 1973, *29*, 130-131.

"When the saints go marching in." *50 fabulous favorites*. New York.. Cromwell Music, 1962.

Wing, L. *Autistic children*. Secaucus, N.J.: The Citadel Press, 1974.

第8章

Boxill, E.H. *Creative arts therapies for the developmentally handicapped: A transdisciplinary approach*. Keynote address delivered at the meeting entitled "Arts and the person who is handicapped: A transdisciplinary approach," of the Western Carolina Center Foundation and the Division of Arts of the Department of Public Instruction for the State of North Carolina, Morganton, N.C. , February 19-20, 1982.

Bricker, D. Educational synthesizer. In A. Thomas (Ed.), *Hey, don't forget about me: Education's investment in the severely, profoundly, and multiply handicapped*. Reston, Va.: Council for Exceptional Children, 1976.

Hart, V. The use of many disciplines with the severely and profoundly handicapped. In E. Sontag, J. Smith, and N. Certo (Eds.), *Educational programming for the severely and profoundly handicapped*. Reston, Va. : Council for Exceptional Children, 1977.

Haynes, U., Patterson, G., D'Wolf, N., Hutchison, D., Lowry, M., Schilling, M., & Siepp, J.M. *Staff development handbook: A resource for the transdisciplinary process*. New York: United Cerebral Palsy Associations, Inc., 1976.

Hutchison, D. *A model for transdisciplinary staff development: A monograph* (Tech. Rep. 8). New York: United Cerebral Palsy Associations, Inc., 1974.

Hutchison, D. , & Haynes, U. *Transdisciplinary: A team approach to the delivery of services to the developmentally disabled*. Thorofare, N.J. : Charles B. Slack, in press.

Jones, M. *The therapeutic community*. New York: Basic Books, 1953.

Lyon, S. , & Lyon, G. Team functioning and staff development: A role release approach to providing integrated educational services for severely handicapped students. *Journal of the Association for the Severely Handicapped*, 1980, *5*(3), 250-253.

McCormick, L. , & Goldman, R. The transdisciplinary model: Implications for service delivery and personnel preparation for the severely and profoundly handicapped. *American Association for the Education of Severely and Profoundly Handicapped*

Review, 1979, *4*(2), 152-161.

Miller, M.B. *Project Tide: 6-Phase Planning Model.* New York: Author, 1980.

Sirvis, B. Developing IEP's for physically handicapped students: A transdisciplinary viewpoint. *Teaching Exceptional Children*, 1978, *10*, 78-82.

推薦図書

第1章

Adorno, T. *Introduction to the sociology of music*. New York: Seabury Press, 1976.

Bauer, M., & Peyser, E.R. *Music through the ages*. New York: Putnam, 1946.

Benedict, R. *Patterns of culture*. New York: Penguin Books, 1946. ●文化の型／R.ベネディクト著；米山俊直訳．社会思想社，1973．

Bernstein, L. *The infinite variety of music*. New York: Simon & Schuster, 1966.

Bowra, C.M. *Primitive song*. New York: Mentor Books, 1963.

Capurso, A., Fisichelli, V.R., Gilman, L., Gutheil, E.A., Wright, J.T., & Paperte, F. *Music and your emotions*. New York: Liveright Publishing Corporation, 1952.

Dubos, R. *Man adapting*. New Haven, Conn.: Yale University Press, 1965. ●人間と適応：生物学と医療／ルネ・デュボス著；木原弘二訳．第2版．みすず書房，1982．

Farnsworth, P.R. *The psychology of tone and music*. Worcester, Mass.: Clark University, 1964.

Fenster, C.A. Vocal communications of emotional meaning among adults and children. *Dissertation Abstracts*, 1967, 28 (4-B), 1964-1965.

Hobbs, N. Helping disturbed children: Psychological and ecological strategies. In H. Dupont (Ed.), *Educating emotionally disturbed children*. New York: Holt, Rinehart & Winston, 1969.

Institute for Therapeutic Research. *Music psychology index*. Lawrence, Kans.: Author, 1976.

Josef, K. *Musik als Hilfe in der Erziehumg geistig Behinderter*. Berlin: Marhold, 1967.

Kohut, H. *Observations on the psychological functions of music*. Paper presented at the meeting of the American Psychoanalytic Association, Chicago, May 1956.

May, R. *The courage to create*. New York: Bantam Books, 1976. ●創造への勇気／ロロ・メイ著；小野泰博訳．誠信書房，1981．（ロロ・メイ著作集；4）

Merriam, A.P. *The anthropology of music*. Evanston, Ill.: Northwestern University Press, 1964. ●音楽人類学／アラン・P・メリアム著；藤井知昭，鈴木道子訳．音楽之友社，1980．

Meyer, L.B. *Emotion and meaning in music*. Chicago: University of Chicago Press, 1957.

Montagu, A. *Man: His First million years*. New York: Mentor Books, 1958. ●人類の百

万年:人類学入門／A・モンテギュー著;岡田宏明, 鈴木満男訳. 社会思想社, 1968.(現代教養文庫;621)

Mursell, J. *The psychology of music*. New York: Norton, 1937.

Nocera, S. *Reaching the special learner through music*. Morristown, N.J.: Silver Burdett, 1979.

Pesso, A. *Movement in psychotherapy*. New York: New York University Press, 1969.

Rossi, N., & Rafferty, S. *Music through the centuries*. Boston: B. Humphries, 1963.

Sahakian, W.S. (Ed.). *Psychopathology today: Experimentation, theory and research*. Itasca, Ill.: F.E. Peacock, 1970.

Sinnott, E.W. *The biology of the spirit*. New York: Viking Press, 1955.

Smith, H.W. *Man and his gods*. Boston: Little, Brown and Company, 1952.

Szasz, T.S. *The myth of mental illness*. New York: Harper & Row, 1974. ●精神医学の神話／T.S.サズ著;河合洋 他訳. 岩崎学術出版社, 1975.

Terzian, A.S. *A psychoanalytic review of music*. Paper presented at the meeting of the Philadelphia Association of Psychoanalysis, Philadelphia, October 1961.

Thibaut, J.W., & Kelley, H.H. *The social psychology of groups*. New York: John Wiley and Sons, 1959.

Van de Wall, W. *Music in institutions*. New York: Russell Sage Foundation, 1936.

Van de Wall, W. *Music in hospitals*. New York: Russell Sage Foundation, 1946.

Von Hagen, V.W. *The ancient sun kingdoms of the Americas*. Cleveland: World Publishing, 1961.

Washington State Library, Institutional Library Services Division. *Music the healer: A bibliography*. Olympia, Wash.: Author, 1970.

Wheeler, B. The relationship between music therapy and theories of psychotherapy. *Music Therapy*, 1981, *1* (1), 9-16.

Wolfe, D.E., Burns, S., & Wichmann, K. *Analysis of music therapy group procedures*. Minneapolis, Minn.: Golden Valley Health Center, 1975.

第2章

Alley, G.P., & Carr, D. Effects of systematic sensory-motor training on sensory-motor, visual perception , and concept formation of mentally retarded children. *Perceptual Motor Skills*, 1968, 27, 451-456.

Begab, M.J., Haywood, H.C., & Garber, H.L. (Eds.). *Psychosocial influences in retarded performance* (Vol. 1). Baltimore: University Park Press, 1981.

Blakeslee, T.R. *The right brain: A new understanding of the unconscious mind and its creative powers*. Garden City, N.Y.: Doubleday and Company, 1980. ●右脳革命:創

造力活性化の決め手／T・R・ブレークスリー著；大前研一編訳. 新潮社, 1993. (新潮文庫；お-27-50)

Bonny, I., and Savary, L.M. *Music and your mind*. New York: Harper & Row, 1973. ●音楽と無意識の世界：新しい音楽の聴き方としてのGIM（音楽によるイメージ誘導法）／ヘレン・ボニー，ルイス・サヴァリー著；村井靖児，村井満恵訳. 音楽之友社, 1997.

Davitz, J.R. *The language of emotion*. New York: Academic Press, 1969.

Deutsch, F. *Body, mind and the sensory gateways*. New York: Basic Books, 1962.

Dobzhansky, T. *Mankind evolving*. New Haven, Conn.: Yale University Press, 1962.

Furst, C. *Origins of the mind: Origins of the mind-brain connections*. Englewood Cliffs, N.J.: Prentice-Hall, 1979.

Menolascino, F. *Beyond the limits*. Seattle: Special Child Publications, 1974.

Meyerowitz, J.H. Self-derogation in young retardates and special class placement. *Child Development*, 1962, *33* (2), 443-451.

Pribram, K.H. *Languages of the brain: Experimental paradoxes and principles in neuropsychology*. Englewood Cliffs, N.J.: Prentice-Hall, 1971. ●脳の言語：実験上のパラドックスと神経心理学の原理／K.H.プリブラム著；岩原信九郎, 酒井誠訳. 誠信書房, 1978.

Radocy, R.E. *Psychological foundations of musical behavior*. Springfield, Ill.: Charles C Thomas, 1979. ●音楽行動の心理学／ルードルフ・E.ラドシー, J.デーヴィッド・ボイル共著；徳丸吉彦, 藤田芙美子, 北川純子共訳. 音楽之友社, 1985.

Robins, F., & Robins, J. *Educational rhythmics for mentally and physically handicapped children*. New York: Association Press, 1968.

Schultz, D.P. *Sensory restriction: Effects on behavior*. New York: Academic Press, 1965.

Seashore, C.E. *The psychology of music*. New York: Dover Publications, 1967.

Shrift, D.C. The galvanic skin response to two contrasting types of music. In E.T. Gaston (Ed.), *Music therapy 1956*. Lawrence, Kans.: Allen Press, 1957. ●音楽による治療教育／E.セイヤー・ガストン編；堀真一郎, 山本祥子訳；上巻, 下巻. 岩崎学術出版, 1971.（岩崎学術双書；11,12）

Straus, E.W. *The primary world of senses*. New York. Free Press, 1963.

Tobach, E., Aronson, L.R., & Shaw, E. (Eds.). *The biopsychology of development*. New York: Academic Press, 1971.

Von Buddenbrock, W. *The senses*. Ann Arbor, Mich.: University of Michigan Press, 1958.

Walters, L. How music produces its effects on the brain and mind. In E. Podolsky (Ed.), *Music therapy*. New York: Philosophical Libraries, 1954.

Weigl, V. About rhythm and its effects on kinetic impulses. *Bulletin of the National Association for Music Therapy*, 1961, *5*, 81-89.

Weigl, V. Music for the retarded. *Music Journal*, 1969, *1*, 56-70.

第3章

American Psychiatric Association. *Diagnostic and statistical manual of mental disorders (third edition)*(DSM-III). Washington, D.C., 1980.

Antrobus, J.S. (Ed.). *Cognition and affect.* Boston: Little, Brown and Company, 1970.

Asmus, E.P., & Gilbert, J.P. A client-oriented model of therapeutic intervention. *Journal of Music Therapy*, 1981, *18* (1), 41-51.

Bayley, N. Mental growth during the first three years. In R.G. Baker, J.S. Kounin, & H.F. Wright (Eds.), *Child behavior and development.* New York: McGraw-Hill, 1943.

Bayley, N. *Bayley Scales of Infant Development: Birth to two years.* New York: Psychological Corporation, 1969.

Bockelheide, V. *Some techniques of assessing certain basic music listening skills of eight and nine year olds.* Unpublished doctoral dissertation, Stanford University, 1960.

Bruner, J. The course of cognitive growth. *American Psychologist*, 1964, *19*, 1-15.

A Cairns, R.B. *Social development.* San Francisco: W.H. Freeman, 1979.

Cantor, G.M., and Girardeau, F.L. Rhythmic discrimination ability in mongoloid and normal children. *American Journal of Mental Deficiency*, 1959, *63*, 621-625.

Carroll, J.B. Language development in children. In S. Saporta (Ed.), *Psycholinguistics.* New York: Holt, Rinehart & Winston, 1961.

Cicourel, A.V. Oral and non-oral representations of communicative and social competence. In M.J. Begab and S.A. Richardson (Eds.), *The mentally retarded and society: A social science perspective.* Baltimore: University Park Press, 1976.

Congdon, D.M. The Adaptive Behavior Scale modified for the profoundly retarded. *Mental Retardation*, 1973, *11* (1), 20-21.

Crawford, J.L., McMahon, D.J., Conklin, G.S., Giordano, D., Alexander, M.J., & Kadyszewski, P. Assessing skilled functioning of mentally retarded persons. *Mental Retardation*, 1980, *18* (5), 235-239.

Darley, F.L. *Diagnosis and appraisal of communication disorders.* Englewood Cliffs, N.J.: Prentice-Hall, 1964. ●伝達異常の診断と評価／F.L.ダーレー著；平井昌夫，小川口宏共訳．日本文化科学社，1968．（言語障害基礎シリーズ；2）

Dileo, C. The relationship of diagnostic and social factors in singing ranges of institutionalized mentally retarded persons. *Journal of Music Therapy*, 1976, *13*, 17-28.

Ellis, N.R. (Ed.). *Handbook of mental deficiency: Psychological theory and research* (2nd ed.). Hillsdale, N.J.: Lawrence Erlbaum Associates, 1979.

Frances, R.J., & Rarick, G.L. Motor characteristics of the mentally retarded.

American Journal of Mental Deficiency, 1959, *63*, 792-811.

Frostig, M. *Movement education: Theory and practice*. Chicago: Follett Educational Corporation, 1970. ●ムーブメント教育：理論と実際／マリアンヌ・フロスティッグ著；肥田野直 他訳．日本文化科学社，1978．

Gesell, A., & Ilg, F.L. *Infant and child in the culture of today*. New York: Harper & Row, 1974. ●乳幼児の発達と指導／A.ゲゼル他著；岡宏子，大野澄子訳．改訂版．家政教育社，2000．

Gesell, A., & Ilg, F.L. *Developmental diagnosis: Normal and abnormal child development*. New York: Harper & Row, 1975. ●発達診断学：小児の正常発達と異常発達／A.ゲゼル他著；新井清三郎，佐野保共訳．第7版．日本小児医事出版社，1970．

Ginsburg, H., & Opper, S. *Piaget's theory of intellectual development: An introduction*. Englewood Cliffs, N.J.: Prentice-Hall, 1969.

Harrow, A.J. *A taxonomy of the psychomotor domain*. New York: David McKay Company, 1972.

Harvat, R.W. *Physical education for children with perceptual-motor learning disabilities*. Columbus, Ohio: Charles E. Merrill, 1971.

Hilgard, E.R. *Theories of learning*. New York: Appleton-Century-Crofts, 1948. ●学習の理論／G.H.バウアー，E.R.ヒルガード共著；梅本尭夫監訳；上，下．第5版．培風館，1988．

Illingworth, R.S. *The development of the infant and young child: Normal and abnormal* (5th ed.). Edinburgh: Churchill-Livingstone, 1972. ●ハンドブック乳幼児の発達診断：知能・精神の正常と異常／ロナルド S.イリングワース著；松見富士夫訳．岩崎学術出版社，1989．

Johnson, J.M. Evaluating patients in music therapy. *Journal of Music Therapy*, 1968, *3*, 108-110.

Kephart, N. *The slow learner in the classroom*. Columbus, Ohio: Charles E. Merrill, 1960. ●精神発達と運動機能／N.ケパート著；大村実訳．医歯薬出版，1976．（発達障害児／N.ケパート著；上）評価と訓練／N.ケパート著；佐藤剛訳．医歯薬出版，1977．（発達障害児／N.ケパート著；下）

Kluckholm, C. *Mirror for man*. New York: McGraw-Hill, 1949.

Lehman, P.R. *Tests and measurements in music*. Englewood Cliffs, N.J.: Prentice-Hall, 1968.

McGraw, M.B. *The neuromuscular maturation of the human infant*. New York: Columbia University Press, 1943.

Mithang, D., Mar, D., Stewart, J., & McCalmon, D. Assessing prevocational competencies of profoundly, severely, and moderately retarded persons. *Journal of the Association for Severely Handicapped* (JASH), 1980, *5* (6), 227-284.

Mosston, M. *Developmental movement*. Columbus, Ohio: Charles E. Merrill, 1965.

North, M. *Personality assessment through movement.* London: MacDonald and Evans, 1972.

Pflederer, M. The responses of children to musical tastes embodying Piaget's principle of conservation. *Journal of Research in Music Education*, 1964, *12*, 251-268.

Roach, E.G., & Kephart, N.G. *The Purdue perceptual-motor survey.* Columbus, Ohio: Charles E. Merrill, 1966.

Rosenzweig, L.E., & Long, J. *Understanding and teaching the dependent retarded child.* Darien, Conn.: Educational Publishing Corporation, 1960.

Sarason, S. *Psychological problems in mental deficiency.* New York: Basic Books, 1958.

Sarason, S., & Doris, J. *Psychological problems of mental deficiency* (4th ed.). New York: Harper & Row, 1969.

Schreiber, F.R. *Your child's speech.* New York: Hash-Mare/Ballantine Books, 1973.

Switsky, H., Rotatori, A.F., Miller, T., & Freagon, S. The developmental model and its implications for assessment and instruction for the severely/profoundly handicapped. *Mental Retardation*, 1979, *17* (4), 167-170.

第4章

Apprey, Z.R., & Apprey, M. *Applied music therapy: Collected papers on a technique and a point of view.* Independence, Mo.: Institute of Music Therapy and Humanistic Psychology, The International University, 1975.

Bentov, I. Sound waves and vibration. In I. Bentov (Ed.), *Stalking the wild pendulum: On the mechanism of consciousness.* New York: Bantam Books, 1981. ●ベントフ氏の超意識の物理学入門／イツァク・ベントフ著；スワミ・プレム・プラブッダ訳. 日本教文社, 1987.

Bonny, H.L. *Listening with a new consciousness.* New York: Harper & Row, 1973.

Buhler, C. Basic theoretical concepts of humanistic psychology. *American Psychologist*, 1971, *26* (4), 378-386.

Cotler, S.B., & Guerra, J.J. *Assertion training: A humanistic-behavioral guide to self-dignity.* Champaign, Ill.: Research Press, 1976.

Grossman, R.D. Enhancing the self. *Exceptional Children*, 1971, *38* (3), 248-254.

Jung, C.G. 〔*The undiscovered self.*〕 (R.F.C. Hull, trans.). New York: New American Library, 1959.

Kneller, G.F. *The art and science of creativity.* New York: Holt, Rinehart & Winston, 1965.

Koffka, K. *Principles of gestalt psychology.* New York: Harcourt, Brace & World, 1935. ●ゲシュタルト心理学の原理／クルト・コフカ著；鈴木正彌監訳；新装版. 福村出版, 1998.

Laing, R.D. *Self and others.* New York: Penguin Books, 1980. ●自己と他者／R.D.レイン

著；志貴春彦，笠原嘉訳．みすず書房，1975．

Langer, S.K. *Feeling and form.* New York: Charles Scribner's Sons, 1953. ●感情と形式：続「シンボルの哲学」／S.K.ランガー著；大久保直幹 他訳．再版．太陽社，1987．（太陽選書；17）

Lowenfeld, V. *Creative and mental growth* (5th ed.). New York: Macmillan, 1970. ●美術による人間形成：創造的発達と精神の成長／V.ローウェンフェルド著；竹内清，堀ノ内敏，武井勝雄共訳．黎明書房，1995．

May, R. The emergence of existential psychology. In R. May (Ed.), *Existential psychology* (2nd ed.). New York: Random House, 1969. ●実存心理入門／ロロ・メイ編；佐藤幸治訳編．誠信書房，1966．

May, R., Angel, E., & Ellenberger, H.F. (Eds.). *Existence: A new dimension in psychiatry and psychology.* New York: Simon & Schuster, 1958. ●実存：心理学と精神医学の新しい視点／ロロ・メイ他編；伊東博 他訳．岩崎学術出版社，1977．

McGeoch, J.A., & Irion, A.L. *The psychology of human learning.* New York: McKay, 1952.

Montagu, A. (Ed.). *Culture and human development: Insights into growing human.* Englewood Cliffs, N.J.: Prentice-Hall, 1974.

Murphy, G. *Human potentialities.* New York: Basic Books, 1958.

Ornstein, R. *The psychology of consciousness.* New York: Viking Press, 1973. ●意識の心理：知性と直観の統合／ロバート E.オーンスタイン著；北村晴朗，加藤孝義共訳．産業能率短期大学出版部，1976．

Ornstein, R. (Ed.). *The nature of human consciousness*: A book of readings. New York: Viking Press, 1974.

Reymert, M. (Ed.). *Feelings and emotions.* Worcester, Mass.: Clark University Press, 1928.

Schutz, W. Joy: *Expanding human awareness.* New York: Grove Press, 1967.

Shulman, L.S., & Keislar, E.R. *Learning by discovery: A critical appraisal.* Chicago: Rand McNally, 1966. ●発見学習：その再検討／リー・S・シュルマン，エバン・R・カイスラー編；塩田芳久他 共訳．黎明書房，1971．

Stevens, J.O. (Ed.). *Gestalt is.* New York: Bantam Books, 1977.

Woodworth, R.S. *Dynamics of behavior.* New York: Holt, Rinehart & Winston, 1958.

Young, P.T. *Motivation and emotions.* New York: Wiley, 1961.

第5章

Cratty, B.J., & Martin, M.M. *Perceptual-motor efficiency in children.* Philadelphia: Lea & Febiger, 1969.

Dobbs, J. *The slow learner and music.* London: Oxford University Press, 1966.

Evans, R.A. World recall and associative clustering in mental retardates. *American Journal of Mental Deficiency*, 1970, *74*, 765-770.

Fleishman, E.A., & Rich, S. Role of kinesthetic and spatial-visual abilities in perceptual-motor learning. *Journal of Experimental Psychology*, 1963, *66*, 6-11.

Gagné, R.M. *The conditions of learning* (2nd ed.). New York: Holt, Rinehart & Winston, 1970. ● The conditions of learning／ロバート M.ギャグネ著；吉本二郎, 藤田統共訳. 文理書院, 1970.

Gaston, E.T. Dynamic music factors in mood change. *Music Education Journal*, 1951, *37*, 42-44.

Gilliland, E.G. Music therapy. In H.A. Pattison (Ed.), *The handicapped and their rehabilitation*. Springfield, Ill.: Charles C Thomas, 1957.

Grinker, R.R. *The physiology of emotions*. In A. Simon, C. Herbert, & R. Straus (Eds.), The physiology of emotions. Springfield, Ill.: Charles C Thomas, 1961.

Hood, M.V., & Schultz, E.J. *Learning music through rhythm*. Westport, Conn.: Greenwood Press, 1972.

Hunt, A. *Listen, let's make music*. London: Bedford Square Press, 1976.

Isern, B. The influence of music upon the memory of mentally retarded children. In E.H. Schneider (Ed.), *Music therapy: 1958*. Lawrence, Kans.: Allen Press, 1959.

Jaques-Dalcroze, E. *The eurhythmics of Jaques-Dalcroze*. Boston: Small Maynard and Company, 1913.

Jorgensen, J., & Parnell, M.K. Modifying social behaviors of mentally retarded children in music activities. *Journal of Music Therapy*, 1970, *7* (3), 83-87.

Kanner, L. *Child psychiatry* (3rd ed.). Springfield, Ill.: Charles C Thomas, 1957. ● カナー児童精神医学／Leo Kanner著；黒丸正四郎, 牧田清志 共訳. 第2版. 医学書院, 1974.

Kratter, F.E. Music therapy for the mentally retarded. *American Journal of Psychiatry*, 1959, *115*, 737-738.

Kronvall, E.L., & Diehl, C.F. The relationship of auditory discrimination to articulatory defects of children with no known organic impairment. *Journal of Speech and Hearing Disorders*, 1954, *19*, 335-338.

Lathom, W. Music therapy as a means of changing the adaptive behavior level of retarded children. *Journal of Music Therapy*, 1964, *1* (4), 132-134.

Lawton, E.B. *Activities of daily living for physical rehabilitation*. New York: McGraw-Hill, 1963.

Lienhard, M.E. Factors relevant to the rhythmic perception of a group of mentally retarded children. *Journal of Music Therapy*, 1976, *13* (2), 58-65.

Lindamood, C.A., & Lindamood, P.C. *Auditory discrimination in depth*. New York: Teaching Resources, 1969.

Litton, W.M. *Working with groups: Group process and individual growth* (2nd ed.). New York: Wiley, 1967.

Loven, M.A. Value of music therapy for mentally retarded children. *Journal of Music Therapy*, 1956, *6* ,105-171.

Luft, J. *Group processes: An introduction to group dynamics*. Palo Alto, Calif.: National Press, 1966.

Maloney, M.P., Ball, T.S., & Edgar, C.L. An analysis of the generalizability of sensory-motor training. *American Journal of Mental Deficiency*, 1970, *74,* 458-469.

Masterson, J.F. *Treatment of the borderline adolescent: A developmental approach*. New York: Wiley, 1972.

Menolascino, F.J. Emotional disturbance and mental retardation. *American Journal of Mental Deficiency*, 1965, *70*, 248-256.

Menolascino, F.J. Emotional disturbances in mentally retarded children. *American Journal of Psychiatry*, 1969, *126*, 168-176.

Menolascino, F.J. (Ed.). *Psychiatric approaches to mental retardation*. New York: Basic Books, 1970.

Metzler, R.K. The use of music as a reinforcer to increase imitative behavior in severely and profoundly retarded female residents. *Journal of Music Therapy*, 1974, *11* (2), 97-110.

Michel, D.E. *Music therapy: An introduction to therapy and special education through music*. Springfield, Ill.: Charles C Thomas, 1976. ●障害児教育のための音楽療法入門／ドナルド・E.ミッチェル著；清野美佐緒訳．音楽之友社，1982．

Milman, D.S., & Goldman, G.D. (Eds.). *Therapists at work: A demonstration of theory and techniques*. Dubuque, Iowa: Kendall/Hunt Publishing Company, 1979.

Moustakas, C.F. *Psychotherapy with children: The living relationship*. New York: Ballantine Books, 1959. ●児童の心理療法：遊戯療法を中心として／C.E.ムスターカス著；古屋健治訳編．岩崎学術出版社，1968．（心身障害双書；1）

Palmer, M.F., Nordoff, P., & Robbins, C. *Effects of a new type of music therapy upon children with neurological disorders*. Paper presented at the annual meeting of the American Speech and Hearing Association, Wichita, Kansas, 1962.

Penfield, W., & Roberts, L. *Speech and brain mechanisms*. Princeton, N.J.: Princeton University Press, 1959. ●言語と大脳：言語と脳のメカニズム／ペンフィールド，ロバーツ著；上村忠雄，前田利男訳．誠信書房，1965．

Provonost, W. The speech behavior and language comprehension of autistic children. *Journal of Chronic Diseases*, 1961, *13*, 228-236.

Purvis, J., & Samet, S. (Eds.). *Music in developmental therapy: A curriculum guide*. Baltimore: University Park Press, 1976.

Redl, F., & Wineman, D. *Controls from within: Techniques for the treatment of the aggressive child.* New York: Free Press, 1952.

Reik, T. *Listening with the third ear.* New York: Farrar, Strauss, 1949.

Robbins, C., & Robbins, C. *Music for the hearing impaired: A resource manual and curriculum guide.* St. Louis: Magnamusic-Baton, 1980.

Ruud, E. *Music therapy and its relationship to current treatment theories.* St. Louis: Magnamusic-Baton, 1980. ●音楽療法：理論と背景／E.ルード著；村井靖児訳. 第2版. ユリシス・出版部, 1992.

Schopler, E. Toward reducing behavior problems in autistic children. In L. Wing (Ed.), *Early childhood autism: Clinical, educational and social aspects.* Oxford: Pergamon Press, 1976 ●早期小児自閉症／ローナ・ウィング編；久保紘章，井上哲雄監訳. 星和書店, 1977.

Schulberg, C.H. *The music therapy sourcebook.* New York: Human Sciences Press, 1981.

Sherwin, A.C. Reactions to music of autistic children. *American Journal of Psychiatry*, 1953, *109*, 823-832.

Steele, A.L., & Jorgensen, H.A. Music therapy: An effective solution to problems in related disciplines. *Journal of Music Therapy*, 1971, *8* (4), 131-145.

Stein, J. Problem cases in individual music therapy. *Bulletin of the National Association for Music Therapy*, 1963, *12*, 9-20.

Stevens, E. A. Some effects of tempo changes on stereotyped rocking movements of low-level mentally retarded subjects. *American Journal of Mental Deficiency*, 1971, *76*, 76-81.

Stevens, E.A., & Clark, F. Music therapy in the treatment of autistic children. *Journal of Music Therapy*, 1969, *6* (4), 98-104.

Webb, R.C. Sensory-motor training of the profoundly retarded. *American Journal of Mental Deficiency*, 1969, *74*, 283-295.

Weigl, V. This rhythmic approach to music therapy. *Journal of Music Therapy*, 1962, *12*, 71-80.

Wing, L. Social, behavioral and cognitive characteristics: An epidemiological approach. In M. Rutter & E. Schopler (Eds.), *Autism: A reappraisal of concept and treatment.* New York: Plenum Press, 1979. ●自閉症：その概念と治療に関する再検討／M.ラター，E.ショプラー編著；丸井文男監訳. 黎明書房, 1982.

Winsor, C.B. *The creative process.* New York: Bank Street College of Education, 1976.

Wolf, M.M., & Anderson, R.M. *The multiply handicapped child.* Springfield, Ill.: Charles C Thomas, 1969.

Wolpow, R.I. The independent effects of contingent social and academic approval upon the musical on-task and performance behaviors of profoundly retarded adults. *Journal of Music Therapy*, 1976, *13* (1), 29-38.

第6章

Alvin, J. The response of severely retarded children to music. *American Journal of Mental Deficiency*, 1959, *63*, 988-996.

Bailey, P. *They can make music*. London: Oxford University Press, 1973.

Barclay, P. Dalcroze eurhythmics with mentally handicapped children. *Teaching and Training*, 1965, *3* (3), 72-76.

Barker, S. *The revolutionary way to use your body for total energy: The Alexander technique*. New York: Bantam Books, 1978.

Barsch, R.H. *Achieving perceptual-motor efficiency: A space-oriented approach to learning*. Seattle: Seattle Sequin School, 1967.

Beisler, J.M. & Tsai, L.Y. A pragmatic approach to increase expressive language skills. *Journal of Autism and Developmental Disorders*, 1983, *3* (13), 287-289.

Berlin, C.I. On: Melodic intonation therapy for aphasia by R.W. Sparks and A.L. Holland. *Journal of Speech and Hearing Disorders*, 1976, *49*, 298-300.

Bion, W.R. Group dynamics: A re-view. *International Journal of Psychoanalysis*, 1952, *33*, 101-121.

Bion, W.R. *Experiences in groups*. London: Tavistock Publications, 1961. ●集団精神療法の基礎／W.R.ビオン著；池田数好訳．岩崎学術出版社，1973．（現代精神分析双書；17）

Bevans, J. The exceptional child and Orff. *Education of the Visually Handicapped*, 1969, *4*, 116-120.

Boxill, E.H., & Bruscia, K. *Clinical practice and research in music therapy for the developmentally disabled*. Paper presented at the 102nd annual meeting of the American Association on Mental Deficiency, Denver, May 1978.

Braley, W.T., Konicki, G., & Leedy, C. *Daily sensorimotor training activities*. Freeport, N.Y.: Educational Activities, 1968.

Bruner, J.S. *The process of education*. New York: Vintage Books, 1963. ●教育の過程／J.S.ブルーナー著；鈴木祥蔵，佐藤三郎 訳；新装版．岩波書店，1985．

Bruscia, K.E. Auditory short-term memory and attentional control of mentally retarded persons. *American Journal of Mental Deficiency*, 1981, *85* (4), 435-437.

Carabo-Cone, M. *A sensory-motor approach to music learning*. New York: MCA Music, 1969.

Chadwick, D.R. Speech disorders and music. *Instrumentalist*, 1976, *31* (1), 28-30.

Chaney, C.M., & Kephart, N.C. *Motoric aids to perceptual training*. Columbus, Ohio: Charles E. Merrill, 1968.

Chess, S. Emotional problems in mentally retarded. In F.J. Menolascino (Ed.), *Psychiatric approaches to mental retardation*. New York: Basic Books, 1970.

Cotten, P.D. (Ed.). *A handbook on the theory and practice of music for educable mentally retarded children and youth*. Jackson, Miss.: State of Mississippi Department of Education, 1968.

Crews, K. *Music and perceptual-motor development*. Englewood Cliffs, N.J.: Prentice-Hall, 1974.

Dudas, V.C. Utilization of music therapy in the treatment of cerebral palsy. *Journal of Music Therapy*, 1964, *1* (2), 49-56.

Ellis, N.R. Memory processes in retardates and normals. In N.R. Ellis (Ed.), *International review of research on mental retardation* (Vol. 4). New York: Academic Press, 1970.

Ferguson, N. Orff with the perceptually handicapped child. *The Orff Echo*, 1970, *2*, 1-11.

Flavell, J.H. *The developmental psychology of Jean Piaget*. Princeton, N.J.: Van Nostrand Company, 1963. ●ピアジェ心理学入門／フラベル著；岸本弘, 岸本紀子訳；上, 下. 明治図書出版, 1969.

Galloway, H.F., Jr., & Bean, M.F. The effects of action songs on the development of body-image and body-part identification in hearing-impaired preschool children. *Journal of Music Therapy*, 1974, *11*, 125-135.

Gardner, H. *The arts and human development*. New York: John Wiley and Sons, 1973.

Gardner, W.I. *Learning and behavior characteristics of exceptional children and youth*. Boston: Allyn & Bacon, 1977.

Ghiselin, B. *The creative process*. New York: Mentor Books, 1955. ●三十八人の天才たち：その創造過程／ブルースター・ギースリン編；若林千鶴子訳. 新樹社, 1975.

Haywood, H.C. Experiential factors in intellectual development: The concept of dynamic intelligence. In J. Zubin & G. Jervis (Eds.), *Psychopathology of mental development*. New York: Grune & Stratton, 1967.

Hollander, F.M. , & Juhrs, P.D. Orff-Schulwerk: An effective treatment tool with autistic children. *Journal of Music Therapy*, 1974, *11* (1), I-12.

Howery, B.I. Music therapy for mentally retarded children and adults. In E.T. Gaston (Ed.), *Music in therapy*. New York: Macmillan Company, 1968. ●音楽による治療教育／E.セイヤー・ガストン編；堀真一郎, 山本祥子訳；上巻, 下巻. 岩崎学術出版, 1971.（岩崎学術双書；11, 12）

Humphrey, T. The effect of music ear training upon the auditory discrimination abilities of trainable mentally retarded adolescents. *Journal of Music Therapy*, 1980, *17* (2), 99-108.

Kahn, J.V. Relationship of Piaget's sensorimotor period to language acquisition of profoundly retarded children. *American Journal of Mental Deficiency*, 1975, *79*, 640-643.

Keyes, L.E. *Toning: The creative power of the voice.* Marina del Rey, Calif.: De Vorss & Co., 1973.

Lowen, A. *The betrayal of the body.* New York: Collier Books, 1967. ●引き裂かれた心と体：身体の背信／A.ローウェン著；新里里春，岡秀樹訳．創元社，1978.

Luckey, R.E., Carpenter, C., & Steiner, J.E. Severely retarded adults' response to rhythm band instruments. *American Journal of Mental Deficiency*, 1967, *71*, 616-619.

Maccheroni, A.M. 〔*Developing the musical senses: Montessori approach*〕 (R. Brienza, trans.). Cincinnati, Ohio: World Library Publications, 1966.

McLaughlin, T. *Music and communication.* New York: St. Martin's Press, 1971.

Metzler, R.K. The use of music as a reinforcer to increase imitative behavior in severely and profoundly retarded female residents. *Journal of Music Therapy*, 1974, *11* (2), 97-110.

Nash, G. *Creative approach to child development with music, language, and movement.* New York: Alfred Publishing Company, 1974.

Plach, T. *The creative use of music in group therapy.* Springfield, Ill.: Charles C Thomas, 1980.

Priestly, M. *Music therapy in action.* London: Constable, 1975.

Rambusch, N.M. *Learning how to learn: An American approach to Montessori.* Baltimore: Helicon Press, 1962.

Richards, L.D., & Lee, K.A. Group process in social habilitation of the retarded. *Social Casework*, 1972, 53, 30-37.

Riordan, J.T. *They can sing too: Rhythm for the deaf.* Leavenworth, Kans.: Jenrich Associates, 1971.

Roskam, K. Music therapy as an aid for increasing auditory awareness and improving reading skill. *Journal of Music Therapy*, 1979, *16* (1), 31-42.

Sears, W.W. Processes in music therapy. In E.T. Gaston (Ed.), *Music in therapy.* New York: Macmillan, 1968.

Seeyle, W.S., & Thomas, J.E. Is mobility feasible with multiply handicapped blind children? *Exceptional Children*, 1966, *32*, 613-617.

Slavson, S.R. *Analytic group psychotherapy with children, adolescents, and adults.* New York: Columbia University Press, 1950.

Stein, J. Music therapy treatment techniques. *American Journal of Orthopsychiatry*, 1963, *33*, 521-528.

Stephens, W.E., & Ludy, I.E. Action-concept learning in retarded children using photographic slides, motion picture sequences, and live demonstration. *American*

Journal of Mental Deficiency, 1975, *80*, 277-280.

Storr, A. *The dynamics of creation*. New York: Atheneum, 1972. ●創造のダイナミックス／アンソニー・ストー著；岡崎康一訳. 晶文社，1976.

Werry, J.S. Developmental hyperactivity. *Pediatric Clinics of North America*, 1968, *15* (3), 581-599.

Wohlwill, J. *The study of behavioral development*. New York: Academic Press, 1973.

Wolfgart, H. *Orff-Schulwerk und therapie*. Berlin: Marhold, 1975.

Wood, M.M. (Ed.). *Developmental therapy sourcebook*. Baltimore: University Park Press, 1981.

第8章

Acuff, C.F. *A many faceted music program for the mentally retarded*. Paper presented at the 91st annual meeting of the American Association of Mental Deficiency, Denver, Colorado, May 15-20, 1967.

Christoplos, F. A multi-disciplinary paradigm. *Journal of Learning Disabilities*, 1970, *3*, 47-48.

Crawford, J. Art for the mentally retarded: Directed or creative. In E. Ulman & P. Dachinger (Eds.), *Art therapy in theory and practice*. New York: Schocken Books, 1975.

Crocker, D.B. Using music in a speech therapy program. In E.A. Schneider (Ed.), *Music Therapy* 1958. Lawrence, Kans.: Allen Press, 1959.

Ducanis, A.J., & Golin, A.K. *The interdisciplinary team: A handbook*. Rockville, Md.: Aspen Systems Corporation, 1979.

Espenak, L. Dance therapy: A new nonverbal treatment modality for the developmentally disabled. In J.M. Levy, P.H. Levy, N. Liebman, T.A. Dern, R. Rae, & T.-R. Ames (Eds.), *From the 60s into the 80s: An international assessment of attitudes and services for the developmentally disabled-papers from a conference organized by the Young Adult Institute & Workshop. Inc. in support of the International Year of Disabled Persons, April 6-10, 1981*. New York: Young Adult Institute & Workshop, Inc., 1982.

Flanagan, P.J., Baker, G.R., & LaFollette, L.G. *An orientation to mental retardation: A programmed text*. Springfield, Ill.: Charles C Thomas, 1973.

Flynn, R.J., & Nitsch, K.E. (Eds.). *Normalization, social integration, and community services*. Austin, TX: PRO-ED, 1980.

Goodnow, C.C. The use of dance in therapy with retarded children. *Journal of Music Therapy*, 1968, *5* (4), 97-102.

Gray, V., & Percival, R. *Music, movement and mime for children*. Oxford: Oxford University Press, 1962.

Harbert, W. *Opening doors through music*. Springfield, Ill.: Charles C Thomas, 1974.

Jones, M. *Social psychiatry*. New York: Penguin Books, 1969.

Knight, D., Pope, L., Ludwig, A., & Strazulla, M. The role of varied therapies in the rehabilitation of the retarded child. *American Journal of Mental Deficiency*, 1957, *61*, 508-515.

Kramer, E. *Childhood and art therapy*. New York: Schocken Books, 1979.

Kugel, R.B., & Wolfensberger, W. (Eds.). *Changing patterns in residential services for the mentally retarded*. Washington, D.C.: President's Committee on Mental Retardation, 1969.

Maloney, M.P., & Ward, R.P. *Mental retardation and modern society*. New York: Oxford University Press, 1979.

Moreno, J.J. Musical psychodrama: A new direction in music therapy. *Journal of Music Therapy*, 1980, *17* (1), 34-42.

Murphy, M.M. A large scale music therapy program for institutionalized low grade and middle grade defectives. *American Journal of Mental Deficiency*, 1958, *63*, 268-273.

Nirje, B. The normalization principle and its human management implications. In R.B. Kugel & W. Wolfensberger (Eds.), *Changing patterns in residential services for the mentally retarded*. Washington, D.C.: President's Committee on Mental Retardation, 1969.

Ross, J. Music therapy for urban institutions. *Music Journal*, 1970, *28* (10), 15-18.

Schattner, R. *Creative dramatics for handicapped children*. New York: John Day, 1967.

Shaw, A., & Stevens, C. (Eds.). *Drama, theatre, and the handicapped*. New York: American Theatre Association, 1979.

Spero, R., & Weiner, C. Creative arts therapy: Its application in special education programs. *Children Today*, 1973, *2* (4), 8-18.

Sternat, J., Messina, R., Nietupski, J., Lyon, S., & Brown, L. Occupational and physical therapy services for severely handicapped students. In E. Sontag, J. Smith, & N. Certo (Eds.), *Educational programming for the severely and profoundly handicapped*. Reston, Va.: Council for Exceptional Children, 1977.

Stone, N.D. Effecting interdisciplinary coordination in clinical services to the mentally retarded. *American Journal of Orthopsychiatry*, 1970, *40* (5), 835-839.

Valletutti, P.J., & Christoplos, F.(Eds.). *Interdisciplinary approaches to human services*. Baltimore: University Park Press, 1977.

Williams, G.H., & Wood, M.M. *Developmental art therapy*. Austin, TX: PRO-ED, 1977.

Williamson, G. The individualized education program: An interdisciplinary endeavor.

In B. Sirvis, J.W. Baken, & G. Williamson (Eds.), *Unique aspects of the individualized educational program for the physically handicapped, homebound, and hospitalized.* Reston, Va.: Council for Exceptional Children, 1978.

Wolfensberger, W. *Normalization.* Toronto: National Institute on Mental Retardation, 1972.

Wolfensberger, W. *The principle of normalization in human services.* Toronto: National Institute on Mental Retardation, 1972. ●ノーマリゼーション：社会福祉サービスの本質／ヴォルフェンスベルガー著；中園康夫，清水貞夫 編訳．学苑社, 1982.

Wolfgram, B.J. Music therapy for retarded adults with psychotic overlay: A day treatment approach. *Journal of Music Therapy,* 1978, *15* (4), 199-207.

Wolinsky, G.F. *Current theory and practices of professional team concepts.* Paper presented at the annual meeting of the Council for Exceptional Children, Los Angeles, April 1960.

Wolinsky, G.F. Interdisciplinary action on special education. *Exceptional Children,* 1961, *28* (11), 151-158.

訳者あとがき

　本書はEdith Hillman Boxill著"Music Therapy for the Developmentally Disabled"（PRO-ED, Inc.）の全訳本である。原著の発行は1985年であるから、既に18年ほど前の本ということになるが、内容的には決して音楽療法の現状にそぐわないというようなことはなく、ヒューマニスティックな治療理論や幅広い発達論に基づいて、実践の方法や技法を丹念に構築している本書は、今なお、音楽療法に携わる多くの人たちが必要としている新鮮な示唆に満ちていると思われる。

　訳者がこの本を手にしたのは、原著の発行後間もなくで、当時勤務していた武蔵野音楽大学での特別講義のテキストとして用いるために少しずつ訳出を進めていたが、本書の内容の豊かさと深さに触れるにつけ、できるだけ多くの方々に紹介したいと考え、故桜林仁東京芸術大学名誉教授の薦めもあって、「日本音楽心理学音楽療法懇話会」発行の「音楽療法研究年報」の1989年と1991年の号に、第5章までの一部を2回に分けて抄訳の形で掲載した。その後、何とか本書の全体を邦訳したいと考えていたところに、思いがけず、同じように本書の重要性に気がついていた同志社女子大の稲田雅美氏との共訳の話がもちあがり、氏というまたとない協力者を得て、ようやくここに刊行の運びとなった。

　訳出は、理論的な側面を扱っている第1章から第5章までを林が担当し、事例や療法的な音楽活動のデザインなど、実践的な側面を取り扱っている第6章から第8章までを稲田が担当したが、「日本語版に寄せて」や「緒言」、「序文」、それに第3章の「付録」などは稲田によるものである。

　序文と第4章に述べられているように、ボクシルの治療アプローチを特徴づけているのは、「覚識の連続体（continuum of awareness）」という理念（原著では「理念」が「コンテクスト（context）」となっているが、日本語としてやや分りにくいので「理念」とした）である。この「覚識」という言葉については訳注においても説明したが、これは自己、他者、周囲への「気づき」を意味している。ボクシルによれば、この覚識は、それが全く見られないレベルから、薄ぼんやりしたレベル、そして明瞭なレベルまでの「連続体」をなしており、音楽療法士の仕事は、「感覚を刺激し、感情や情動を喚起し、生理的・精神的反応を引き起こし、さらには精神と身体とを活性化する（本書6頁）」音楽の治療的な機能を臨

床的に使うことによって、この覚識を目覚めさせ、高め、広げていくことにあるとされている。この「覚識の連続体」については、例えば、我々が深い眠りから覚めたときには、まだ意識がぼんやりとしていて、自分や周囲の状況についての理解が明瞭でなく、起床して着衣や洗顔などをしているうちに、次第に意識が明瞭になってきて、自己の内的状態や周りの状況に意識の焦点があってくる、といった経験を想定してみると分りやすいように思われる。さらにこのことは、本書におけるもう一つ重要な概念、すなわち「図（figure）と地（ground）の区別」ということにつながる。このことは、例えば騒がしい、さまざまな音声の中から、自分が関心を持っていたり、注意を向けていたりする人物の話し声が明瞭に浮かび上がって来たり、普段は気づかなかった食物屋の看板が、空腹の時には目に飛び込んできたりするというような、日常よくある経験を考えてみると分るように、自分にとって意味のあるもの（図）が、それ以外のもの（地）から区別されて、浮かび上がってくることを意味している。この図と地とが区別されるためには、その個人が自分は何に関心あり、何に自分の注意を向けているのかについての覚識をもっていることが必要で、もし、その個人に、そうした自己についての覚識、ないしは自己感（sense of self）が乏しい状態では、環境や他者への覚識も不明瞭なままにとどまり、その結果図と地の区別も曖昧になってしまう。このことはボクシルが引用している、Zinkerの次の文に、端的に言い表されている。（本書83頁）

　　健康な個人は、彼の関心を引き、また彼を魅了する、彼の前景にあるものをはっきりと経験でき、区別することができる。…彼は、この図の鮮明さと明快さを経験する。…障害者では図と地に混乱があり、…目的とフォーカシングが欠けている。覚識の発達は、明瞭な図の現出に結びつけることができる。

この覚識を目覚めさせ、高め、拡大するためには、(1)「今・ここで」のクライエントを音楽によって鏡映（ミラーリング）したり、それに音楽をマッチングさせたりする「反射」、(2)「今・ここで」のクライエントとセラピストを音楽的な形で象徴的に表現する「確認」（この「確認」は原文では"identification（同一視）"となっているが、これもやや分りにくいので、クライエントとセラピストが「今・ここで」何をしているのか、どのような関係にあるのかなどを確かめるという意味で「確認」とした）、(3) クライエント―セラピスト関係の確認として役立ち、クライエントの方からはじまる最初の相互的な関係や二者間のコミュニケーションの基盤となる「コンタクト・ソング」、という三つの方策が用いら

れる。この実践的な方策は、ノードフ・ロビンズの「創造的音楽療法」において クライエントとセラピストが音楽の中で出会うために行なわれるやり方、すなわち、子どものパーソナリティを音楽でポートレートしたり、そのときのムードを音楽で描写したり、子どもの表情や身体的な動きにセラピストの即興をマッチさせたりするやり方と共通するものがあることは興味深い。

　本書は、音楽療法の歴史的展望に始まり、音楽療法士の訓練、音楽療法の定義、音楽療法の基礎的原理と音楽の治療的機能、アセスメントと治療計画、「覚識の連続体」の理念と用いられる方策、音楽療法のプロセスと方法論、事例、そして療法的音楽活動で用いられる素材と活動のデザインと、巧みなほどバランスの取れた包括的な書であり、音楽療法に携わる多くの読者にとって潤沢なヒントに満ちていると思われる。

　訳者間で可能な限り用語や文体の統一をはかったつもりであるが、なお訳語や文体の上での若干のニュアンスの違いが残されたかもしれない。読者の皆様からの厳しいご批判、ご指導をいただけるならば幸いである。最後になったが、訳者の遅々としてはかどらない翻訳作業を辛抱強く待ち、訳文の上でさまざまな意見を出してくださった、人間と歴史社の佐々木久夫社長と、編集部の弓削悦子氏に感謝の意を表したい。

林　　庸二

◆　◆　◆　◆　◆　◆

　ボクシルによるこの書は不思議な魅力がある。原著が出版されてから十数年を経ているにもかかわらず、読み返すたびに内容の新鮮さが増してくる。また、情報の量も質も同類の他書を寄せつけない迫力がある。しかしその迫力は、決して読者に覆いかぶさってくるものではない（そのわけは以下で明らかにしたい）。また、その迫力は訳者を打ちのめすものでもなかった。ボクシルが紡ぎ出す一語、一文が、ときには軽快なリズムのように、ときには穏やかなメロディのように心に染み入り、異なる言語を自然なかたちで繋ぎとめてくれた。

　稲田は、実践的な色合いの濃い6章以下の翻訳をおもに担当した。ボクシルの臨床事例や療法的アイデアの紹介の数かずは、彼女自身の活動の軌跡であり、私たちに送られる指針でもある。しかしその説明や提案は、読者に何も強要しない。彼女は、すべての人びとの周りに音楽があり、音楽を愛する人間同士の出会いがあることだけを淡々と描いているかの如くである。

また、付録の楽譜やディスコグラフィーに目を移しても、ボクシル氏の音楽に対する造詣の深さと情熱に驚嘆する。だがここでも彼女は、音楽療法を実践する者たちへ、「もっているべき知識」としてそれらを強要的に紹介しているのではない。ここには、音楽に対する開かれた心と、あらゆる人びとと豊かな交流ができるための柔軟な心が準備されていることを、彼女が自分自身に対して確かめている姿がうかがわれるだけである。本書の圧倒的な内容が私たちに覆いかぶさってくる印象を受けないのは、確かにボクシルの卓越した文章表現力に負うところが大きい。しかし最も大きな理由は、ひとつひとつの事例や音楽活動の紹介の中に、音楽療法に対するボクシルの誠実な、常に自分自身を省みつつ前進する心的態度が映し出されているゆえであろう。

　ボクシルは生きることを心から楽しみ、生きることを心から喜ぶことのできる女性である。それゆえにこそ彼女は、生を受けた者すべてがそれぞれの個性的な生を十二分に享受できるように、彼女が出会うすべての人たちをごく自然に支えていくことができるのだろう。ボクシルの音楽療法は、ひとつの学問あるいは援助技術という限られた枠に収まるものではなく、彼女の生そのものが音楽に翻訳されたものと言えるだろう。私たちはその翻訳から何を読みとるのだろうか。おそらく、音楽療法を実践する者、あるいはこれからセラピー的な音楽活動を始めようと計画している人はみな、ボクシルと同じように、音楽的で人間的な心を開いてその準備ができているかどうかを確認する、ただそれだけなのかもしれない。その上で、それぞれの生活状況や社会背景、帰属する文化に応じた柔軟で穏やかな交流ができること、それが私たちに与えられる課題ではないだろうか。ここに、「覚識の連続体 continuum of awareness」という本書のキーワードが、ボクシルから私たちひとりひとりに提案されるのである。

　本書が出版されるまで、多くの人びとに支えられ、励ましを受けたが、とくに、ニューヨーク大学大学院でボクシル氏に直接指導を受けた二人の音楽療法士の力添えなしには、本書の実現はなかった。濱谷紀子氏は、私から林庸二氏へ橋を架けて共訳構想をまとめてくださった。阿部優里氏は、ボクシル氏とのあいだの架け橋となって直接対談を手配し、ボクシル邸までも一緒に足を運んでくださった。お二人に心から感謝の意を表する。

　最後に、翻訳作業のすべての過程で的確な示唆や提案をくださった共訳者の林庸二氏と、二人の訳者のあいだで連絡調整や内容検討に奔走してくださり、貴重なご助言をいただいた編集の弓削悦子氏に深くお礼申しあげる。

稲田雅美

事項索引

あ
アイ・コンタクト	29, 186
アイコニック記憶	118
アイデンティティ	42
アクションソング	146, 213
アクティングアウト	157
アシスタント	149
アセスメント	8, 25, 45
アタッチメント（愛着）	41
アフリカ系打楽器	230

い
医学モデル	251
易感性	40
一時的処遇様式	17
インターンシッププログラム	252, 258
インターン生の義務	259

う
鬱病	40
運動感覚	162
運動感覚技能	200
運動亢進	165
運動領域	35

え
AAMT（American Association for Music Therapy）	2
エネルギーレベル	230

お
おうむ返し	172
オートハープ	90, 161, 268
オムニコード	269
親指ピアノ	265
オルフ・シュールヴェルク	145
オルフシロフォン	183, 267
オルフメタロフォン	268
オルフ音楽教育メソッド	199
音楽以外の素材	261
音楽－動き	8, 45, 125
音楽活動の形態	141
音楽嗜好	26
音楽素材	144
音楽適性	43
音楽的特性	43
音楽的ラポール	110
音楽能力	43
音楽の基本的要素	5
音楽の要素	141
音楽療法アシスタント	258
音楽療法士の義務	258
音楽療法士の教育	3
音楽療法ディレクター	257
音楽療法と音楽教育	xiv
音楽療法の定義	5
音楽療法プログラム	251
音楽療法プロセス	140
音高	129, 134
音色	129, 136
音盤楽器	261

か
絵画療法士	273
乖離5度	239
カウベル	266
楽曲の改作	113
学際治療チーム	142

学際的アプローチ	251
学際的処遇	270
覚識（awareness）	8
覚識のサイクル	21, 82
覚識の連続体	xi, 81
学習	31
確認（identification）	87
歌詞	129, 137
数の概念	237
片マヒ	152
葛藤	40
カデンツ	201
寡動	115, 135
カバサ	264
カリンバ	265
感覚運動的経験	19
感覚刺激グループ	160
管楽器	261
換気亢進	147
環境	252
環境療法	251
観察力	103
感情	41
感情領域	40
関与する自己	82

き

擬音語	180
儀式的行動	87, 192
器質性脳障害	165
器質的疾病	40
既成曲	111
機能不全	35
気分	41
基本的信頼感	40, 101
協応動作	151
境界性人格障害	13
共感性	102
教師	159

強迫観念	14
強迫的行動	178
ギロ	265
筋肉運動知覚的経験	123

く

具体的操作的思考	39
クライエント－セラピスト関係	18, 95, 101
クライエント・センタード・セラピー	100
クライエント・ポピュレーション	9
クラインフェルター症候群	174
クラスター音	184
クラッパー（舌鳴子）	265
クラベス	146, 263
グループ凝集性	227
グループセッション記録	50
グループ・ダイナミクス	103

け

経験的私	82
形式的操作的思考	39
ゲシュタルト	5
欠陥パターン	35
月間報告書	46, 51
結節硬化症	146
言語療法	271
言語療法士	159
現職教育	259

こ

行為者としての自己	85
行為の単位	22
構音障害	152
攻撃行動	146, 178
固執行動	87
個人セッション	253
個人セッション記録	50, 75
コスチューム	174
ゴスペル音楽	216

コミュニケーション・スキル	32	自閉症	186
コミュニケーション領域	37	社会化	40, 42
固有受容	19, 123	社会的指数	41
コンガドラム	144, 262	社会的スキル	33
コンタクト・ソング	10, 87	社会的知能	41
		社会的領域	41
		周産期損傷	169

さ

作因（agent）	6	周産期無酸素症	177
作業療法	271, 272	集団の目標	48
サンサ	265	集団療法セッション	253
		受容	88

し

自我境界	87	受容言語	37
視覚的知覚	48	情動	41
自虐の行動	34	常同行動	34, 87
自己	82	小頭症	155
至高体験	89, 275	情動的ストレス	40
自己価値	255	承認	102
自己感	20, 84	処遇様式	14
自己決定	34	触媒	153
自己実現	7, 275	自律性	40
自己充足的予言	106	シロフォン	267
自己組織化	6	神経性食欲不振症	13
自己中心性	42	シンセサイザー	270
自己同一感	84	身体境界	128
自己内統合	238	身体像	160
自己理論	82	信頼関係	95
視床	21	心理学	273
自助スキル	32	心理社会的欠損	174
ジスキネジー	182	心理・社会的発達	42
ジストニー	196	心理療法	186
持続低音	149		
自尊感情	231	## す	
自尊心	40	水晶体後方線維増殖症	169
失行症	44	水頭症	168
失語症	272	髄膜炎	165
失敗感	40	スタンディングシンバル	267
児童用ウェックスラー知能検査	27	スタンフォード・ビネ知能検査	27
自発的表現力	182	スチールドラム	263
		図と地	44

| スーパービジョン | 259 |
| 寸劇 | 177 |

せ

声域	44
生育歴	26
成熟	31
性的異常行動	34
性的同一性	42
脊柱側湾症	182
セッション記録	46
設備と素材	259
セラピー指向型音楽イベント	252, 254
前景	83
前操作的思考	39
旋法	111

そ

ソーシャルワーカー	178
創造的芸術療法	273
創造的な行為	95
双方向的コミュニケーション	189
躁病	40
速度	35
粗大運動スキル	48
即興	45
臨床的即興	95, 110, 147
ソプラノメロディカ	268
ソングフルート	268

た

ダイナミクス	12, 129, 135
対人間統合	238
代名詞の転置	192
代理自我	90
打楽器	260
多動傾向	34, 41
タブドラム	262
短期目的	8, 46, 50

ダンスセラピー	273
ダンスセラピスト	273
タンバリン	147, 264
タンブール	263

ち

知覚-運動スキル	48
チャント	30
聴覚識別力	168
聴覚的知覚	44, 48
聴覚能力	168
長期目標	8, 46, 50
調性感	44
調節	106
直観力	103
治療関係	101
治療計画	26, 46
治療的介入	51
治療的作因	6
治療的な音楽活動	19
治療としての音楽	1

て

ティンパニドラム	262
敵意	40
適応行動	33
手に手を添えるアシスト	147
てんかん大発作	156
テンプルブロック	146, 264
テンポ	129, 135

と

同一性保持への欲求	87, 124
投影	89
同化	106
動機づけ	40
"トーキング"スリットドラム	262
統合力	21
同調的共鳴	152

特殊教育	272
特殊教育プログラム	253
トニック	93
ドミナント	93
ドラマセラピー	273
ドラム	146
ドラムスティック	261
トランスディシプリナリー	270
トランスディシプリナリーアプローチ	251, 270
トリコティロマニア	142

な

NAMT (National Association for Music Therapy)	2
内発的学習	81
ナンセンスシラブル	240
難聴	164

に

認知的スキル	32
認知発達理論	39
認知領域	38

ね

年次評価	47, 51

の

脳損傷	151
能力本位のカリキュラム	3
ノーマライゼーション	28

は

ハイチ音楽	230
励まし	102
発音の困難	165
発達障害	xi
発達の正常と異常	30
場面緘黙	12
ハーモニー	129, 133
バレル	262
反響言語的発話	192
反抗的行動	34
反射	87, 88
反社会的行動	34
ハンズオン協同セラピー	271
ハンドシンバル	147, 266
ハンドドラム	263
ハンドベル	147, 265
パントマイム	177
ハンドルカスタネット	265

ひ

ピアノデュオ	254
非医学モデル	251
引きこもり	34
非言語的コミュニケーション	153, 187
引っ込み思案	11
微細運動スキル	35, 46, 48
ビーター	261
ヒューマニスティック心理学	xii, 82
表出言語	37

ふ

不安	40
フィンガーシンバル	266
フェニルケトン尿症	164
フォーカシング	83
複合性脳性マヒ	196
複合先天的脳異常	169
不適応行動	48
ブラシ	261
フラストレーション	40
プラトー	89
ブルースイディオム	206
フルートフォン	268
プレイバック	88
フロスティッヒ視覚発達検査	27
プロセス	100

プロセスとしての処遇	99
プロセス指向型音楽療法	139
文化的家庭的貧困	174

へ

ベンダー・ゲシュタルト検査	27
ペンタトニック	133

ほ

方策（strategy）	7
補足的な集団療法セッション	252, 254
没価値的態度	14
ボンゴドラム	263

ま

マッチング	87
マラカス	146, 264
マレット	261

み

未熟児性両側脳障害	165
ミニハープ	260, 269
ミラーリング	87

む

無条件の積極的な関心	102
無能感	40

め

メロディ	129, 132
メロディック・イントネーション	165, 209

も

目的（objective）	47
目標（goal）	47
問題解決能力	32

や

躍進（breakthrough）	99

よ

要員配置	257
幼児期過度不安反応	12
幼児期引きこもり反応	12

ら

ラテン系打楽器	230
ラポール	13

り

理学療法	271, 272
理学療法士	185
リコーダ	268
リズム	129, 131
リズムスティック	264
リゾネーターベル	265
療法的音楽活動のデザイン	211
臨界期	31

れ

レクリエーションセラピー	xiv

わ

和声進行	93

人名索引

Allport, G.W.	82
Alvin, J.	23
Arlen, H.	144
Ashton-Warner, S.	102
Bitcon, C.H.	29
Brucia, K.E.	44
Bugental, J.F.T.	99
Chadwick, D.	124
Clark, C.	124
Cohen, G.	28
Cratty, B.J.	127
Detterman, D.K.	118
Doll, E.A.	41
D'Wolf, N.	270
Erikson, E.H.	82
Erikson, E.J.	40
Fleming, P.L.	201
Fristoe, M.	37
Gaston, E.T.	7
Gericke, L.	28
Gesell, A.	30
Ginglend, D.R.	156
Goldman, R.	270
Grossman, H.J.	33
Harburg, E.Y.	144
Hart, V.	270
Haynes, U.	270
Hedrick, D.L.	37
Helm, N.	201
Hutchison, D.	270
Ilg, F.L.	41
Inhelder, B.	39
James, W.	82
Jaques-Dalcroze, É.	127
Johnson, W.J.	202
Johnston, R.B.	35
Jones, M.	251
Kahn, J.V.	40
Kanner, L.	192
Langstaff, J.	188, 190
Langstaff, N.	188, 190
Lloyd, L.L.	37
Lowry, M.	270
Lyon, G.	270
Lyon, S.	270
Maslow, A.H	82
McComick, L.	270
Miller, M.B.	270
Montessori, M.	127
Moss, J.	167, 171, 208
Moustakas, C.E.	82
Nordoff, P.	23, 30
Orff, C.	127
Orff, G.	127

		Sparks, A.M.	201
Patterson, G.	270	Stiles, W.E.	156
Perls, F.S.	81, 82	Szymanski, L.S.	40
Petzold, R.G.	44		
Piaget, J.	38	Tanguay, P.E.	38
Prather, E.M.	37	Tobin, A.R.	37
Raposo, J.	167, 171, 208	Waite, K.B.	42
Révész, G.	43	Wasserman, N.	29
Rider, M.S.	30	Weigl, V.	21
Robbins, C.	23, 30	Wing, L.	186
Rogers, A.	82, 201	Woodward W.M.	40
Rogers, C.R.	82		
		Yalom, I.D.	100
Schilling, M.	270		
Siepp, J.M.	270	Zimmerman, M.	44
Sirvis, B.	270	Zinker, J.	82, 100

著者について

　エディス・ヒルマン・ボクシルは、ニューヨーク大学教授、AMTA（American Music Therapy Association）終身名誉会員、マンハッタン自治区公的援助機関における音楽療法部門の元局長として、世界的に知られている音楽療法の教育者であり実践者である。その名は世界名士録（Who's Who in the World）にも記載されている。発達障害の分野にはとくに造詣が深く、長年にわたる臨床経験の中から「覚識の連続体」を提唱した。この「覚識の連続体」は、発達障害だけでなく、あらゆるクライエントに適用できるモデルである。それは、教育組織と連携した音楽療法 "Students Against Violence Everywhere －S.A.V.E.－ Through Music Therapy" や国連のプロジェクト "Music Therapy Treatment for War-Traumatized Children" などに彼女自らが積極的に取り組んでいることから証明される。

　近年もさらに活躍めざましく、世界平和に貢献する音楽療法士を統括するMusic Therapists for Peace, Inc. という全米組織を創設するほか、『The Miracle of Music Therapy』『Music Therapy for Living』などの書を著している。また、ボクシルの音楽療法への顕著な貢献に対して、Lifetime Achievement AwardやAward for Outstanding People of the Twentieth Centuryの賞が授与されている。

訳者略歴

林　庸二（Yohji Hayashi）

　上智大学外国語学部英語学科および文学部教育学科卒業。同大学大学院文学研究科博士課程修了（心理学専攻）。現在、日本大学芸術学部教授、江原音楽療法専門学校講師。日本音楽療法学会理事、日本音楽心理学音楽療法懇話会運営委員。
　著書に『音楽療法入門』（共著、芸術現代社、1976）、『音楽療法研究──第一線からの報告』（共著、音楽之友社、1976）、訳書に『音楽と脳』（共訳、サイエンス社、1983）、『障害児教育におけるグループ音楽療法』（監訳、人間と歴史社、1998）、『即興音楽療法の諸理論』（監訳、人間と歴史社、1999）などがある。
◆本書の第1章〜第5章の訳出を担当した

稲田雅美（Masami Inada）

　同志社女子大学学芸学部音楽学科卒業。関西学院大学大学院社会学研究科博士前期課程修了（社会福祉学専攻）。1988年、英国ギルドホール音楽演劇大学音楽療法ポストディプロマ課程修了。英国公認音楽療法士。現在、同志社女子大学学芸学部助教授。
　著書に『音楽心理学の研究』（共著、ナカニシヤ出版、1996）、『音は心の中で音楽になる』（共著、北大路書房、2000）、『異文化との出会い！　子どもの音楽と心理』（共著、ブレーン出版、2002）、『ミュージックセラピィ──対話のエチュード』（ミネルヴァ書房、2003）訳書に『音楽療法──ことばを超えた対話』（ミネルヴァ書房、1996）などがある。
◆本書の、日本語版によせて、緒言、序文、著者紹介、第3章付録、第6章〜第8章の訳出を担当した

実践・発達障害児のための音楽療法

初版第一刷　2003年10月25日

著者
E.H.ボクシル

訳者
林　庸二・稲田雅美

発行者
佐々木久夫

発行所
株式会社 人間と歴史社
〒101-0062　東京都千代田区神田駿河台3-7　百瀬ビル5F
電話 03-5282-7181（代）　FAX 03-5282-7180
Homepage ; http://www.ningen-rekishi.co.jp

装幀
妹尾浩也

印刷
株式会社シナノ

©2003 in Japan by Ningentorekishisya
ISBN 4-89007-133-4 C2011

落丁・乱丁本はお取り替えします。定価はカバーに表示してあります。

=== 音楽療法関連書籍 ===

音楽療法最前線・増補版

小松 明・佐々木久夫●編

心身の歪みを癒し修復する音楽療法とは何か。当代きっての自然科学者たちが、振動、1/f ゆらぎ、脳波、快感物質など現代科学の視点から音楽と生体との関わりを説き明かす。
巻末資料─◆全日本音楽療法連盟認定音楽療法士認定規則◆音楽療法士専攻コースカリキュラムのガイドライン◆国内文献一覧表　その他。

A5判上製　400ページ　本体3500円

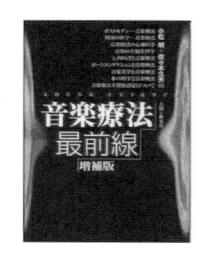

第五の医学　音楽療法

田中多聞●著

老年医学の研究者である著者が、痴呆をもつ高齢者のリハビリテーションを目的に研究・考案した音楽療法の手法と実際。豊富な臨床例に裏づけられたスクリーニングから治療にいたる「音楽療法の処方」を紹介。

四六判上製　349ページ　本体2500円

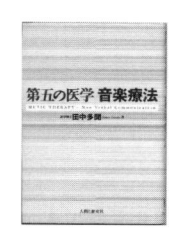

原風景音旅行

丹野修一●作曲　　折山もと子●編曲

心身にリアルに迫る待望のピアノ連弾楽譜集。
CD・解説付！

菊倍判変型並製　48ページ　本体1800円

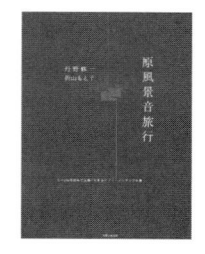

表示価格は税別

音楽療法関連書籍

音楽療法事典

ハンス＝ヘルムート・デッカー＝フォイクト 他●編
阪上正巳 他●訳

1996年ドイツで出版された世界初の音楽療法事典の邦訳。音楽療法の世界的な現況を展望する。さらに「芸術と心と身体」のかかわりに関する諸概念を列挙。執筆陣は、心理学、精神分析、教育、福祉、哲学、音楽美学など、広い分野から募られている。心理療法士のハンドブックとしても推薦。

A5判上製　582ページ　本体8400円

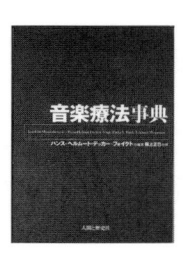

即興音楽療法の諸理論【上】

ケネス・E・ブルーシア●著　林 庸二 他●訳

セラピストを介する音楽療法において、「即興」の役割は大きい。本書では、アルバン、オルフ、ノードフ・ロビンズ、プリーストリーその他、即興演奏を治療に用いる音楽療法家たちの諸理論と実践形態を要約・解説・分析する。

A5判上製　424ページ　本体4200円

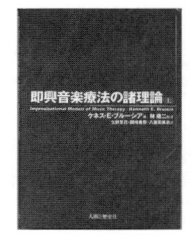

魂から奏でる
――心理療法としての音楽療法入門

ハンス＝ヘルムート・デッカー＝フォイクト●著
加藤美知子●訳

生物・心理学的研究と精神分析的心理療法を背景として発達・深化してきた現代音楽療法の内実としてのその機能、さらに治療的成功のプロセスを知る絶好のテキストブック。

四六判上製　500ページ　本体3500円

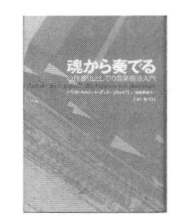

表示価格は税別

============ 音楽療法関連書籍 ============

音響振動療法
―音楽療法への医用工学的アプローチ

トニー・ウィグラム　　**チェリル・ディレオ**●著
世界音楽療法連盟前会長　　世界音楽療法連盟元会長

小松 明●訳・解説
日本音楽療法学会理事・工学博士

音楽療法への新たな視点！　癒しと治療の周波数を探る！
―音楽振動は、旋律、リズム、和声、ダイナミックスなどの音楽情報をもっており、1/fゆらぎによる快い体感振動である。聴覚と振動がもたらす心理的・身体的治療効果に迫る！

A5判上製　358ページ　本体4000円

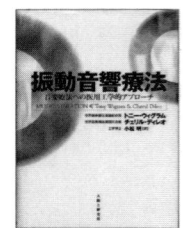

障害児教育におけるグループ音楽療法

ノードフ＆ロビンズ●著
林 庸二●監訳　**望月 薫・岡崎香奈**●訳

グループによる音楽演奏は子どもの心を開き、子どもたちを社会化する。教育現場における歌唱、楽器演奏、音楽劇などの例を挙げ、指導の方法と心構えを詳細に述べる。ノードフ・ロビンズの音楽療法は特殊教育の現場で多大な実績をあげており、世界的な評価を得ている。日本においても、彼らのメソッドを応用する音楽療法士は多い。

A5判上製　308ページ　本体3800円

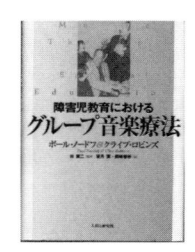

響きの器

多田・フォン・トゥビッケル房代●著

〈生きていること〉と音楽―
ひとつひとつの「音」に耳を澄ますことから「治療」が始まる！
ある音楽治療家の軌跡！

A5判変型上製　218ページ　本体2000円

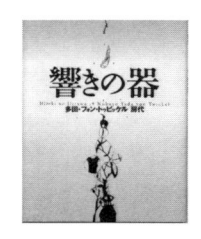

表示価格は税別